史书达 编

中老年自我治病偏方集锦

ZHONGLAONIAN ZIWOZHIBING
PIANFANG JIJIN

近千位中老年患者自我治病的真实经历
配方及用法、治疗过程、效果验证
中老年人自我治病真实经验记录集

内蒙古科学技术出版社

图书在版编目（CIP）数据

中老年自我治病偏方集锦/史书达编. —赤峰：
内蒙古科学技术出版社，2020.4
ISBN 978-7-5380-3171-3

Ⅰ.①中… Ⅱ.①史… Ⅲ.①中年人—常见病—土方
—汇编②老年人—常见病—土方—汇编 Ⅳ.①R289.2

中国版本图书馆CIP数据核字（2019）第222303号

中老年自我治病偏方集锦

作　　者：史书达
责任编辑：张文娟　那　明　许占武　张继武　马洪利
封面设计：永　胜
出版发行：内蒙古科学技术出版社
地　　址：赤峰市红山区哈达街南一段4号
网　　址：www.nm-kj.cn
邮购电话：0476-5888903
排　　版：赤峰市阿金奈图文制作有限责任公司
印　　刷：内蒙古爱信达教育印务有限责任公司
字　　数：410千
开　　本：880mm×1230mm　1/32
印　　张：19.625
版　　次：2020年4月第1版
印　　次：2020年4月第1次印刷
书　　号：ISBN 978-7-5380-3171-3
定　　价：48.00元

如出现印装质量问题，请与我社联系。电话：0476-5888926　5888917

前　言

　　《中老年自我治病偏方集锦》一书是编者参考了大量医学古籍与现代医学文献，结合20多年来收集的资料，精心筛选，认真编写而成。

　　全书共收录偏方800余条。这些药方均经过成百上千人使用验证，具有较好的治疗效果。这800余条偏方是劳动人民的智慧结晶，是保障人民身心健康的宝贵财富，是祖国医学宝库中的重要组成部分。这些药方以简单、方便、省时、疗效显著为特点，深受广大群众及医务工作者的欢迎和喜爱。

　　全书最为突出的特点是：每一条方都有详细配方、使用方法、注意事项和疗效记载，读者一学就会，通俗易懂。最让读者放心的是，每条方均附有荐方人与使用者的真实姓名和地址，药方来源十分可靠。

　　书中之方虽能治好许多种病，但它也不是万能的。病有阴阳表里之分，证有虚实寒热之别。由于每个人所处的环境和体质上的差异，有的人用这个方适合，而有的人就不适合。因此，在选方治病时不能完全按一个模式生搬硬套，应学会区

1

别症状，做到辨证施治。不可盲目地按图索骥，依方套病，这样会难以奏效，甚至还会出现意外事故。

编者之所以把这些宝贵之方汇集成册，推向社会，是想为人民健康事业尽点微薄之力，完成自己多年的夙愿。本书堪称患者的良师，医生的益友，尤其对中老年人具有较高的自我保健价值。

目 录

目 录

5

9

各种癌（瘤）疾病

淋巴癌

用蟾蜍可治淋巴癌

1976年8月，适余短留京都，闻金奖胡同李振玉兄之母，74岁的崔国荣老太太病情危笃，居家焦虑不安，四处奔走求医。随即赶往李宅，李告之曰：今年三月，家母感冒发烧后，浑身发痒，起红色血点如粟状。继之颔下及两腋下、两腹股沟部位淋巴结肿大，大者如核桃，小者如玉米粒，发展迅速，按之活动，不甚痛。曾用中西药均不见消。6月份，去北大附属一院作病理检查：报告为淋巴结癌，并下病危通知。家中大小人等，顿时惊恐万状，四处探听，八方搜寻京中名医名方、土医偏方，历时两月无宁日。李夫人供职于建筑艺术雕塑厂，经同事荐一老叟，待其访于家中，老叟拒供姓名，亦不言细端，故尚不知老叟底细，但得一处方携回。方曰：活蟾7只，大者良。用小刀沿皮割下两腿后之疣（即浆囊）共14只，置于瓦上，微火炙焦，研细面。晨空腹，黄酒100克送下，此为一次量，隔日一次。经商议，欲用此法。然李兄居城内，无处捉蟾，随将崔老太太移居丰台大女儿家，请人下田捉来活蟾若干，如法制备，令母服下。届时全家人等,侍于床侧,以防不测。第一次服后,无不良反应,肿大之淋巴结有缩小之势。隔日服第二次,次日晨触摸原肿大之淋巴结随即缩小。第三次服后,发生呕吐,随即卧床一周,未再服药,淋巴结逐渐缩小至正常而告愈。举家高兴异常,遂租专车接崔老太太回原居。约两月,再去北大医院复查,医皆哗然。我对此例随访六年,未复发。1982年7月8日,去京专访,崔老太太届80高龄生活自理,饮食正常,精神爽快。1983年4月,突然振玉兄函告,知其母哮喘复发,死于肺源性心脏病。

按语: 蟾治癌,屡有成功报道,且服用方法不一,足以引起医学界之重视,倘望挖掘光大之,必当造福于人类。

引自: 1985年第4期《河南中医》《中医单药奇效真传》

喉 癌

患喉癌喝尿见了效

印度医生Mehta(教授),1986年发现患有喉癌,颈部隆起一个大块肿瘤,经电疗、服药均无效,遂实行喝尿疗法。从1986年10月喝尿至1992年3月,经检查他的肿瘤完全消失,没有复发,精神良好,面色红润。他饮用自己早晨第一泡尿液,份量为2~3口,还用小麦草和印度草药,配合草菜食疗。他建议患者每天最多饮用2~3次尿液,如有肿瘤或伤口,可将新鲜尿液浸湿毛巾敷于患部,每天3次,疗效很好。

引自: 广西科技情报研究所《生命水治病100例》

食道癌

用白公鸡食蛇后的
粪便治好1例食道癌

配方及用法： 白公鸡四只，久饿，待拉净屎，捉蛇数条（院落、田间的普通无毒蛇），切成小块喂鸡，若不吃可强喂。等鸡拉屎后，将鲜屎收起，晒干，取50克，放砂锅里焙黄，加水银（药店售）、硫黄各5克，研面，以不见水银星为度，装瓶。每日3次，每次10克开水冲服。若嫌腥臭可装入胶囊。

荐方人： 河南方城县二郎庙乡郭庄村　燕庆彬

验例： 郭庄村曹其松患食道癌，用此方治愈。

张尚信，男，40岁，吃东西发噎，羸瘦不堪，经医院检查为食道癌，回原籍自谓必死，后服此方1剂而愈。

引自： 广西科技情报研究所《老病号治病绝招》

吃童母鸡汤治好
1例中晚期食道癌

李某，男，32岁。1988年感觉胸骨后不适，次年3月因吃干食有噎感而就诊，胃镜病理检查诊断为食道癌。又经某医学院附属医院确诊为食道癌中后期，后来进行化疗、放疗。一月后因不能进食身体极为瘦弱，而放弃治疗回家。用单方：童母鸡7只,烹熟烂成汤,适量频服,另用生大黄3克煎水与飞炼后的蜂蜜兑匀频服,并艾灸食道的体表部位,每日一次。至7月患者已能咽下半流质食物,再依法治疗半年而恢复健康,随访至今情况良好。

荐方人:宁夏固原地区中医院　孙希圣

日本一患者喝尿
已治好食道癌

日本中尾内科医院院长中尾良一博士说:有位52岁的男性,医院诊断他患食道癌,属于无法手术的重症。出院1个月后,患者进行尿疗法,每天喝一杯自己的尿(约100毫升)。一周后,觉得消化道感觉良好,排便顺畅;3周后,改成睡觉前、起床后各喝一次。4个月后,身体变得舒适。5个月后,他又开始外出写生,表明他的精力已经恢复。体重也由48千克恢复到52.5千克,到医院检查结果显示癌肿完全消失。

引自:广西科技情报研究所《生命水治病100例》

我母吃苹果
土豆治食道癌有效

我母亲现年70岁,去年10月经台州地区医院拍片查实为食道贲门部肿瘤,肿体大如鹅蛋。院方认为我母亲年事已高,不宜开刀。难以进食、上吐下泻,使母亲已奄奄一息。我们全家

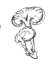

不得不为母亲的后事作打算。

一个月前，一位朋友向我介绍，苹果、土豆可以治食道癌。于是我给母亲服用苹果与土豆（苹果、土豆各等量，捣成泥状，生食，频服）。奇迹出现了，10天后，母亲的呕吐减少，进食量增加；一个月后，母亲已能每餐吃一碗稀饭，每日四餐，身体渐渐复元，并能在房前屋后走动了。（刘金荣）

引自：1996年8月13日《老年报》

崔笃仁患食道癌
吃7只田鼠粉获效

田鼠散治食道癌，方法是从地里捉来田鼠，置于新瓦上用炉火焙干，研制成细粉，每个分7等份，睡前温开水冲服1包，服后会感觉到肚里咕咕响，共服7个49次，效果很好。

这是三门峡第一小学离休教师崔笃仁的经验，他是44岁（1971年）得的这种病，至20世纪90年代已过去20多年了，还健在。

荐方人：河南省开封市河道街119号　何爱莲

斑蝥鸡蛋可控制晚期
食道癌

配方及用法：斑蝥1只（去头、足、翅、绒毛），鸡蛋1枚，将鸡蛋敲一小洞，放进斑蝥，置锅中蒸约半小时，取出斑蝥分作三块吞服，鸡蛋也分成小块同服。晚期食道癌吞咽困难者，可将斑蝥与糯米同炒，以糯米炒黄为准，然后将斑蝥研粉，每日用蜜水调服，每日1次，每次1只。

疗效：无锡市第二人民医院用上述"斑蝥蛋"治疗晚期食道癌38例，病程1年以上者21例，2年以上者16例，3年以上者1例。38例经X线检查无一例恶化，坚持服用时间越长，疗效越好，治愈率达76.3%。

荐方人：广西环江县下南卫生院退休医师　谭训智

引自：1997年第9期《江苏医药》

蜈蚣鸡蛋治好
郭旭山的食道癌

湖南省卢氏县官坡乡兰西村郭旭山，1986年8月，到西安治疗，经陕西省陆军医院确诊为食道癌。冶金部文峪金矿供销科工人郭龙堂回家（卢氏县官坡乡兰西村）探亲知晓，就将自己在河南省三门峡市住院时听到的治食道癌方法告诉患者，郭旭山服后痊愈。

配方及用法：蜈蚣7条，鸡蛋7个，每次将一条蜈蚣放在瓦上焙黄研成面（粉），取鸡蛋在一端打个小孔将蜈蚣面装入，用小棒搅匀。然后用纸将小孔糊好，再用绿豆面和成面片（约1厘米厚），将鸡蛋全部包严放在锅里蒸熟（约10分钟）即可。第二天清晨把糊的纸、豆面和蛋壳扔掉，空腹将里面装的蜈蚣面、蛋白和蛋黄全部用水冲食。黄酒冲服，效果更佳。服后

7天，患者会感到肚子饿，想吃饭。口内痰能自然吐出（因患此病者多黏痰），证明见效，可连续服用，7天为一疗程。若发现口麻木、头痛和口渴等现象应停药。发生此现象，可能是药没有焙好，可另焙。

引自：广西科技情报研究所《老病号治病绝招》

胃　癌

本方治胃瘤经
亲自验证有效

配方及用法：人参15克，全蝎40克，蜈蚣5条，丹皮40克，桔梗25克，没药10克，乳香10克，硫黄10克，穿山甲40克。以上各药共研细面，日服2次，每次10克，用白开水送服。

此方经过本人亲自验证，的确有效。

荐方人：辽宁省凤城县爱阳镇富国村七组　于占恒

癞蛤蟆炸鸡蛋可治
晚期胃癌

用炸过癞蛤蟆的油再炸去了壳的鸡蛋，吃蛋就可治晚期胃癌。

献方人叫魏金花，她是辽宁抚顺市人，早年下乡，扎根落户到黑山县，后在县食品厂当了一名工人。在17年前她患上了胃癌，经沈阳医科大学和202部队医院确诊为晚期胃癌。医院当时告诉她已没有继续治疗的必要，回家去多吃些好的吧。此时此刻，她已深知生存日期不长，索性对医院也不抱有什么希望。在绝望之际，有位朋友告诉了上述偏方，她只吃不几次胃癌就好了，一切恢复正常。现已17年未复发，这说明胃癌已彻底痊愈。为了不犯病，每年春秋她都要吃一次油炸蛋。

方法： 寻找体壮的大癞蛤蟆，把全头切下，身体部分弃之不用。蛙头两眼上边的蟾酥包要饱满的，不可碰坏（包内是蟾酥汁）。锅中放好豆油或香油，用火烧沸，然后把全蛙头下到油锅中，一直把全头炸酥（一碰就碎），即可捞出扔掉，紧接着拿两个鸡蛋去壳后，把蛋清蛋黄下到油里炸（不加盐和其他料），炸熟炸透，目的是让蛙头上的蟾酥成分残留在油中，使油中的蟾酥又到蛋里去，然后一次吃掉。为了巩固疗效，用此方治好胃癌以后，每年春秋两季各吃一次这种油炸蛋，以确保不再复发。

荐方人： 辽宁省黑山县公路段　魏金花

服马尿 7 天治好了蔡老的胃癌

蔡老今年74岁，依然精神抖擞，红光满面，离休后在家啥活都干。而4年前，医生却判了他"死刑"。他的整个腹部硬得像石块，按动不得，疼痛难忍，当地一家大医院切片化验，确诊为胃癌。他不信，立即奔省城大医院检查，也同样判定为胃癌。

怎么办，等死吗？他反复思索着，忽然想起了李时珍的《本草纲目》这本书。深夜，书中一行醒目的字句出现在他的眼帘里："腹内龟病不堪言，肚内生成硬石砖，自死僵蚕白马尿送下，不过时刻软如绵。"看后，蔡老高兴地叫起来，我有救了，我可能是腹内龟病。僵蚕有售，可纯白马尿难找呀。听说当地有一马场，于是他请朋友帮忙，终于弄到了纯白马尿。服后，果真"软如绵"，7天后痊愈。

荐方人：安徽省淮南市谢家集区环卫处　刘其才

引自：1995年1月29日《安徽老年报》

张德培患胃癌服
向日葵秆芯使瘤体消失

张德培系西北耐火器材厂副总工程师，于1974年4月初胃内欠佳，继而发现大便发黑。起先医院按胃病治疗，经拍片发现十二指肠球部有5厘米大小肿物，因而赴天津求医。他在火车上听到有人谈及一位胃癌患者康复用的偏方：向日葵秆芯，剂量干者15克，湿者25克，煎汤1杯内服，每日1剂，连服百日胃癌全消。

他至天津市一中心医院诊治，经剖腹探查发现在十二指肠球部有拳头大小的恶性肿瘤。院方虑及摘除会伤及小肠导致扩散，征询亲属意见，亲属希望保守治疗。张德培便想起途中有人说起向日葵秆芯治胃癌的事，愿以身一试。并觅得向日葵秆，取芯晾干，每日煎服15克，汤呈茶色，味如泔水。治疗过程中除服用过中医的有限数剂汤药外，日日服此，服百日后，病情转轻。后经医院拍片，癌瘤竟踪影皆无，张德培康复后又投入到了工作中。

引自：1995年7月27日《黑龙江老年报》

30名胃癌患者应用
本方均获很好疗效

本地人黎克忠，63岁，患胃癌几年，经过几家医院治疗无效而回家。多方打听后，从山西亲戚家传来个验方，说是极重的胃癌都能治愈。初不信，经过亲友劝说，服5剂药试试，药后病情好转，又继续服10多剂药，病渐愈。后把此方传给了30名患者，疗效很好。

配方及用法：台党、云苓、鸡宝、白及、酒白芍、黄奉天各10克，甘草、藿香、干白各6克，砂仁、炮姜各5克，生苡仁、白花蛇舌草、孩儿喜食草、红糖各30克。上药用清水煎汤，1日2次，每隔6小时1次，饭前温服。1日1剂，一般3剂见效，10剂可愈。

荐方人：江苏省沭阳县韩山镇柴庄村四海通中医诊所　宋成宽
引自：广西科技情报研究所《老病号治病绝招》

用燕窝羊肉治1例
晚期胃癌患者获效

张某，男，45岁。1988年7月在当地医院诊断为胃癌，又经省医院确诊为浸润型胃癌晚期。医生动员患者回家，每日用支持疗法及止痛药维持。其亲友得一单方：用燕窝（五年者佳）1个，羊肉2.5千克。先煎燕窝取，再用此汤汁煮羊肉至烂，每次喝汤适量，不拘时饮服。另用伏天蛇（无毒者）一条焙干研末，与等量鸡蛋壳粉混合，每次服1小匙（约5克），每日2次。服药期间患者逐渐好转，服至3个月，症状已基本消失。又服3个月停药，至今已过7年，身体健康。

荐方人：宁夏固原地区中医院　孙希圣

肺　癌

我姐患肺癌只服
核桃汁煮鸡蛋彻底治好

我三姐66岁那年患了肺癌（沈阳空军医院确诊），因为她年龄大又有高血压，不宜手术。听别人介绍用核桃树枝熬水卧鸡蛋吃对肺癌有效，于是我三姐按法服用两个多月，治好了。现在她已77岁了。后又将此方介绍给几个肺癌患者，也都治愈了。

配方及用法：把核桃树枝劈成若干小瓣，装入砂锅加水适量，类似煎中药的方法煎熬（熬一次水可用几天），用此水两三勺卧鸡蛋两三个服下，早晚各1次，服两三个月，只要癌细胞没转移，就可治愈。

注：核桃树枝熬水卧鸡蛋，味很苦，患者食用一段时间

后,可减少服食鸡蛋的数量,但不得少于一个。此方对肺癌癌细胞转移的病人或其他癌症患者没有什么效果。

荐方人: 辽宁省绥中县老干部局　刘富久

引自: 641期《辽宁老年报》

核桃树枝熬水卧鸡蛋治肺癌偏方的说明

核桃树枝熬水卧鸡蛋治疗肺癌的验方,是由民间实践总结出来的经验,确实有效。只要癌细胞没转移到其他部位,是能够收到理想效果的。

问:是用山核桃树,还是家核桃树? 答:是用家核桃树。

问:是用红皮鸡蛋,还是白皮鸡蛋? 答:都可以。

问:怎样卧法? 答:先把核桃树枝熬好,取药汤,用时盛出适量药汤烧开后,打入鸡蛋做成荷包蛋,蛋与汤一起服下,不必打成蛋汤。

核桃树枝熬水时间要长一点,药水浓一点好,使药效能够充分发挥出来。

问:服用此方有什么反应? 答:一般是没有什么反应的。但个别患者,因为体质不同,病情差异,也可能有些反应,因此要注意观察患者的情况变化,以便更好地对症治疗。

个人的思想情绪也很重要,要持乐观的态度,克服恐癌心理,坚定战胜疾病的信心,也有利于迅速恢复健康。

此外,还可采用芦苇籽生芽当菜吃,可用开水汆一下拌着吃,每次用饭时吃点,但不可煮熟吃,也有很好的辅助治疗作用。

荐方人： 辽宁省绥中县老干部局　刘富久

仙鹤草治肺癌有效

仙鹤草治癌效果好。

配方及用法： 仙鹤草120克加水煎一个半小时，然后再将滤液蒸干装瓶备用，每天用开水冲服或含服五六次。服15剂可见效。山东一肺癌患者仅服药一个疗程就显效。

荐方人： 云南省西双版纳　云湘

肺癌克星方
治肺癌有效

配方及用法： 南、北沙参各12克，天、麦冬各10克，百部12克，八月扎12克，半枝莲30克，守宫10克，干蟾皮10克，白花蛇舌草30克，鱼腥草30克，七叶一枝花15克，生牡蛎30克，橘核、橘红各10克，白英30克，海藻30克，鳖甲15克，望江南30克，山海螺30克，白茅根30克，阿胶（烊化冲服）30克，冬虫夏草10克，铁树叶300克。上药煎20～30分钟（文火慢煎），取汁200～250毫升，日服2次（早晚服），服药后需卧床（平卧）1小时。

疗效： 治疗肺癌患者4例，治愈（用药25剂，临床症状消失，地区肿瘤医院复查摄片与痰检均正常者1例；服药35剂治愈者2例；服药45剂治愈者1例）4例。

荐方人： 江苏省如东县新林卫生院中医科　张玉和

引自:《当代中医师灵验奇方真传》

五叶汤治肺癌有效果

配方及用法: 玉米叶60克,桑叶15克,竹叶6克,枣叶30克,大青叶15克。新鲜玉米叶(先煎),再和其他叶合煎。文火煎10分钟,或开水泡当茶饮。每日可饮数次,一日量为500毫升。

按语: 玉米叶经现代科学研究,含具有抗癌作用的多糖类物质。动物实验表明,它可抑制癌瘤生长,尤其对肺癌有效。配大青叶清热肿,加枣叶清热除瘤,桑叶具有降气化痰、断顽痰、清肺气、降肺火、通调水道、祛痰散结之功效。此方中的五叶,以叶治叶,可起到治疗作用。

本方的来源有个故事。有个木匠姓李,是山西临汾钢铁公司炼铁车间工人,原籍平遥县东村人,男,56岁。有一次他得了感冒,咳嗽气喘,睡不能睡,坐不能坐,吃不能吃,在某医院诊断为肺炎,用过青霉素、氨苄青霉素、丁胺卡那霉素等都不见效,肺部阴影如故,后经断层拍片,诊断为右侧肺癌。又到北京确诊为右下叶肺癌,因对麻醉药过敏而拒绝手术,要求用中医治疗。由于病重,他想回离别25年的故乡,死也瞑目。回老家的路上,见邻村一位老乡手捧一捆玉茭子叶,提一篮枣叶、桑叶,就问是否喂牲口,老乡说:给老母亲吃呢,她得了肺癌,一位医生给开了五叶汤。于是,他按此方坚持喝了两个月,他的肺癌就好了一大半。此后就不断地喝,还将此方传给别人。

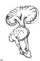

全某，男，56岁，山西省沁水县城人，教师。1981年冬，在教师健康体格检查时发现右侧肺部有圆形边缘清楚的1.5厘米×1.8厘米的阴影，后到太原等大医院诊断为肺癌，作右肺叶切除，术后两月，右腋下淋巴结肿大，伴胸膜转移，用环磷酰胺和氨芥抗癌效果不佳，后来投以五叶汤，三个月症状减轻，精神好转。

四川省铜梁县塘坪乡蒋中启用此方给本村的一位肺癌患者治疗，收到了意想不到的效果，喝五叶汤后，病情一天比一天好转，患者家属非常高兴，并酬谢了他。

引自：《偏方治大病》

坚持手脚穴位
按摩治癌瘤有效

肿瘤可分为良、恶两种。良性特点：增生缓慢、局限性，不向周围组织浸润、不转移、不呈现全身症状。恶性特点：增生迅速，出现压迫症状，常形成转移，患者出现恶病质。

手脚穴位按摩对良性肿瘤有较好的治疗效果，对恶性肿瘤也有辅助治疗作用。

脚部选穴：34、39、40、41、70（见图1），再酌加发病器官反射区穴位。

按摩方法：34号穴用按摩棒大头由上向下推按，左脚取穴，每次推按5分钟；39、40两穴要同按，用拇指和食、中指从踝骨两侧凹处捏住，向上推按，双脚取穴，每次每脚每两穴推按5~10分钟；41号穴用拇指点按、推揉，双脚取穴，每次每脚每穴点按5分钟；70号穴用拇指逐穴捏揉，每穴捏揉2~3分钟。每日按摩2次。

手部选穴： 1、2、3、4、5、42（见图2），加发病反射区。

按摩方法： 1、2、3、4、5均用单根牙签刺激，42用手指捏揉，每穴每次2分钟，每日数次。

注： 有关按摩工具与按摩法，请详阅本书附录六。

四川省重庆市4405信箱离休办王景阳同志谈体会：

我爱人去年9月份经医院检查，发现右肺下部有一团阴影，确诊为右下肺癌。经过几个月求医治疗，未见好转，现在出院在家休养，我按《脚部穴位病理按摩法》中介绍，开始为他按摩脚部：39、40、34、41四穴，我现在给他按摩两星期了。两个星期按摩的效果：睡眠改善，原来每夜睡觉时总是醒，一夜只睡4~5小时，要醒5~6次，按摩后一夜睡7~8小时，醒1~2次上厕所；原来下午低烧37℃多，按摩后体温正常了；原来每天拉稀便1~2次，按摩后变成干便；原来食欲不振，每顿吃100克，按摩后吃饭香甜，每顿能吃300克。

按摩的方法：①用热水洗脚15分钟左右开始按摩；②先同时按右脚39、40两穴，定点按3分钟；采取轻—重—轻手法，然后再按右脚41号穴，由上向下按3分钟；换左脚39、40号穴，同时按3分钟，接着按左脚41号穴，由内向外按5分钟；最后按摩两条小腿，由下向上推按5分钟；按摩后喝一杯茶，这就是按摩的全过程。

黑龙江省新华书店冯慧敏同志谈体会：

我是一位癌症患者，1989年接受了乳腺癌切除根治术。1990年9月，复查时经几次拍片检查，发现肺部正侧位均有大面积阴影，经哈尔滨市几家大医院确诊为癌细胞转移，后又去北京市中日友好医院检查，也确诊为癌细胞肺转移。

在此期间，我没采取药物治疗，而是按《脚部穴位病理按摩法》中介绍的方法，让我爱人为我按摩脚部肺、支气管、胸淋巴腺等有关穴位，坚持每次按摩1小时左右，每天按摩2次。经3个多月按摩后，自感症状明显转轻，年底再次去北京复查，又经中日友好医院X线摄片检查，X线片竟正常了。我高兴极了！往返途中及在旅馆，我们都坚持按摩。北京市的一位患者还借我们的书复印了一本。我爱人天天研读，治疗中逐步增加穴位，使我身体的不适症状明显减轻，收到了意想不到的治疗效果。

17

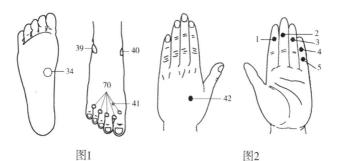

图1　　　　　　　　　　图2

肝 癌

喝自尿能治愈肝癌

日本中尾内科医院院长中尾良一博士：我介绍一个罹患肝癌的70岁男性的实例。他从去年1月开始，在私下进行尿疗。一天一次喝下150～200毫升的尿。2月6日，他到医院接受断层扫描检查，图片上完全不见肝脏肿瘤的存在，即肝癌已经消失，血液检查也显示没有异常。主治医师相当惊讶，直呼"真是不可思议"。

引自：广西科技情报研究所《生命水治病100例》

溪黄草治肝癌产生了奇效

身患绝症的古稀老人竟能蜕皮换颜！这消息在广东省翁源、韶关等地传开了。日前，韶关市和翁源县有关部门专程到翁源礤下乡集义管理区看望了徐永新老人。

1988年6月，徐老伯经医生诊断得了晚期肝癌，全家四处投医问药，花了5000多元不见起色，眼见病情日渐严重。去年2月，家人遵从该乡赤脚医生陈思木嘱咐，到山根塘边挖了几棵溪黄草（一种草药）煎熬成汤给病人服下，两天后遂觉心气调和，病情大有好转，继而食量大增，病人喜出望外。加服一周后，老人的肝部癌肿竟全部消失，全身开始脱皮，一个月后全

18

脱完，换皮后的皮肤光滑滋润，俨如童子。原来花白的头发也全部变黑，体重由30千克增到50多千克。老人现在几乎每月都下水捕鱼10多次，有时还拿到集市去卖。老人家还能挑40多千克重的货物健步行走。

引自： 1991年12月2日《羊城晚报》

一位老者说
狗奶子棵能治肝癌

我去丹东途中遇一老者介绍自身经历。1980年身患肝癌百治无效，家人为其准备后事。后有一名有经验的同志介绍了一个土单方，老者抱着"死马当活马治"的侥幸心理，从农田中刨到狗奶子棵根数根，洗净割碎用白铁锅煮水及荷包鸡蛋数个，吃蛋（尽量吃）数次，病情好转。最后到医院检查症状消失。后告知他人皆获良好效果。

荐方人： 辽宁阜新市太平区高德西部5楼1-3号　石明远

按语： 狗奶子棵正名叫小檗，别名叫巧心。药用部分用其根。性味苦、大寒。用于健胃，清热解毒，治无名肿毒、丹毒、目疾、口疮等。用量5~50克。

小檗生长形态：

1. 细叶小檗，根长大，黄褐色，短枝生有三叉状刺，叶丛生于短枝上，狭披针形花，淡黄色，浆果长圆形，成熟时红色。

2. 大叶小檗：叶较大，倒卵形或椭圆形，叶缘有刺尖锯齿，总状花序，果实倒卵形或球形。

春秋采挖,除去残茎、须根及泥土,去老皮切片晒干用。

胰脏癌

日本一患者饮
自尿胰脏癌得到缓解

日本广岛县60岁藤岛正骨医院院长藤岛敏宣博士:去年6月我接受检查,发现有糖尿病,9月份昏倒住院,经胃镜检查,发现患了胰脏癌。10月中旬我下决心实行饮自尿法,每次喝200毫升尿,每天饮用三四次,到11月份,健康状况有所改善。医师准予出院,其后我身体情况好转,医院检查数值转好,体态轻盈,充满活力。今年2月再赴医院,医师告知我,不必再到医院检查了。其后,原本掉落的头发,亦逐渐长出来。4月份检查时,询问胰脏癌的情形,医师惊讶地说:"现在病灶范围小许多了。"

引自:广西科技情报研究所《生命水治病100例》

直肠癌

白花蛇舌草可治直肠癌

于1993年12月8日我接待一位中期直肠癌患者,当时用白花蛇舌草150克,半枝莲80克,甘草100克,每天1剂,水煎,早晚分2次服用。

临床观察：服用4剂后，疼痛减轻；又连服6剂，病痛消失；后又连服5剂，进食正常，体质恢复，并能参加劳动，直肠癌痊愈。

此药方是辽宁省凤城县杨木乡敖家村伊文宽转抄给我的，通过我临床验证，疗效很好。

荐方人：辽宁省清原县湾甸子镇二道沟村　王安才

本方治肠癌、
子宫癌、胃癌多人均有效

配方及用法：半枝莲50克，白花蛇舌草100克，共为1剂，用适量水煎2小时，日夜当茶饮。

此药不分男女老幼，坚持服3~4个月能有效，甚至能痊愈。服后大小便常带脓血排出，是病消除后良好的反映，不要恐惧。

荐方人：湖南省汨罗市白水镇邓家村马家组　马伟军

有两位日本人
自饮尿治愈了直肠癌

日本山梨县58岁丸山勇：1979年，我曾接受直肠癌手术，医生说我只剩下6个月的生命。后来，每次喝一杯自尿，一天喝4~6次，喝尿后第15天，腹部膨胀现象消失，顽固的便秘也消失了。我请日本医科大学的丸山千里名誉教授为我诊断。结果判定癌细胞已经完全消除。

日本千叶县56岁的主妇高桥治子：5年前我的肛门出血，这是直肠癌的症状，经CT检查，医生认为是癌症。经瓜生先生建议，去年12月末起，每天早晨起来，我都喝下300毫升尿液，此后，脸色好转，元气大增。今年2月，我赴医院检查，医生把X光片加以比较，惊讶地说："你恢复得很快嘛！"X光片显示直肠癌已消失。

引自： 广西科技情报研究所《生命水治病100例》

子宫癌

饮尿后再进行手术却查不到癌细胞

日本主妇48岁的山田洋子说："我姐患子宫癌，将于10天后手术，我劝她将所排出来的尿全数饮用，饮两三天后，她身体状况稍好转，我建议她去请求医生延期手术，但遭到医生斥责：'如果你这么任性，那就出院好了。'然而，按照预定的计划进行手术后，却在切除的子宫内找不到癌细胞，连医生也觉得不可思议。"

引自： 广西科技情报研究所《生命水治病100例》

白血病

我用此方治
白血病 10 例效果很好

此方是河南中医学院已故名老中医吴运苍教授所传。我用此方治白血病患者10例效果很好。

配方及用法: 犀牛角粉、羚羊角粉、通血香、龙涎香、牛膝各10克,地骨皮、牡丹皮、活血龙、西洋参各30克,白茯苓、金钗石斛各15克。均研成粉调匀,以黄酒调成绿豆大丸,用开水吞服,每次10克。1日3次。

荐方人: 河南省舞阳县吴城西街中医诊所　吴振兴　吴彩霞

引自: 1998年第4期《农村百事通》

23

各种抗癌止痛法

癞蛤蟆雄黄治
肝癌疼痛效果好

功能: 肝癌外敷镇痛。

配方及用法: 活癞蛤蟆一只(去内脏),雄黄30克。将雄黄放入癞蛤蟆腹内加温水少许调成糊状,敷在肝区疼痛最明显处（癞蛤蟆腹部贴到痛处），然后固定。夏天敷6~8小时换一次，冬天可24小时换一次，敷2小时后癞蛤蟆变绿色，无不良反应。

疗效： 一般敷15~20分钟后可产生镇痛作用，并可持续12~24小时。

荐方人： 湖南省湘潭县　付丹

引自： 广西医学情报研究所《医学文选》

甲鱼胆汁止癌疼痛有实效

配方及用法： 鳖（即甲鱼）胆汁。将活鳖投入沸水中煮5~10分钟后，取出胆汁。鳖小于500克，胆汁为1次量；500克以上为2次量。1日1次，空腹服。

荐方人： 江苏省淮阴县　耿汉顺

引自： 1983年第6期《江苏中医杂志》

验例： 辽宁省大连市中山区武汉街58号二楼邹永花的爱人用此方给一位37岁肝癌患者治疗，肝癌痛疼已有明显好转。

王某，女，68岁，家庭妇女。1981年12月诊为肺癌（骨转移）。癌肿压迫神经，臀部出现电击样疼痛。其家属自用度冷丁肌注，患者仍疼痛呻吟不止，彻夜不眠。遂将活鳖洗净后投入砂锅（或铝锅）沸水中煮5~10分钟，取出胆囊挤出胆汁。一日一次空腹内服。治疗10天后疼痛明显减轻，停止使用度冷丁治疗。

蒲公英汁治肺癌胸痛效果好

配方及用法： 新鲜蒲公英适量。将蒲公英捣碎绞汁，取药汁直接敷于痛处皮肤上，外盖3层纱布，中夹一层凡士林纱布，以减缓药汁蒸发。

疗效： 此方治疗肺癌胸痛20例，敷后30分钟左右疼痛减轻，止痛时间可达8小时。

引自： 1986年第11期《浙江中医杂志》、《单方偏方精选》

消炎痛合阿米替林
治各种癌痛均有效

癌症晚期，使病人最为痛苦的莫过于疼痛了。甚至用度冷丁、吗啡都不能解除疼痛。最近有研究证实，消炎痛合用阿米替林治疗癌症疼痛有较好疗效。不久前，武汉同济医科大学杨今祥用此两种药物治疗癌症疼痛，用法为每日消炎痛、阿米替林各25毫克，分2次口服；个别病例开始时如止痛效果不明显，可每日各用50毫克，分2~3次口服，疼痛缓解后即减小剂量或间隔用药。治疗52例，总有效率达100%，对肺癌与肝癌的镇痛效果最为显著，对胃肠道癌症的镇痛效果稍差。

荐方人： 河南省焦作矿务局中心医院主治医师　是明启

传染性疾病

感冒 发烧

服醋蛋液可减少感冒的发生

1982年，我从鹤岗市中级人民法院离休，因身体不好常患感冒，很是苦闷，试服醋蛋，收到了意想不到的效果。往年3天1次的感冒，现在已经有5个月没得大的感冒了，有时有点小感冒，吃点药，或者喝碗热水就过去了。

荐方人：黑龙江省鹤岗市工农区九委九组　王凤章

蒜、葱、姜治感冒鼻塞有效

在过去，我几乎在每年的夏秋两个季节，总要患上十次八次感冒，而且每次都伴有严重鼻塞，特别是花甲以后更为频繁。夜间铺盖、白天衣着、饮食等方面的一些细微末节上只要稍有疏忽，病魔就趁虚而入，而且还往往伴有"封冻性"的鼻塞，双鼻孔完全受阻，得终日张着嘴巴生活，发一次病总要跑上两趟医院，确实使人难忍。

一次，为联系一点小事到一个老友家串门做客，只见满头白发银须的老友，把剥好的蒜瓣、葱白、鲜姜放进一个小罐里，用一根小木棍在那小罐里接二连三地捣拌，把三味组合物捣得烂如泥浆，经问方知其奥秘，原来老友正在制作治疗感冒鼻塞的便方。

从此，每逢感冒鼻塞不再去投医买药，都用老友传授的方法自我调理了。几次病发自我医治都收到了当日治当日愈的理想效果。

制作方法：蒜瓣25~30克，葱白25~30克，鲜生姜25~30克。各物洗净吹干后放入一个合适的器皿里，捣研成糊糊状（切成片或块亦可，但效果稍差），加水250克煎煮，煎好后将成品分成6/10和4/10两份，首次温服6/10的一份，服后需注意保暖，用不了1小时，即会满身大汗，患者立感两鼻畅通，全身舒爽，时隔五六个小时后再服4/10的一份，两份为1剂，一般连服2剂即可痊愈，一般患者服1剂即可解决问题了。儿童剂量减半或减去2/3也可，幼儿最好免服。此方无任何副作用，服后如有短暂的不适感，喝些醋或冷开水，即可缓解了。

荐方人：江苏省射阳县大兴乡离休干部　张超

冬青汁治感冒很有效

去年2月，我得了重感冒，服感冒药，疗效甚微。无意间，我喝了一勺冬青汁，感冒变轻。于是连服3天，感冒基本痊愈，又加服1天，彻底治愈。

方法：取冬青叶少许榨汁，每次饮用3毫升，日服3次，治疗感冒效果好。

荐方人：安徽省淮北发电厂工程科　李令峰

干葱加醋可治感冒

配方及用法：干大葱两棵（100~150克），食醋100~150克。空腹生食大葱，用醋送服。一般一剂便好。胃病患者慎用。

验例：

四川省广元市广旺矿务局汽车运输处羊裔洪利用此方治好感冒6人。

福建省尤溪县溪尾乡埔宁村纪长球的堂叔患风寒感冒，流鼻涕发高烧，到医院花60多元打针吃药不见效，用此方吃下葱醋第二天就好了。

辽宁省瓦房店市驼山乡丁屯村曹德安患了感冒，用此方一下子就治好了。

云南省台前县马楼乡马楼村康希存用此方治愈感冒患者3人，收到了非常满意的效果。

内蒙古扎赉特旗二轻局屈振清用此方治好了自身的多次感冒，他还将此方介绍给朋友，都收到了好的效果。

湖北省枝江县肖亭虎牙滩长江葛洲坝工程局船厂熊祖松1992年下半年患严重感冒，用此方3天就治好了。他说，按每年每次患感冒打针吃药的方法治疗，最少得一星期才能好转。

四川省荣昌荣隆油菜开元三社何念书的哥哥下鱼塘受凉得了感冒，他让哥哥用此方治疗，起初他哥哥不信，当他吃完一根葱以后，鼻塞就通了。有一次，何念书的邻居患了感冒，花了10多元也未治好，这次按此方仅花几角钱就痊愈了。到目前为止，何念书用此方治好了10多人。

广西武宣县武宣镇洪狮村陈多宣用此方在当地两天治好流感5人。后来这5人又用此方治好了许多流感患者。

常按摩人中、风池穴
预防感冒效果好

我从不患感冒，我的诀窍是：在平常或稍受凉，即将食指和中指并拢，按摩鼻下人中部位和风池部位，各按200下，就可免除感冒之苦。

荐方人： 安徽省滁州市沙河中学　李荣辉

29

感冒酸碱疗法

"感冒酸碱疗法"治疗感冒总治愈率在92%~97.2%。

配方及用法： 用凉开水配制成5%的食醋溶液或6%的苏打溶液，任用两者之一即可（但不能两者同时使用），每3小时1次，每个鼻孔每次滴入2~3滴。发现感冒立即使用，效果更佳。

94例病人，36例用6%的苏打滴鼻液后，17例两天痊愈，18例3天痊愈，总治愈率97.2%；其余58例用5%的食醋溶液，29例两天痊愈，26例3天痊愈，总治愈率95%。

此方是魏鉴明教授与周超凡、王振勤、岳风先教授经20

多年总结出来的经验方。

辽宁省本溪市文化局离休干部李茂伍同志也用此方治愈了自己的感冒。

荐方人: 河北省秦皇岛市山海关林场　尹文鹏

潘生丁治感冒花钱少疗效好

我因年老体质差, 经常患感冒, 每次感冒都伴有明显的心脏不适, 十分难受, 非请医生看不可。虽然服用了多种感冒药, 但一般都要一两周才能痊愈, 后采用潘生丁治疗, 效果大不一样, 我每次服25毫克, 1日服3次, 一般服用2次就明显见效, 再继续服两三次, 最多未超过3天, 感冒便彻底痊愈, 心脏不适的症状也随之消除。

潘生丁治感冒, 不仅疗效好, 而且还可节省医药费。我以前治一次感冒, 少说也要花一二十元, 而用潘生丁一次只花四五角钱, 最多不超过1元钱。

荐方人: 四川省简阳市文化馆　谢荣才

手脚穴位按摩可治感冒

感冒是冬春季多发病, 多由病毒引起, 可继发细菌感染。临床症状先有鼻塞、流涕、打喷嚏、怕冷, 常继发性发热、头痛、咽痛、咳嗽, 全身酸痛等症状。

脚部选穴: 39、40、41、45、34、6、70。(见图3)

按摩方法： 39、40两穴要拇指和食、中指从踝骨两侧凹陷处捏住，向上推按，双脚取穴，每次每脚每穴推按5~10分钟；41号穴用拇指点按，力度要强些，双脚取穴，每次每脚每穴点按5分钟；45号穴用拇指、中指捏揉，双脚取穴，每次每脚每穴捏揉5分钟；34号穴用按摩棒大头自下而上推按，左脚取穴，每次每穴推按5分钟；6、70穴均分别用按摩棒小头点按，双脚取穴，每次每脚每穴点按3~5分钟。每日按摩两次。

手部选穴： ①一般伤风感冒主穴为20号，双手互相摩擦使双手大鱼际区发热冒火为止；配穴：22号，点按，用香烟灸，每手每穴3分钟。（见图4）

②如有鼻塞、流涕加1、3、43三穴，每手每穴指压3分钟；如症状较重，改用香烟灸，每手每穴3分钟。

③如有上呼吸道症状加用气管炎穴。

④如有头痛症状，加用头痛穴。

注： 有关按摩工具与按摩法，请详阅本书附录六。

河南省丰南县离休干部李凯同志谈体会：

感冒虽不算大病，但使人很难受。我今年72岁了，近两年来，由于心脏病导致了身体虚弱，特别容易感冒，一感冒吃药打针就得折腾半个月左右。

今年春季我看到手部穴位病理按摩法，照上面说的每当遇凉要打喷嚏时，就双手相互摩擦大鱼际穴，还真灵，大鱼际穴擦热了，喷嚏就不打。如果已经打了喷嚏，我就多摩擦几次，就这样我躲过了很多次感冒。有一次没有注意，在没有打喷嚏的情况下，发生了一次感冒，体温升到37.6℃时才发觉，我除按大鱼际外，还用点燃的香烟灸烤大鱼际下边的手腕横纹处，每天按摩四五次，外加鼻吸维生素C粉，这样两天烧就退了，感冒好了。八九个月以来，我一直没有再患感冒。

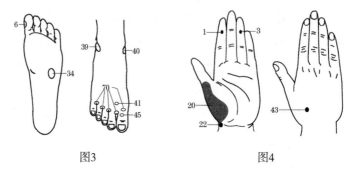

图3　　　　　　　　　　　　　　图4

针刺耳尖穴是退高烧绝招

一般病人感冒发烧到39~40℃，用药或不用药烧几天不退，可在耳朵上的耳尖穴常规消毒后，用三棱针或毫针或缝衣针双侧点刺放血，见血为度，一般15~20分钟开始退烧，3~5小时体温恢复正常。

辽宁省凌源市五家子乡楼上村任学中经常感冒发烧，经用此方3个多小时后烧就退了，感冒也好了。他用此方治疗好多人，效果很好。

辽宁省朝阳市龙城区边杖子乡马营子村王照时，用此方给村里的一名高烧不退的患者治疗，一会儿就退烧了。

四川省乐至县劳动镇新观音街32号医生全祖武用此方给患者治高烧不退症，10分钟体温开始下降，并逐渐恢复正常。

湖南省新宁县水庙镇中山一组郑和新用此条方治好了两个人的高烧不退症。

辽宁省丹东市振兴区六街七委五组82-10号肖锡强是一名刚参加工作的医生。医院有一位高烧患者，连续6天高烧不退，烧得连自己的姓名都不知道了，医院用尽一切办法也不见效，后用此方当天见效，体温恢复正常。（见图5）

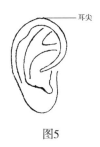

耳尖

图5

核桃银花是治感冒的良方

1989年冬，我患感冒咳嗽半月余，就医吃药花钱不少而病情无减。根据药物性能自配一方试之，服2剂病就好了。1990年冬，我将自配的方剂介绍给六位患感冒咳嗽的患者试用，皆收到了良好效果。

配方及用法： 核桃10个，银花10克，生姜20克，冰糖30克。将核桃去壳取仁，与银花、生姜、冰糖一起加水煎熬，熬至糖化完为止。然后取桃仁、银花、药汁服用，1日1剂，分2次服，连服1~2剂。

荐方人： 四川南江县红四乡政府　袁太江

引自: 广西科技情报研究所《老病号治病绝招》

痢 疾

棉花汤烩鸡蛋治
痢疾一剂而愈

今年夏天, 我从民间得一治痢疾验方: 红、白棉花花各5~6朵, 用水冲洗干净 (防止残留农药), 加水适量, 烧开后6~7分钟, 将棉花花捞出, 打入一个红皮鸡蛋, 再烧开后, 放入少许红糖即可, 待温后一次服下。

据献方人说, 一年其家3人相继染上了传染性痢疾; 表现为腹痛, 大便带脓血, 每日十余次, 伴里急后重。服药、打针3~4天未好转, 后经人介绍本方, 服用1剂即愈。1个多月前, 我家人亦患痢疾, 试用之亦1剂而愈。

荐方人: 山东省青州市中医院　王兆太

引自: 1998年第2期《中国民间疗法》

陈年水芋头柄可治痢疾

我小时常患痢疾, 拉肚子, 医治效果不佳。后经老人介绍此验方, 果然立竿见影, 一剂即愈。

配方及用法: 陈年水芋头柄 (即叶秆, 农家常割来晒干, 隔年再吃) 一把, 腊肉100克, 加三碗水煎制一碗即可。然后加红糖,连汤带药食完,当天即愈。

注意: 水芋头柄陈一年为好。腊肉如不腐烂,二年最好。如无腊肉,只用水芋头柄亦可。

荐方单位: 湖北省黄陂研子梳店木兰山武术气功技击学校

盐灸肚脐治痢疾省钱效果好

痢疾从急性转为慢性时,请您试用盐灸疗法,既省钱又省力。我用此法,数年来治愈此病患者不计其数。

方法: 取食盐1克左右,放入神阙(肚脐)处,再滴入2~3滴温开水,使盐湿润后,用火罐灸(拔)之。若无火罐,可用二号茶缸代替,为加大拔力,用水涂杯口一圈拔之则效果不亚于玻璃罐。

荐方人: 河南省许昌县五女店北街学校　刘全掌

扁豆花可治红白痢疾

配方及用法: 扁豆花50克,黄砂糖50克。将扁豆花捣成蒜汁状,用白开水一碗冲沏,再将花渣滤出,然后加上黄砂糖,半温服用。

注意: 若是白痢疾,可用扁豆白花;若是红白痢疾,可用扁豆的红白花各半。无禁忌,什么人都可以用。

1951年9月我在部队得此病,已经卧床不起,经治疗无效,用此方才得以康复。

荐方人: 河南省正阳县付寨乡尚营学校　尚殿华

石榴皮可治痢疾

我今年67岁,过去常患痢疾,粪便里有黏液,有时微有红色不鲜。在卫生所吃些药不显效。后来我想起了母亲生前说过石榴皮治痢疾,我弄了三个石榴的皮熬了一碗汤,一次服下去,大约是下午四点服的,第二天上午大便时随粪便下来三条蛔虫,都是死的,痢疾也好了。

荐方人: 河南省鲁山县马楼乡燕楼村　郝建文

火烧鸡蛋蘸白矾治
痢疾疗效确切

配方及用法: 鸡蛋一个,用纸包上埋在火里烧熟,去皮,白矾碾成粉末,蘸白矾吃。一次即愈。如果痢疾比较重,再吃一个。每次用白矾不超过2克。此方经献方人多次试用,疗效确切。

荐方人: 内蒙古开鲁县幸福乡幸福村　王海英

白酒加糖治痢疾胜过痢特灵

配方及用法: 好白酒50毫升倒入碗内,加红、白糖各半两,用火点着,等火快灭时用半碗凉开水冲沏喝下。此方消炎洗肠、祛寒祛疾，一次痊愈。

河南省台前县马楼乡马楼村康希存用此方治好了邻居老白头的痢疾。这位老人得痢四五天，吃痢特灵、黄连素都不管用，可是用上此方立刻就好了。后又治愈痢疾患者两人。

烧大蒜治各种痢疾有效率100%

此方经本人多次验证，有效率百分之百。

用法：将紫皮大蒜埋入柴炭火中，烧熟扒皮吃饱，一次即愈。用其他蒜蒸食也可。

荐方人：黑龙江省林口县双丰乡邮局　苑光利

老校长献的方治痢有良效

配方及用法：炒白芍30克，当归30克，车前子（单包）15克，萝卜籽9克，槟榔6克，枳壳15克，粉甘草6克。上药水煎服。

此方是由我校一位老校长提供的，经同事们服用，一剂见轻，2~3剂痊愈。后来，镇医院医生用此方给患者治疗，均获良效。

荐方人：河南省民权县退休教师　底世东

芝糖灵治痢疾51例均愈

主治： 急性痢疾。

配方： 芝麻（炒）、白糖等量。

用法： 将芝麻（食用芝麻）炒至焦黄色，与白糖拌匀，咀嚼顿服，日2~4次，连服1~5天。

疗效： 治疗51例，均愈。

按语： 该方尤适于中、老年患者，不论轻重，止痢效捷，恢复体力快。服药期间禁食，可饮白开水。

荐方人： 辽宁省建昌县第一人民医院主治医师　刘维盐

引自：《当代中医师灵验奇方真传》

肺结核

本方治空洞型
出血性肺结核效佳

我曾患浸润型肺结核多年，肺部已形成空洞，时常引起肺部出血，多时达100毫升。后得一中药方，服后效果很好；又经多名患者服用，效果极佳。重者3剂，轻者一二剂即愈。

配方及用法： 炙枇杷叶12克，炙百合12克，炙桑叶15克，炙甘草15克，寸冬12克，冬花12克，桔梗12克，半夏12克，知母12克，豆根3克，外加莲菜250克。以上11味药共煎成汤药，稍凉后再加蜂蜜120克, 搅匀后服用。

荐方人: 河南省方城县第三职业高中　娄然

蛤蚧尾巴配药可治肺结核

十多年来, 我用此方治愈很多肺结核患者。一般服7天见效, 1剂药分3天服完, 连服3~4剂治愈, 病情较重者需服7~8剂。

配方及用法: 蛤蚧一对 (干品, 药店有售), 白石英9克 (河南农村叫白马牙石, 无毒), 甜杏仁、玉竹、瓜蒌仁、白介籽各6克, 白及9克。

把一对蛤蚧尾巴剪下, 将100克食油与蛤蚧尾巴一同放入锅内炸焦, 再把白石英放火上烧红, 取出放凉后, 与蛤蚧尾巴一同研细。再杀一只纯白毛鸭, 去掉毛和内脏, 加水与以上7味药放入砂锅内煮至肉烂为止。吃药渣、鸭肉、喝肉汤, 每天吃1次 (剩余药汤当晚煮沸加盖以防变馊), 分3天吃完。以上为1剂量。

注意: 从开始吃药到停药以后100天, 不吃辣椒和醋, 禁房事。

荐方人: 河南省新郑县辛店乡北靳楼村三队　靳志远

引自: 广西科技情报研究所《老病号治病绝招》

龟粉苦荞麦治肺结核
37例均痊愈

龟粉与陈年苦荞麦同服,能根治肺痨病(肺结核)和某些胃、肝病鲜为人知。我的祖上曾用糯稻草层层裹住活龟,草团外面用新挖来的黄泥涂成泥团子,然后放到柴火中焙烧,直烧到龟的全身脆而不焦且能碾成粉末为止。晚期肺痨或某些胃、肝病患者,每日服用20~30克龟粉与200~300克陈年苦荞麦烹制的食品(糍粑、团子等),无需外加什么药物,多则1年,少则3个月便会康复。

荞麦有花荞麦和苦荞麦(有明显苦涩味)两种,都兼有营养与药物功效,尤其是苦荞麦,更是杀菌的上乘药。苦荞麦与龟粉同时服用可获得动植物药效互补的疗效。无任何副作用,迄今我已用此方治好了37例肺结核病人。

荐方人: 安徽省舒城县天城中学　毛国材

醋蛋液治肺结核也有效

我49岁,因患肺结核病退休了,一直用链霉素、雷米封治疗,不见好转,吃不下饭,营养摄取不足,身体瘦弱。大夫说营养上不来,对治病不利。且药费很多,报销还有困难,真让人犯愁。1987年7月,我开始服醋蛋,目的是想增加些营养。只喝了几个醋蛋液,既不费事,成本也不高,还很有效果。我的饭量大大增加，即使有什么上火的事，也不影响吃饭。谁见我都说我胖了，我也觉得身上有了力气，真叫人高兴！

荐方人：黑龙江省齐齐哈尔市碾子山区饭店退休职工朱桂番

白及糯米粥是治肺结核的好药方

1955年我在湖北商业干校学习，经湖北医院体检，确诊为浸润性肺结核，当时我才26岁。从那时起，我先后在荆州干部疗养院（结核病院）及其他十几家医院医治达13年之久，打针服药从未断过，但总是时好（吸收好转）时坏。1968年春，再次拍片检查，发现病情又有发展，体重从65千克降到41千克。这时一亲戚告诉我"白及糯米粥"（以下简称"药粥"）治肺结核的配方与疗效。于是我半信半疑，到药店买了1000克白及，焙干磨粉，每天早晨煨一碗糯米粥，粥熟后放一羹匙白及粉，放半匙白糖（因白及味苦），当早饭吃下。吃了一个多月（没有服其他抗痨药物）之后，自觉症状消失，精神很好。连续吃了3个月的药粥后，不仅精力充沛，而且体重增加到56千克。再次到医院检查时，医生说我的肺病好了、钙化了。当时我真不敢相信好得这么快，于是又到另一家医院拍片检查，还是那个结论。从此以后，再也没有发现肺部有什么问题。如今已年近花甲，体重63千克，身体挺强壮。

有一年，我的表侄患肺结核病，怕公开治疗未婚妻知道后和他吹,便偷偷地跑到边远地区求医,除买回几瓶雷米封和维生素AD胶丸长期服用以外,还特地买了注射器让家人给打链霉素。经过这样一年多时间的治疗也没治好,后来按我的经验每天吃白及糯米药粥,只吃了3个月就痊愈了。后来我又向其他肺结核患者传授这种方法,经服食病都好了。白及糯米粥确实是治疗肺结核的好方法。不仅方法简便,而且好得快。

(徐守正)

吃梨也能治愈空洞型肺结核

邻居楚某经医院检查,确诊为肺结核,病情日趋严重,吃利福平等药也不见效。因家境困难,在家歇着也不是个事,就去山里看梨园。有的梨子从树上掉下来,扔了怪可惜,好些的生吃了,差些的放锅里煮着吃,每天能吃500~1500克不等。吃了一个多月,奇迹出现了:咳嗽减轻了,痰中看不到血了,身上也有劲了,脸色也发红了,饭量也增加了,上下坡走路几乎和健康人一样。连吃3个多月,感觉和没病一样,于是去南阳地区医院透视检查,医生也感到惊奇,原来肺上的空洞基本消失了。

因为楚某这几个月什么药也没吃,每天只吃梨,这才知道是吃梨治好了肺结核。

荐方人:河南省方城县城关工商东所　陆权

骨结核

服醋蛋液对骨结核痊愈有促进作用

我老伴刘春华,在20多年前患有胯、腰椎骨结核。经不断治疗病情好转,但行动困难,腿浮肿,一天总要在炕上躺几次。夜间睡眠时,患处有像蚂蚁爬似的感觉,翻过来倒过去的睡不好。生活难以自理。

醋蛋可以医病的消息,给我们全家送来福音。我老伴从去年冬11月开始饮服醋蛋液,腿浮肿逐渐消了,蚂蚁爬的不舒服感也没有了,腿脚轻快多了,食欲增加,身体也胖起来了。

荐方人: 黑龙江省齐齐哈尔　陈为村

43

淋巴结核

豆腐浆治淋巴结核有效

我是一个中学生,从小喜欢医学,经常注意收集一些验方,现将治淋巴结核的验方奉献给患者。此方专治老鼠疮,西医叫它"淋巴结核"。得了此病莫着慌,只需一物豆腐浆,温热勤洗疮疤上,杀菌消毒除脓疡;再用火罐拔背缝,连洗带拔配合上;每日一次不间断,不出十日必好转。

辽宁省凌源市沟门子乡毛丈子村毛东组杨永利用此方治好了陈永志的老鼠疮。用药第三天颏下偏右侧所生之疮脓自出，肿也消了，没花一分钱。陈永志原来吃了30多元钱的螺旋霉素，一点效果也没有，用此方治愈。

荐方人: 陕西省洛川县　冯春红

蝼蛄治疗
淋巴结核20例均痊愈

主治: 淋巴结结核。

配方: 蝼蛄1只，鸡蛋1个。

用法: 先将鸡蛋一端打1个小孔，把蝼蛄放入鸡蛋内，用纸封闭小孔，再用文火把鸡蛋烧熟，剥去鸡蛋皮，鸡蛋和蝼蛄一同吃。每次吃1个，1天一次，轻者吃21个左右就能痊愈。重者可继续服用至痊愈为止。临床观察没有副作用，不需要服其他任何药物。

疗效: 共治疗20例，女14例，男6例；溃疡型患病最长时间为7年1例，2~3年6例，1年以下为8例，初起未溃脓的5例。服用上方均痊愈。

荐方人: 辽宁省盘锦市羊圈子苇场职工医院院长　刘广起

引自:《当代中医师灵验奇方真传》

囊虫病

线麻叶蒸鸡蛋可治愈囊虫病

线麻叶治囊虫病,恰似卤水点豆腐,药到病除。我的一名至亲,几年前,他身上一片一片起大包,经医院切片化验,确诊为囊虫病。几年来,四处求医,不见好转。后经一囊虫病重患荐方,采用线麻叶蒸鸡蛋糕食疗法,治愈了他的囊虫病。

方法: 取成熟期的线麻叶子(东北农村种的线麻,也叫麻籽)20~30片叶为1剂,将麻叶洗净研成细末,每剂打2个鸡蛋搅在一起,加入少许水,无盐上锅蒸熟,每早空腹吃1剂。病史短、轻症患者,百日内可治愈;重患不超过半年。麻叶吃多出现头晕者,可适当减量。线麻即"苎麻"。

我的亲属开始时搜集了一些干麻叶,按此方吃了一个多月就用光了。为继续治病,他用破盆子在窗台上种了一些青嫩线麻,当长到一筷子高时,以15~20棵为一剂(整株茎、叶),超过一筷子按比例缩减,服用3个月,获痊愈。至今3年病未复发。

荐方人: 黑龙江省桦南县委老干部局离休干部　孙学良

45

破伤风

磁虫可治破伤风

我叫白凤岐，今年62岁，家住吉林省扶余县伯都乡。前些日子我患了破伤风，最后全身都硬了，牙关也紧了，只靠注射葡萄糖维持生命，家人含泪把我从县医院接回来为我筹备后事。就在这时，一位离休老师告诉我一个民间药方，使我死里逢生。

配方及用法：用普通白酒或米酒（30度以上）500毫升，土中生的白胖磁虫7个，鲜姜3片（厚薄不限）。先把磁虫洗净泥土，然后去头尾，将白酒、姜片一齐放入瓷瓶或瓷盆内，将瓷瓶放入锅中，锅内盛水，用温火开几滚，就可以饮用了，饮用时不限量不限次数。

注：磁虫夏天可到土豆（即马铃薯）地里找，冬天鸡粪底下也有。磁虫即是蛴螬之幼虫。

荐方人：吉林省扶余县伯都乡　白凤岐

蚯蚓蛴螬治破伤风很有效

配方及用法：韭菜地里蚯蚓3条，鸡窝里蛴螬3只，一把黑糖。三物同放入碗里，不断搅拌，停四五分钟倒入烧热的锅中，再加入一碗水烧沸，然后喝下，两三天可痊愈。

龚延明患破伤风住院治疗，花了二百多元未见好转。后找了一位老中医介绍了此方，服后3天病便痊愈了。

荐方人: 河南省内乡县赤眉乡夹道村　龚延明

用苎麻根桃树末已治愈 百名破伤风患者

配方及用法: 苎麻根（麻苴）6个，虫蛀的桃树末40克，水煎，趁热冲红糖100克，放凉后去渣，一次饮完，喝后5分钟就满头大汗。

荐方人之弟因修房时房瓦将脚刺破，得了破伤风，到医院治疗，医生说，已晚，让其回去准备后事。在返回家的途中，走访了当地一位老中医，用此方1剂治愈。这位老中医用此方已经治愈近百名破伤风患者。

荐方人: 河南省沈丘县计划生育办公室　马朝

甲型肝炎

公猪胆治甲肝有效

我们这里有位50多岁的老汉，身患肝炎病，服用一位老中医传授的药方，竟然痊愈，精神恢复如初，而且一直未复发。

配方及用法: 从刚宰杀的公猪肚内取出新鲜猪胆，划破倒进碗里，一口喝完胆汁，然后取适量白糖或甜食放入口中改变

47

苦味。每天1次，连服5天为1个疗程。轻者服1个疗程，重者服2个疗程即可痊愈。此方对甲型肝炎有效。

注意： 要用新鲜公猪胆。

荐方人： 江苏省阜宁县沟墩镇凌沟村一组　曹作

引自： 广西科技情报研究所《老病号治病绝招》

乙型肝炎

服醋蛋可使肝病减轻

我患有多种疾病，呼吸系统、循环系统、泌尿系统都有病，最严重的是20世纪60年代患了慢性肝炎。每天恍恍忽忽，浑身无力，头也疼，耳也鸣，眼又花。

后来我开始服醋蛋液，失眠问题解决了，不服安眠药了，眼也清亮了。治肝和心血管病的药都停了，肝病也大大减轻，劳动时间长些也不出现闷痛的感觉了。有一次买了两吨煤，往棚子里连装了六七十挑子，肝也没痛，我很高兴。

荐方人： 吉林省绥化林业局　白兴友

吃蒲公英可治愈乙肝

我今年68岁，1985年12月离休。离休前，身体素质欠佳，曾四次住院治病。离休后，我十分重视健身。为了摸索健身新途径，从1993年起，吃起了蒲公英。

蒲公英，是多年生草本植物，含白色乳汁，叶片倒披针形，羽状分裂，花冠黄色，花丝分离，白色，外表绿褐色或暗灰绿色，根茎入药，有解毒、消炎、清热的作用。一般春、夏开花前或开花时连根挖出。

　　近两三年来，每到春暖花开的时候，我都要去郊外挖蒲公英。回家后淘洗干净，控干，切碎装罐，少加点盐，多添点醋。一罐菜能吃三五天。吃完了，再接着出去采。如此不断地采，不间断地吃，可以吃到霜降。

　　我之所以连续三年来不断吃蒲公英，仅仅是为了清热泻火。但服用的实际结果表明，它不仅能清热泻火，更重要的是能够解毒。1982年，我左眼上眼皮上长了一个似玉米粒大的黑瘤，经常疼痛。为此，我多次去大医院求诊，但都收效甚微。无奈，我只好顺其自然，任其发展。1993年，吃蒲公英半年后，眼上的黑瘤竟奇迹般地不见了，我让老伴看，老伴左摸右按，笑着说："奇怪，真奇怪，黑瘤就是不见了。"更令人高兴的是，我的乙肝病基本痊愈了。1992年11月22日进行五项指标化验时，HBC呈阳性，说明病毒正在复制，吃了一年多蒲公英，到1994年3月9日化验时，HBC变为阴性。由此可见，蒲公英对乙肝也有治疗作用。

　　自从尝到吃蒲公英的甜头后，我对蒲公英的认识更深刻了，不但吃叶，而且吃根；不但当菜吃，而且还熬水喝。

　　荐方人：河南省新安县干休所　楚雪

49

饮自尿能治愈乙型肝炎等症

1974年的一天深夜，我的双眼突发红眼病，灼痛异常，遂急中生智取用自己的新鲜尿液蘸湿眼睛，顿时疼痛减轻。到天亮起床时，竟然已看不到眼睛赤红的病态。1978年11月化验表明，我患乙型肝炎，第二天我开始饮自己的尿，每天1~2次，结果很快便恢复了健康。

荐方人：湖北省荆门石油化工总厂动力分厂高级工程师陈一文

蚂蚁粉治乙肝和
肝硬化效果好

我于1974年患肝炎，经多次住院以及常年服药均不见效，病情逐渐加重，行动困难。离休后，病情进一步恶化，不得不再度入院，经全面化验及CT检查，结果已发展成肝硬化，对治疗也失去信心。后来听说，蚂蚁粉对乙肝、肝硬化治疗效果好，便抱着试试看的态度买了1000克，按期服用2个月后，去医院做肝功、转氨酶、乙、丙肝和蛋白比例等19项检查，除澳抗尚呈阳性外（正常人也有很多澳抗阳性），其他全部正常。

荐方人：辽宁省辽阳市青年大街小区　胡启中

黄疸型肝炎

山黄芪可使黄疸型肝炎肝功能恢复

1988年3月初，我感到腿脚沉重，浑身乏力，食欲不振，伴有低热和恶心呕吐之感，小便发黄。5日上午去医院抽血化验，结果是黄疸型肝炎。我按孩子他舅所嘱，立即采来山黄芪（豆科植物，属矮小灌木，学名"金鸡根"，又称锦雀儿、土黄芪），加红枣炖了。仅吃了2天、4次药，便胃口大开，食欲大振，小便也转清了。连吃10余天，吃红枣不足5千克。25日晨，再空腹去医院抽血化验，医生说我的肝功能正常了。孩子的舅舅告诉我，这个方子是祖上传下来的，治愈急慢性黄疸型肝炎的人不计其数，未得肝炎的人吃一点，预防效果也很好。

具体方法： 取山黄芪根，切段洗净，加红枣、冷水，先煮沸，再以文火炖熟，然后吃红枣喝汁水。煮炖时，山黄芪与红枣的比例为2：1。山黄芪多放一些也无妨。同一份山黄芪还可配红枣再炖1~2遍。

注意： 服药期间及肝功能恢复正常后的一段时间内，少吃酸辣食物，严禁喝酒，注意休息。

荐方人： 浙江省富阳县场口镇广播站　郑渔洋

引自： 广西科技情报研究所《老病号治病绝招》

急慢性肝炎

用"愈肝灵"治急慢性肝炎有效率100%

配方及用法： 茵陈、大生军、郎大子、岩粉石各50克，粳米1000克，共研细粉末。早、中、晚各服20克，7天为一疗程。

服药2~5个疗程即可显效，5~10个疗程可根治。对肝癌、肝腹水也有一定疗效。

疗效： 我临床医治的3000例患者中，用药7~60天，有效率为100%。1994年10月卫生部特邀我参加"'94海峡两岸特色医疗交流恳谈大会"，上述疗法受到专家一致好评。郎大子、岩粉石系地方名，荐方人可提供此二药。

荐方人： 安徽省桐城市中医药研究所　汪耕郭

引自： 1997年第10期《农村百事通》

花二万元没治好的肝炎用此方治愈了

我十年前患了慢性肝炎，跑了很多家医院，花了两万多元，病没治好，曾几次想轻生。后得此药方服用3个月，我的肝炎就治好了。

配方及用法： 青黛170克，血竭150克，沉香90克，犀角90

克。上药粉碎过筛，制成丸或制片100片，日服2次，每次10片。待抗原转阴后再用下方治疗：冬虫草90克，蜂尸170克，西洋参15克，刺五加9克。上药粉碎过筛，制成片剂服用。

荐方人: 河南省浚县大来店乡大来店村　梁秋玉

醋蛋液治多种疾病均有效果

我年近花甲，患有肝炎、肺结核、食道炎、冠心病等多种疾病。1987年以来，我坚持每天早晚饭后服1汤匙醋蛋液，取得了很好的效果。最近医院复查证明：食道炎症状消失，肺结核病灶钙化，胃溃疡缩小，肝功能正常，心脏功能改善。

荐方人: 河南省潢川县水利局　张德珠

疟　疾

大蒜敷脉口治疟疾有效果

抗战时，逃难到山区，我患上疟疾，到处买不到"唐拾义"丸药治病。我的母亲就用几瓣新鲜、个大的蒜头，将其捣烂，用手帕包上，等疟疾发作前约个把小时，把手帕系在我的脉口上（中医切脉处），男左女右。过了发作期，我告诉妈妈脉口处疼，她连忙解开一看，敷蒜处皮肤已经溃破淌黄水了。至今在我左手脉口处还留有疤痕, 可几十年来疟疾未犯过。

荐方人: 安徽省淮南县矿务局老年大学　王应贵

狂犬病

世代相传的治狂犬病方

我家有个治疗被疯狗 (狂犬) 咬伤的药方, 世代相传, 不为外人所知, 今献给人民。

配方及用法: 生大黄10克, 斑蝥3克。先把糯米200克铺在锅上, 把两种药放在糯米上, 微火烘干, 等糯米成金黄色, 连同两种药共研成细末。取药末冲温糯米酒, 在被疯狗咬伤后第13天左右一次服下, 千万不要过早或过迟, 否则无效。

服药后在家休息, 2小时左右小便时开始疼痛, 像患了尿淋症一样经常要小便, 但每次不多, 很痛。当解小便不再痛时, 证明恶毒泄尽。如还痛, 应再服一次才可万无一失。我腿上曾被疯狗咬去一块肉, 就是服此药治疗好的。

贵州省绥阳县酒厂吴锦刚姐姐的孩子被狗咬伤, 伤口很大, 共缝了5针。当天下午狗突然死去, 被认定是条疯狗。当时家人跑了许多地方都没有买到狂犬疫苗, 在没有办法的情况下, 使用了此条方, 孩子没有出现异常。现在已过去90天了, 孩子安然无恙。

编者按: 为慎重起见, 我们曾去信问过献方人, 得到确切答复, 读者可用。献方人能将家传秘方公诸于世, 精神可嘉。

荐方人: 江西省崇义县龙沟乡中学　谢纲洪

家传七代治狂犬病秘方

家传治狂犬病秘方,已传世七代人,经季杰施药或传方的患者达80多人,都安然无恙。患者被咬伤后7昼夜内,只要不是发疯癫狂者,内服此药后,从无死亡病例。对致伤已超过7昼夜的患者,经治疗虽无死亡病例,但不保治愈效果。病人服药后,无不良反应。

配方及用法: 青风藤、线麻黑炭各12克。青风藤研末,60克线麻弄成麻团,放在盆内,由二人合作烧制。一人点燃麻团,另一人立刻弄灭,如此反复进行,二人须连续协调一致,不可隔时间过长,以防烧成无用白色麻灰,最后取出黑炭入药。

藤末、麻炭混合后,用温开水调好,一次内服,再喝上几口酒以作引药,随即盖严被子出透汗即可,不必再服药。

凡被犬科动物致伤者(家养的好狗,也有10%可致狂犬病),均需服药,服药后,以百天为限,为治愈的最后标志。

大牲畜被伤,一次性灌服人用药量的10倍药液;猪被伤可按体重参照人用药量,酌情增减,一次灌服即可。

注: 中药店可买到草药青风藤;线麻,即北方农村妇女做布鞋用的普通麻,也叫苎麻。

荐方人: 吉林省长岭县林业局招待所干部　季杰

呼吸系统疾病

咳　嗽

醋蛋液治咳嗽也有效

我患有冠心病，经常胸闷，视力减退，后又患肩周炎。严重时穿衣手背不过来，一到冬天，稍微受点风寒，就咳嗽不止，经常咳出眼泪，有时半夜咳醒全家人。为此，我吃了不少西药和中药，收效不明显。看到醋蛋液治病法后，便抱着试试看的想法，连续服了8个醋蛋，上述疾病均有明显好转。入睡后也不再咳醒，也不感到胸闷了。眼睛也比以前明亮起来，不戴眼镜看报也不像以前那么吃力了。手臂可以抬起来，穿衣也不感到吃力。止住了咳嗽。我信服了醋蛋的疗效，决心坚持服用下去。同时将此方介绍给多病的哥哥，他是位66岁百病缠身的人，一到冬天，老年气喘和咳嗽折磨得他日夜不安，咳嗽起来眼泪鼻涕齐流，带泡沫的白黄色浓痰一吐就是一小堆，非常痛苦。他服用5个醋蛋后，病症消失了，醋蛋起到了止咳化痰作用，连他早年患的第5节脊骨的骨质增生病也有了明显的好转。

荐方人：河南省邵东县胜利街二巷22号前一楼207号　姚斌

夫妻同喝醋蛋液
已治好许多病

真没想到"醋蛋液"能有这么大的作用。我老伴今年67岁，幼年因出麻疹得的咳嗽病，年轻时未理会，进入老年期一年比一年重，一到午后活不能干，只能闭着眼睛躺着，肝部触痛还有硬块。到冬天更重，裤裆总是湿的。偏方、药物用过不知有多少，医院也不知去过多少家，也不见好。我是20年前在"文革"中，精神受折磨，思想忧郁得了脑动脉硬化，脑袋里总是混浊不清，说完话不知自己说的啥，一拿书本就困。去过几家医院都说这种病是老年人病，没法治好。

我俩放弃了治疗。都快到70岁的人了，对付到死算了。后来我俩开始喝醋蛋液，每人喝到4个醋蛋的时候，就停一段时间后再喝，喝到12个的时候就停止喝了。现在已多日不喝了，我老伴每天早起时只咳嗽几声，白天一声不咳嗽，现在她整天干这干那，晚间也能睡实了，肝也不痛了，硬块也没有了，也能吃饭了，现在什么药也没吃。我现在头也不涨痛了，不但能写文章、看书报，且一看就是几个小时也不觉困了，说话也不用想一句说一句了，晚间一睡就是四五个小时，也不做恶梦，睡醒脑袋清爽多了。

荐方人: 黑龙江省依兰县离休教师　杨墨松

57

杏仁冰糖治剧咳效果佳

我的一位好友感冒后吃了卤鹅，剧咳不止，久治不愈。有人介绍了一个单方，服一剂就奇迹般地好了。

配方及用法： 杏仁100克，化猪油50克，冰糖100克。将杏仁浸泡去皮捣细，在铁锅内加猪油炒成黄色再加入冰糖，冰糖化完拌匀即起锅。日服3次，每次服指头大1颗，服完便好。

荐方人： 四川省绵阳市永兴镇　刘方义

引自： 广西科技情报研究所《老病号治病绝招》

香油煎鸡蛋治咳嗽真灵

我老伴近日患感冒咳嗽，夜不能眠，吃药不见效。后用香油煎鸡蛋1~2枚，煎时加姜末、白糖少许，服用当天即见效，服2剂痊愈。

荐方人： 辽宁省沈阳机械工业部东北公司退休干部刘名成

白矾陈醋大葱敷脚心
治年久陈咳有效

成人咳嗽是一种常见的多发病。现将经过十多年实践，既经济又有效的治咳嗽法介绍如下。

配方及用法： 白矾50克，陈醋30克，大葱白（用最下端带须根的3厘米长）3根。将白矾碾细末，大葱白洗净后埋在热灰里烧熟取出捣碎成泥，与白矾粉、陈醋一起拌匀。晚上睡觉前洗脚擦净后将药按男左女右包在脚心上。用此方轻者1次病除，重者重复3次即愈。

验例： 辽宁省建昌县老大丈子乡范大丈子小学范文海用此方治好了他二姐患了3年多的咳嗽。

贵州省镇远县金堡乡政府姚茂林用此方治愈了他舅舅患了35年的老年久咳病症。

肺气肿

鸡蛋鲜姜治肺气肿有效

我今年59岁，从小就有咳喘病。特别是自1984年以来病情加重，转为肺气肿。犯病就住院，有时夏天也得住院，吃遍各种药也不见好。1995年9月份，我从报上看到鸡蛋鲜姜治咳喘的偏方后，就天天吃，吃一个多月就好了。现在不咳不喘，走路干活与同龄人一样，脱离了病痛苦海。

配方及用法： 鸡蛋1个，鲜姜1块（大枣大）切碎，把鲜姜放在鸡蛋里，取一小碗凉水一点点倒，边倒边搅，放入锅里蒸成鸡蛋羹即食。

荐方人： 黑龙江省佳木斯铁路运输服务公司　王祉孚

喝醋蛋壳液可使
肺气肿减轻

我今年67岁，患有气管炎、肺气肿病，再就是腿脚麻木，走路不听使唤，医生说我骨质疏松、缺钙，跌倒就有骨折危险。我受"食醋软化的蛋壳是一种难得的钙盐，并可全部被胃肠吸收"的启发，用二三两米醋泡了10多个鸡蛋壳（带软膜），每天晚上临睡前喝上约半两醋蛋水，喝时加温开水适量并饮些茶。结果连服10多天我的肺气肿、气管炎哮喘就减轻了，早起咳痰少了，走路时腿也不发颤，头也不发晕，也不张口喘了。

荐方人：黑龙江省农科院绥化农科所离休干部　韩玉学

此方治肺气肿有效

我的邻居是一位老人，77岁，患肺气肿，在医院花了1400多元也没治好。后获一方服用后痊愈，至今已有两年未犯病。

配方及用法：水白梨500克，薏米50克，冰糖30克，加水一大碗，共煮熟，每天服1次，连服1个月，肺气肿即愈。

荐方人：河南省方城县城关工商东所　陆权

用桑白皮猪肺治
肺气肿数次可愈

配方及用法: 桑白皮15克,猪肺半个(约200克),蜜枣2~3个。从猪肺喉管冲入自来水,冲到整个肺胀大,再用手压出水,再冲再压数次,切开,用锅煎去水分后,加少量油。一个猪肺分两次加药煎煮后吃肺喝汤。

此方是澳门我岳母寄给家姐治肺气肿的,用了数次就好了。

荐方人: 广东省广州市长寿东路洪安里24–1　区植楠

支气管炎

喝醋蛋液治老气管炎也有效

我是个老气管炎患者,每天总感觉有东西堵在喉咙里,咳不出,咽不下去。尤其是早晨,连喘气都费劲。后来我在睡觉前喝下两口醋蛋液,第二天早上就觉得嗓子眼不堵了,到现在我连喝了4个醋蛋,精神头越来越好。

荐方人: 黑龙江省鹤岗市印刷厂离休干部　孟宪文

吃冰糖炖草莓可
治好气管炎干咳

我患支气管扩张，经常干咳，吃了冰糖炖草莓很有效。

方法： 取草莓60克，冰糖30克，将草莓洗净，置碗内，加冰糖，放锅内隔水蒸熟。每日吃3次，一般3天可愈。

荐方人： 安徽省军区合肥干休二所　黄布真

嗅醋气可迅速治愈气管炎

我今年68岁，从童年起就患有慢性支气管炎。每得感冒就咳嗽不止。特别是春、秋、冬季节越发严重，经中西医治疗也不见效。

江苏省睢宁县大王集镇医院院长周维良，离休后在我县高柚镇卓场村开设诊所，我把病情告诉他。他说："你这病不用吃药打针，可买几斤白醋，每晚取半斤醋，倒入小铁锅中，然后放在煤炉上，人坐在跟前用鼻闻嗅蒸发的醋热气，多则5晚上就能治好了。"我如法闻了4晚上，就痊愈了。目前气候渐寒，是此病发病高峰期，但我已不咳嗽了。

荐方人： 安徽省灵壁县高柚镇卓场村汤庙离休教师　卓世斗

冷水浴也能治气管炎

我从小染上气管炎，服过许多药，打过很多针，都未见效。直到离休后，听说洗冷水浴既可锻炼身体，又可预防感冒，便决定试试。夏天一开始，我每天起床后就洗冷水浴，洗完出去跑步，这样坚持了十多年，直到现在76岁了。在此期间，我的气管炎也不知不觉地好了。我的体会：洗冷水浴一要有勇气；二要适度，以预防感冒；三是洗后要把全身擦干擦热。

荐方人：贵州省贵阳市稽征所　姚在烈

引自：1998年5月5日《晚霞报》

西瓜生姜蒸食
治气管炎效果好

配方及用法：大西瓜约5千克重，生姜200克切成片，放入西瓜中，隔水蒸三四个小时后，伏天连汁带瓜皮分数次吃下，效果良好。

说明：西瓜一物，清热利尿，功在药上，解暑止渴，效赛雪梨，甘甜清润，童叟皆宜，古人誉之为天然白虎汤；姜辛温宣散，二味同用，其热可清，炎症当消，肺气宣泄，嗽痰症遁。

验例：河南省栾川县白土中心小学刘延斌的母亲，84岁，患气管炎三十余载，服中、西药无法计数，不能根除，其母服用此方后，效果极佳，从未复发。

黑龙江省安达市文化乡大众村六组尹长清用此方治愈了他奶奶患了二十多年的气管炎。之前患者曾住院治疗2次，花去医疗费2000余元，但是只能缓解病情，而用此方仅花5元钱就使病人得以康复。

荐方人：河南省民权县双塔公社　王建坤

西瓜加蜂蜜麻油姜枣治气管炎可两次去根

将一个约2.5千克的西瓜，切开一个小口，去籽留瓢约3厘米厚，放进蜂蜜150克、麻油150克、鲜姜100克（切成片）、大红枣10个（去核），然后将瓜皮盖好，放进锅内固定。锅里盛水至瓜的三分之一处，炖煮一个半小时后，热饮瓜汁，同时吃一点姜片。

瓜汁以一次饮完为好。如久病患者，可在次年夏天再饮一次，两年可见效。小儿酌减。治疗期间，忌吸烟及吃辛辣的食物，也不能吃枣肉。

验例：辽宁省抚顺市露天区新屯街8委20组65栋3号吴广明的母亲患气管炎三十多年，用了许多验方均不见效，后来用此方治疗，仅用两剂就去根了，至今未复发。

河南省郑州市上街区二十里铺村林苑街16号岳速才的三女儿患气管炎，住院多次，未能根治，后使用此方治疗一次就好了，至今未犯。

鲤鱼炖野兔治气管炎有效

选择大而鲜的鲤鱼一尾，野兔子一只，把鲤鱼的鳞和五脏去掉，扒去野兔的皮及去掉五脏，而后各切成小块，混合放入锅中炖，适当放入调料，熟后可食，吃完为止。经调查，治愈率达90％。此法不仅可食到味美的鱼肉，还可去掉病根。

1. 鲤鱼的大小可依野兔来定，基本比例为1∶1。

2. 在炖时是否放盐，这要根据个人的口味来定，但不可太多，因为它是作为一种主食来用。

3. 对急、慢性气管炎均有治疗效果。

4. 治疗时，喝少量酒是可以的，切忌过量。不要吸烟。

5. 一般一次为一疗程，一疗程就可去掉病根。

验例：广东省揭阳市西郊朝阳桥西二巷304号温金锋按此方治好了邻居的气管炎病。

陕西省勉县段家坝乡毛家沟村毛焕文用此方为他12岁的小女儿治疗，使患病12年，到处治除不了根，且经常复发的顽症得以康复。

黑龙江省绥棱县四海店镇半截河村张连举用此方治好了本屯急、慢性气管炎患者5名。

荐方人：河北省固安农专　新磊

狗肺鸡蛋治老
气管炎病2剂可愈

我爱人幼年患气管炎，随着年龄的增长，年年犯病，哮喘、咳嗽不止，痛苦不堪。内弟得一秘方，服用2剂治愈，已有十多年没犯。

配方及用法： 鲜狗肺1具，鸡蛋10个。用陶盆装狗肺，将10个鸡蛋打入碗搅成糊（搅到起沫），把蛋糊装进肺管，剩下的可倒肺叶间。把盆放笼内，肺蒸熟后切成片，放在瓦上焙干，研成细末即成。1日3次，每次15克，饭后服。

注意： 孕妇禁服。

荐方人： 河南省栾川县人民银行　任清范

黑豆猪腰治
气管炎干咳2剂便好

我于20世纪60年代当兵时得膝关节疼病，后又患上了气管炎，经常干咳。病一直未治好，近年又常犯，药用了很多，都没收到效果。后来，我在一本药书上发现一食疗方法可治支气管炎，试用了2剂后干咳病基本好了，当时忘记了腿疼。后来我突然想起我的腿怎么不疼了呢？我的膝关节不疼了，竟也是食疗的作用。现将此食疗方介绍如下：

配方及用法： 猪腰子一对，黑豆（稆豆）150克，红枣15克，橘子皮一块, 加水2千克, 慢火煮3个小时。吃猪腰子、黑豆和枣, 分4天吃完, 每天吃3次。把猪腰子、黑豆和枣分成12等份, 每次温热吃1份, 其余的放在冷凉地方, 防止变质变味。黑豆嚼成糊状咽下。

荐方人: 黑龙江省林口县档案局　许福连

癞蛤蟆鸡蛋已治好
焦雨生母亲的气管炎

配方及用法: 癞蛤蟆1只, 鸡蛋1个。将鸡蛋捣入蛤蟆嘴中, 用黄泥将蛤蟆包住, 放进柴火堆里烧好, 几分钟后剥出鸡蛋吃, 一日1个。

验例: 焦母患气管炎, 久治不愈, 后经一位老中医传此单方, 只吃了4个蛋, 病愈, 至今未犯。

荐方人: 河南省焦作市广播站　焦雨生

67

此3方联合服用
治老气管炎效果好

配方及用法:

1. 冬虫夏草250克左右, 水煎服, 当开水喝。

2. 猪花(阉割出来的, 养过十年以上的老母猪, 猪花更好), 加入从枣树根削下来的皮适量, 放在锅里煮熟, 连服两三次, 重患者可多服几次, 至痊愈停服。

3. 杀猪时取出猪小肚内的水，加适量冰糖放在锅里煮沸后服。连服3~5天可愈。

验例：上海市青浦风溪叙北渔塘浩康用此方仅吃7剂就治好了一位朋友患10年的气管炎。

辽宁省抚顺市石油二厂隆发服装厂代秀芹的师母患久治不愈的老气管炎病，用药3天病就明显好转，连续服用半个月，病完全好了。

荐方人：江西省瑞金冈石乡渡头小学　罗永华

用白凤仙花和猪心
治慢性气管炎可去根

我小姨子从小患有慢性气管炎，一受凉喉咙就发痒咳喘。吃药虽可缓解一时，但不能根治。后听人说用白凤仙共煮猪心吃能治好，于是在1978年6~7月份连服5剂，至今没有再复发。

具体方法：取白凤仙一大把，用水洗净；新鲜猪心一个，不要血。把白凤仙花从心脏各条血管中塞入，用筷子捣实，直至装满到血管口，放清水和少量黄酒，盛在砂锅内煮熟，空腹服汤吃猪心，连吃4~5个猪心即愈。

荐方人：江苏省肖山市靖江镇政府　蔡峰

引自：广西科技情报研究所《老病号治病绝招》

用此方3天治好了多年的气管炎

我舅舅患有支气管炎多年，先后经几家医院治疗不见好转，后来求得此效方，用药3天后除根。现介绍如下：

配方： 白茯苓6克，川贝、杏仁、桑皮、甘草、五味子、京半夏、当归、陈皮各6克。

熬药与服药： 第一剂药，第一天下午5点熬，晚上9点服；第二剂药，第二天晚上9点熬，第三天早上7点服；第三剂药，第四天早上7点熬，中午11点服。最后，三剂药渣全都合在一起，第五天下午5点熬，晚上9点服下。每剂只熬一次，合冰糖一次服下。无论病情轻重，3剂药服完后除根。

禁忌： 服药期间忌烟、酒、茶、盐、姜、蒜、辣椒等物。

荐方人： 安徽省怀宁县育儿医院　赵南松

砀山酥梨加冰糖治好45年的"老慢支"

我在抗美援朝战争中受寒咳嗽，当时由于条件所限，未能得到及时治疗，逐渐发展成慢性支气管炎。回国后，虽然病情得到控制，但始终未能根除。一旦伤风感冒，就会复发。特别是到了冬季，稍有不慎，就咳嗽不止。

去年秋天，一位水果摊主告诉我，砀山酥梨加冰糖，可治

"老慢支"。根据他的粗略介绍,我采用了以下具体做法:砀山酥梨2千克,去皮后,把梨肉削成小片,加冰糖500克,放在铝盆里,入笼蒸100分钟,即可服用。每日早晚各服1次。8天服完,算作1个疗程。疗程之间,相隔3天。我服完3个疗程后,自感效果极佳,又加服了2个疗程。入冬以来,我的"老慢支"再没有复发过。45年来,我第一次安全愉快地度过了三九严寒,心中充满了欣慰和喜悦。

荐方人: 安徽省淮南市图书馆　　许知谦

栀子等药包足心
治气管炎有效

配方及用法: 栀子、桃仁、杏仁各10克,白胡椒3克,江米7粒。五味共研成细末,用两个鸡蛋清调合后摊在纱布上,然后包扎在脚心上(男左女右)。一般头天扎上,次日就愈。禁忌:烟、酒。

验例: 湖南省沅江市欧阳落耕利用本条方治好了小坡村二组老曹儿子的气管炎。

吉林省蛟河市白石镇白林一中王涛的二叔患气管炎病,经常发作,很痛苦,曾花去好多钱都没有治好,这次按此方贴足心治疗,谁也没有想到,大医院都没有治好的病,用此方却治愈了。

木鳖子调蛋清贴脚心
治气管炎有效

配方及用法：木鳖子5克，炒桃仁、白胡椒各七粒，研成细末，用白皮鸡蛋清调和，贴双脚心。此时间内需平放双腿静卧休息15小时，一次即愈。

验例：辽宁省黑山县八道壕乡黄家村郑玉良用此方治愈一名气管炎患者。

湖南省新宁县水庙镇中山一组郑和新的母亲患气管炎，也是用此方治好的。

四川省黔江民族职业高中中专班马新凤利用此方治好了一位60岁患了35年的老气管炎患者。

山西省太原市北城区迎新街道办事处杨建政利用此方治愈了68岁的离休干部余永至患病近十年的老气管炎，仅花4元多钱。原来余永至在部队医院做过埋线手术无效，后来采用许多方法治疗，花钱3000多元，一直未治好。这次用此方如愿了。今年62岁的李有声，患气管炎12年，不能闻烟味、油味，不能平睡，有时前边垫四个枕头坐着睡。几年来到处求医，花费6000多元治不好，一直有不想活的念头。杨建政用此方治疗，两次花费18元，现已痊愈。患者说："现在什么都不怕了，烟味、油味都不在乎了，再也不用坐着睡觉了。"又有一名气管炎患者罗瑞川（71岁，离休干部）患病9年，平时咳嗽气短，连楼梯都不能上。几年来花费8000多元没治好。后来杨建政用此方给他试治了四次，现已痊愈。本人现在可以跑步，上楼梯也不再喘了。

手脚穴位按摩治
气管炎有效

支气管炎分急、慢性两种。急性支气管炎并发于上呼吸道感染，慢性支气管炎以长期慢性咳嗽、咳痰为主要症状。一般咳嗽、咳痰在清晨醒后较剧，或在夜间加重。

如单治此症，不论急、慢性，手部取穴基本相同；如由感冒引发，应同时按摩治疗感冒穴。

脚部选穴： 13、14、41、48、21。（见图6）

按摩方法： 13、21两穴均用按摩棒小头点按，双脚取穴，每次每脚每穴点按5分钟；14号穴用按摩棒大头由内向外横按，双脚取穴，每次每脚每穴横按5分钟；41、48两穴均分别用拇指着力点按，双脚取穴，每次每脚每穴点按5分钟。每次按摩2次。

手部选穴： 用梅花针强刺激10、13两穴，每手每穴3分钟；按摩42、66两穴，每手每穴3分钟；双手摩擦20号穴区，摩擦至穴区发热、冒火为度。（见图7）

注： 有关按摩工具与按摩法，请详阅本书附录六。

黑龙江省哈尔滨市平房区保国街192楼17号宋贞敏同志谈体会：

今年我61岁，是本命年，我感到很幸运，自从掌握了手部穴位和脚部穴位病理按摩法后,我坚持照书上说的按摩,一年来没到医院看过病。曾患过的气管炎病,也用按摩法治好了。

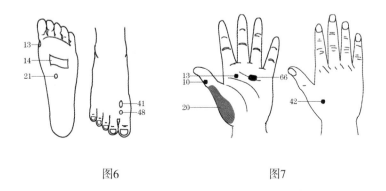

图6   图7

冰糖橘子蒸水喝
治老气管炎有效

73

最近在好几张报纸上看到一些治疗气管炎的方法,这使我想起了两年前喝冰糖橘子蒸的水治好了我的慢性支气管炎。

我从小就患有支气管炎,一旦感冒便不停地咳嗽。到了中年这毛病虽然有所好转,但进入老年期,旧病又复发了。前年秋冬季交替期间,我因感冒引发了支气管炎,咳嗽十分厉害,又是打针,又是吃药,折腾了二十多天,花去医疗费一百多元也没治好。

正在这时,我的侄女来看我,说这个病容易治,她丈夫的父亲曾得过此病,是喝冰糖和橘子蒸的水治好的。

方法: 将橘子放在一个瓦罐里(每次剥两个橘子),放上水和适量的冰糖,用文火隔水蒸,水开后,再蒸5分钟左右,连水带橘子肉喝光吃光,每天上午下午各一次,坚持喝五六天就会收效。病情严重的,可以多喝几次。现在时过两年了,虽然在季节交替时,我有时还会感冒,但气管炎却再也没有复发。

荐方人: 江西省德安县广播电台　郭学柱

支气管哮喘

喝醋蛋液治哮喘病
既省钱又有效

我当初是用怀疑的眼光看待醋蛋治病的,由于多病缠身,便怀着碰碰运气的态度泡了1个醋蛋。服用后挺顺口,没啥副作用。接着我又吃了第二个,首先是心口不疼了,接着失眠症消失了,腰椎、颈椎骨质增生都见好。现在腰板硬朗,脖子灵活,头脑清醒,能吃能睡,体重增加了7.5千克,就连轻度的痔疮也好了。我老伴见我吃醋蛋效果好,她也开始服用。过去她有哮喘病,四肢无力,走路上喘。家离菜市二三百米远,她买趟菜回来得喘半天。她吃醋蛋后,不但能步行逛商店,还能骑着三轮车带小外甥到10千米远的女儿家去串门。我们全家开心极了。

荐方人: 广西南丹金城江大厂办事处　王殿峨

萝卜煮鸡蛋治气管炎 哮喘病有效果

我老伴今年76岁, 患气管炎喘息病20多年, 常年服用消炎、镇咳、平喘之类的药物, 但效果甚微。1995年8月得一萝卜煮鸡蛋治疗咳喘的方剂, 经冬夏两个季节施用, 至今没有反复, 现已彻底康复。

具体制作和服用方法: ①冬至时取红萝卜2500克, 去头尾洗净, 用无油污的刀将萝卜切成半厘米厚的均匀片, 再以线穿成串, 晾干后以备夏季用。每次取萝卜干3片, 红皮鸡蛋1个, 绿豆一小撮, 均放入砂锅内, 加水煮30分钟至绿豆熟烂。服用时将鸡蛋去皮, 连同萝卜、绿豆及汤一起吃下。从初伏第一天开始服用, 每日1剂连续服用至末伏。②冬季, 也是从冬至时起, 用鲜萝卜3片, 红皮鸡蛋1个, 绿豆一小撮, 按上述方法服用, 至立春时停用。

荐方人: 辽宁省法库县人民法院　马玉声

引自: 1997年10月4日《晚晴报》

五味子鸡蛋泡醋治 气喘病连服3剂可断根

配方及用法: 五味子250克, 红皮鸡蛋7个, 醋2000毫升。将五味子和红皮鸡蛋共同泡入醋中, 7天后将上3味放入砂锅煎熬,沸后再煎30分钟。饭前吃蛋喝汤,一次喝不完者,下次温热再服,连服3剂,病可痊愈。

验例: 彭楼村有一患者,气喘呼吸困难,病笃,经多方久治无效,服此方病愈。还有一老人,患病二十多年,服此方后,也恢复了健康。

荐方人: 河南省上蔡县邵店乡彭楼学校　张年

霜雪糖水连服
治老气喘有效

配方及用法: 扫下一、二次霜雪一碗,再加上100克红糖,放在锅里蒸霜雪糖水,连服2次即可治好老气喘。

荐方人: 河南省尉氏县寺前张村　刘动

验例: 刘动之妻患哮喘而亡。其子女均患此病。1980年春节,路遇通县一位大嫂介绍此方,几个孩子照方服用,皆愈。后用此方连愈数人。

辽宁省凌源市北炉乡三胜永村苇子沟李国春用此方治好了本村一位多年的老气喘病患者。

广西武宜县(镇)洪狮村陈多宜利用本方治好了本村一位多年的老气喘病人。

贵州省镇远县金堡乡政府姚茂林也用此方治好了他妻子医治5年无效的哮喘病。

坚持喝蜂蜜治
哮喘病有效

我哮喘病一犯，咳嗽不止，大口吐痰，饭吃不香，觉睡不好，尤其是一到冬天，就更不好过了。

经别人介绍，说蜂蜜能治好哮喘病，就抱着试试看的心理，从1994年冬开始，每天早晚各喝一匙（冲饮）。坚持喝了两年来时间，到去年冬已基本治好，不再咳嗽，不再大口吐痰，吃饭香了，睡觉也安稳了。

荐方人：辽宁省凌源市北炉乡北炉小学　梁凤梧

灵芝酒治慢支
哮喘3剂可见效

配方及用法：灵芝10支，好酒500克。泡制放阴处一周即可服用。每次饮1小盅。最多3料酒慢支哮喘即可愈。另外，灵芝还是恢复记忆的良药。

我用此方治好了我父亲的慢性支气管哮喘。

荐方人：安徽省太和县人民政府值班室　张守田

丝瓜藤滋水治
哮喘很有效

丝瓜藤滋水，口服或外用，有美容祛病功效。

浙江省金华市白龙桥镇25岁的姑娘郑妙珍，自幼患哮喘，三天两头就发病住院，全靠针、药度日。这病致使她发育不全，身高仅1.39米，体重34千克，形体如同一个小女孩。后来她服丝瓜藤滋水3个月，哮喘竟未再复发，现在她已结婚并生了个白胖胖的男孩。人们都说这是母亲常饮丝瓜藤滋水的结果，电视台、电台对此作了报道。

山东省电影机械厂36岁女职工孙淑芳，患哮喘30余年，曾到北京、天津、山东、上海求医无效，后服用丝瓜藤滋水半年，哮喘病痊愈了。

据不完全统计，浙江省已有1770位哮喘病患者用此水治愈。据悉日本东京73岁老妇自小用丝瓜水擦脸而不用化妆品，脸无皱纹似年轻姑娘。

我妻是个哮喘病患者。从7岁得病，直到46岁，几乎天天打针、吃药，哮喘病越来越严重。用氨茶碱、氯喘片、色甘酸钠气雾剂等治疗，效果均不好。随着发病次数增多，间隔缩短，病情日趋严重，对某些针、药产生抗药性，只得靠住院输液度日。她无力坚持上课，是桐乡县有名的病号教师。自31岁到43岁，睡觉不能平卧，靠背后垫被褥打盹，喘个不停。1974年6月的一天，她突然心力衰竭，瞳孔散大，呈病危状态，医生诊断为哮喘发展成肺心病。经过全力抢救，才得以生还，住院半个月出来，已步履艰难，力气全无，骨瘦如柴，体重仅39千克。

就是这么一个人，服用了一个冬春的丝瓜藤滋水（约15千克）后，不仅哮喘病情减轻，而且次数减少，发病间隔延长。以后连续几年饮服"滋水"，哮喘的发作减少到几个月、半年甚至一年才发生一次，并且晚上睡觉也能平卧，体重增加到50.5千克。现在年年上课出全勤，与医院"断绝"了关系。原来闻到某种气味，尤其是煤气、花香、灰土等就会发作，现在这种现象也不见了。

那么怎样接滋水呢？

1. 接滋水的季节：应选在立秋之后的八月中旬开始至九月中旬这段时间。虽然当时丝瓜生长旺盛，剪断茎蔓很可惜，但这时的滋水最多，一棵粗壮的茎蔓可接1.5~2千克的滋水。若错过季节，一旦丝瓜摘尽，花、叶凋谢，也就是西北风刮起之时，滋水就没有了，任你接多长时间也不会有滋水流出。

2. 接滋水的方法：将丝瓜藤的茎蔓在离地面1米左右处剪断（包括所有支蔓全部剪断，否则接不到滋水），然后把连根的一端茎蔓，切口朝下统统插入埋在地里的容器口内，接满再换容器继续接，直到滴不出滋水为止。对于上部的瓜藤，天气晴好的话，也可晒干，切段保存，随时熬汤饮服，疗效也好。但要注意，不要接错，上部的藤蔓是一滴滋水也接不到的。

3. 接水前的准备：接滋水期间是晴天的话，首先请于白天在丝瓜藤四周地面浇足水，再将所有的容器和剪刀清洗干净，用开水消毒并擦干，也可用酒精擦拭。当丝瓜藤插入接滋水的容器后，一定要用无毒塑料薄膜把瓶口包扎好，以防爬进小虫、渗进雨水，因为滋水中绝不能漏进一滴雨水或露水，也不可在高热季节采接。另外应注意：如果头天晚上开始剪接滋水，第二天早上，不管瓶子接满与否都要将水倒出；同样，早上开始接的，傍晚也要倒出来存放，不能让它在太阳下暴晒或隔夜。

4. 滋水的保存与贮藏：接好的滋水应封好口，存放在阴凉、通风的地方，不要随意搬动和摇晃。要避免光照和受热，这样保存一年也不会变质。我家的滋水放了一两年也不曾变质。所接滋水发现有泡沫或稍有浑浊，应用消毒纱布过滤后并分开保存，安排率先饮服。凡发臭、起泡变质的滋水不可服用，以防止生病。

5. 滋水的服法与用量：分两种情况，在病情发作前，要增加饮服次数，最好连续服用，直到病人感到哮喘缓解、通气畅顺为止。每次饭后饮一两口，一天3~4次，4~5天可服500克，一般一年服15千克。

饮服滋水前，应按500克滋水投入10~20克冰糖，溶化后服用（一天内可自行溶解）。但夏天易变酸，应按比例配一天的量，随配随服不能久放。

滋水要服"生"的，不要煮、蒸、煎，更不可开水冲服，以免影响药效。冬天滋水太凉，服用时可将药杯放在热水里温一温再服。

饮用本品不必忌食。只是哮喘发作期还应避免腥腻、辛辣等刺激性食物，并禁烟、酒。

丝瓜藤滋水不仅对哮喘疗效显著,对支气管炎、伤风感冒也很有效,只要在开始发病时饮服滋水,病情会立即得到缓解。

为了提高疗效,奉劝哮喘患者,在服用丝瓜藤滋水治疗期间,一定要劳逸适度,心情愉快,注意预防感冒,同时一定要避免接触过敏源,如避免情绪激动,免闻煤气、花香等。

在临睡前可以服用扑尔敏一粒,以防夜间发作。有条件的还可适当滋补身体,加强体育锻炼,以增强抵抗力,早日恢复健康。

关于丝瓜藤滋水有关问题解答如下。

1. 什么叫滋水

丝瓜,有的地方叫萝。丝瓜藤滋水,顾名思义即为丝瓜藤生长所需的营养物质,是从根部吸收的液体养料,将根基剪断或破皮后会渗出外流。它清澈、透明、无臭无味,略有青草芳香,此谓滋水。它不是丝瓜中的水,也不是用丝瓜藤、叶榨取的水。丝瓜炒熟当作蔬菜吃、鲜丝瓜藤切断后煮水当茶饮,对哮喘病也有疗效。

2. 丝瓜的种类和栽培

丝瓜无论是食用药用,不管是绿色和白色的品种都可以承接滋水。

栽培丝瓜是在立夏前后,将丝瓜种子播在房前屋后空闲处,毛叶长出后需要搭棚架,让瓜秧头往上蔓延生长,并施草木灰等肥料,还要在根部培土,使之发达。茎秆粗壮、绿叶肥厚则滋水就多。如果家住城镇无处种植丝瓜,可请农村的亲

81

朋种植,到时接滋水就可以了。

3. 滋水服用对象

无论男女老幼都可服用,无毒副作用。至于疗程长短,应根据患者的体质和病史等具体情况确定。我的家乡有一3岁幼儿只服一年滋水就好了。相乡市永秀乡永丰村的姚某3岁得病,现在71岁,她服了3年方才痊愈,如今哮喘已不再复发。人能平卧,还能干烧饭、带孙子等家务活。我爱人服了10余年滋水才好。台胞胡某回乡探亲期间,饮服3个月滋水,哮喘病痊愈返回宝岛,至今已过4年未复发。

总之只要有信心、有恒心,坚持服用几年丝瓜滋水,哮喘一定会好起来的。我请朱医师把滋水送去化验,证明滋水的成分确实具有润肺、理气、化痰、止咳、平喘、抗过敏等功效。

4. 关于接滋水的方法

为使读者易理解,今将接滋水方法图示画出,供患病读者照样做就可以了。

荐方人: 浙江省桐乡市水利局　　吴健生

引自: 1997年第8期《中国健康杂志》

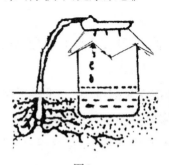

图8

这一民间治喘
方确实有效

甘肃省中医院的老中医杨作梅先生，从医四十多年，在《临证录》一书（1980年8月出版）中，提供一个民间流行的治疗哮喘病效方，摘录如下：

有一位成年女性，工人，自幼患哮喘，初中读书时，于夏秋间游泳后，病势加剧。十余年来，病情与日俱增，虽正年富力强，俨若老人之状。不论冬夏，哮喘一发，吼吼喽喽，抬肩喘息，咳嗽不绝，气憋面赤，汗出淋漓，痰涎上涌，涕泗滂沱，擦颈捶胸，坐卧不宁，急躁烦闷，苦不堪言。近十年来，到处求医，有时也住院治疗，稍有缓解，即行工作。但常在上班期间，咳喘突发，不得不中途休息。西药、中药、土方草药，不知吃过多少，针灸、按摩、理疗，也难以数计，还有"兔脑埋藏""清炖全猫""松塔豆腐""冰糖"，凡闻效方，无所不试，惜无寸效。

1976年10月，病情加剧。11月初咳嗽、咳喘再难忍受，在无可奈何的情况下，家人给买了3剂传抄来的什么"专治气管炎，不论轻重3剂去根"的中药方（方附于下）。如法煎服，随感发热、恶心、头昏（当时没感冒），黏性凉痰连吐不已，并腹泻几天之后，但却不喘了，也不咳了。闻着隔壁炒菜的油味，甚至在其卧室炒菜，不咳也不喘了。

方药：木香、桑皮、半夏、茯苓、甘草、当归、川贝母、杏仁、五味子各6克。

服法：第一天晚上，煎服第一剂头煎（药渣留存）；第二天早上，煎服第二剂头煎（药渣存）；第二天中午，煎服第三剂头煎（药渣留存）；第二天晚上，把所留存的3剂药渣，同纳一罐，再煎一次，顿服。

注意：每次服药之后，接着再喝一杯冰糖水。

禁忌：治疗时，禁止吸烟，并禁食辣椒、葱、蒜、酒（"酒"恐系"韭"字之误）。治疗时起，7天内禁止同房。

附原方：青木、双皮、青下、西茯苓、甘草、当归、川贝母、杏仁、五味子各6克。

我曾托人询问患者原购药处的划价员，承告：青木即青木香，双皮即桑白皮，青下即清半夏，西茯苓即白茯苓。这种解释，是否完全正确，应再细加研究。总之，这张处方来自病人辗转传抄，鲁鱼亥豕，在所难免，如欲试用，务将所列药物进一步弄清，以免发生不良反应。

一些体会：

一、原方（按药店划价员的解释，下同）似以二陈汤为基础，去掉陈皮，加入川贝母、杏仁、桑白皮、五味子、青木香、当归而成。个人认为，它的重点在于祛痰而兼平喘止咳。似以痰多质稀，久且喘咳，舌苔白腻而无新感外邪，寒热不著，证属湿痰者较为适用；至于痰黄而稠、咯吐不利，热证明显者或寒证显著者，均恐其效不著。是否如此，有待实践证明。

二、原方之所以有效，关键在于青木香，即马兜铃根，又名土木香、独行根等。它的功用及副作用："治风湿，并治痛肿,痰结气凝诸痛。治热肿、蛇毒,水磨敷之。治蛊毒,酒水和煎服之,毒从小便出。"(张石顽)"治血气。"(《大明》)"利大便,治头风瘙痒秃疮。"(李时珍)"亦为散气药,故疝家必需。"(冯楚瞻)但其性味为辛苦冷,有毒。《肘后方》用治蛊毒,以"兜铃根30克为末,水煎顿服,当吐蛊出"。马志:"独行根有毒,不可多服,若多服则吐利不止。"《本草纲目》:"其根吐利人。"由此看来,青木香在原方中所起的作用,主要是吐利痰液;配当归以治血气。积痰去,血气调,而病自愈。

三、对原方及服法的几点看法和设想

①嘱取药3剂,从第一晚开始到第二晚服完,这实际上等于取一剂各18克的药,于24小时内,将头煎分3次服。则吐利之力自弱,身体较强或积痰不多者,可不吐利。

②五味子用量也是18克,李杲:"五味子收肺气,乃火热必用之药,故治嗽以之为主,但有外邪者,不可骤用,恐闭其邪气,必先发散而后用之,乃良。有痰者以半夏为佐,喘者阿胶为佐,但分两少不同耳。"按哮喘之发作,多因新感外邪所引起。这点,似应注意。

③杏仁用量也是18克。据说,有些地方对于杏仁的炮制方法,是把干燥的苦杏仁放于铁勺里,在火炉上一炒即得。用这种炮制方法炮制的杏仁,用上18克,毒性如何,也应注意。该患者第一次服药后,恶心头昏,是否与此有关?

④半夏用量也是18克。半夏温燥化湿,为治湿痰之要药,如属阴虚燥痰,即不宜使用,较大量更不可用。

85

⑤原方药物共计9味，每味都是18克，而无主次之分，似欠恰当，也应予以考虑。

⑥哮喘一证，也有寒热之分，虚实之辨，种种不同原方究以何者较为适应？似不可一见哮喘而概用之，以免影响疗效，甚或发生不良反应。

⑦1963年夏即有人持此方和大家研究过，可惜当时因为传抄多误，未加认真研讨。但13年后它仍流传于病人之间，说明它还是有一定的疗效。否则，早已自行灭绝。近来目睹该患者服药前后，俨若两人，虽仅一例，也实属可贵！这个有可能治愈某些类型的老年性支气管哮喘的苗头，应予大力支持，故特简介如上，以供医务工作者参考。错误之处，请予指正。

补记：患者于新婚之后前往夫家探亲，道路遥远，感受风寒，又因饮食不当，曾先后复发过2次。但均较治前轻甚，又各连服3剂，即告痊愈。说明该方对于治疗哮喘复发，疗效亦同，且无不良反应。

验例：黑龙江省绥棱县四海店镇半戴河村张连举利用本方治好2名哮喘患者。

辽宁省凤城县宝山乡白家村卫生所医生姜洪清按本方治好了他自己三十多年的老气管炎和哮喘病。他没用药之前，走路上气不接下气，平时不能干活，每年的药费都需500元左右，中西药吃个遍，就是不见效，他已失去治疗信心。后来他一想，才41岁，还得治一治，由此他想到了此方，经他试用，奇迹出现了，他喝了20剂药，总共花30元钱把病彻底治好了。现在不咳不喘，面色好看，身体也胖了，每天他还能干些零活,恢复了健康。他又用此方将2名老气管炎患者治好了。

四川省巴中县雪山中学九三级学生石小春用本方以4剂药治好了邻居石大明老人的气喘病。这个老人今年57岁,平时不能干活,走路上气不接下气,经石小春治疗仅花十几元钱就治好了。

辽宁省凌源市松岭子乡大厂子村高吉沟组崔权用本条方把他大伯的老气管炎病治好了。以前他大伯一犯病吃药打针均不见效,年年药费要四五百元,这次没花多少钱。

黑龙江省龙江县济沁河乡护林村八屯王启成的邻居中有位21岁的女青年,从3岁时就患了哮喘病,久治不愈,一年比一年重,用本条方1剂见效。后来又加大一倍的药量,连用2剂大见功效,后又服2剂宣告此病治愈。

河南省襄城县丁营乡光门李村李三友按本方治好一位亲属的慢性气管炎病。这位亲属在外地曾花去500多元没有治好病,没想到用这条方治愈了。

福建省南平市7318工厂张浮是位离休干部,今年60岁,患了慢性气管炎,咳嗽不止,夜不能眠,胸疼,在本厂医院中西医结合打针吃药治疗均不见效,后用本条方3剂痊愈,至今未复发。为检验是否断根,2个月后,他开始饮酒,也安然无事。

辽宁省朝阳县北四家子乡谢杖子谢海秋是个走路靠双拐的残疾人,他用本条方6剂治好了亲戚的老气喘病。这位亲戚过去10年间曾花去几千元也未能根治喘病,这次才花14元就治好了。

胸膜炎

蜂蜜鸡治胸膜炎有效果

我于1988年秋患胸膜炎,住院治疗多天不见好转,此时一友人介绍一验方,服2次,很快痊愈了,至今从未复发。后来我把该方介绍给许多患者,很有效。此方对干湿性胸膜炎均有效。

配方及用法: 鸡1只(男用雌、女用雄好),200克蜂蜜(家蜂蜜佳)。先把鸡杀死去杂洗净,放入锅中加水,用文火把鸡炖得烂熟后,再把蜂蜜倒入锅中,停5~10分钟即可服用,稀稠一起吃。

荐方人: 河南省方城县拐河镇教办室　孙家声

此方治结核性
胸膜炎服5剂可痊愈

我曾于1969年5月患过胸膜炎,在湖南省桑楠县人民医院治26天,虽有好转但未痊愈。后来请下放到此地劳动锻炼的湖南医学院的师生医治,开此药方,连服5剂,从此未再复发。并用此方治愈了10多位胸膜炎患者。

配方及用法: 银柴胡15克,淡黄芩15克,牡蛎粉15克,瓜蒌皮9克。上药水煎服,每日3次,连服5剂。

荐方人: 湖南省湘西自治州农科所　王宗谈

引自: 广西科技情报研究所《老病号治病绝招》

消化系统疾病

消化不良

喝醋蛋液治老年消化不良病有效

一个月前我和老伴把醋蛋当保健食品每人吃了3个，我们老两口的消化功能都大大好起来了。老伴吃醋蛋前，早上起床即去厕所，但几乎每次都大便失禁。我今年67岁，从小就消化不良，大便也不成形。吃醋蛋后，我的病也好了。另外，我老伴的姐姐73岁了，因患脑血栓瘫痪了10年之久，吃了20多个醋蛋后，可以坐稳了，说话也比以前清楚了。

荐方人：贵州省建筑设计院　邵立学

呃　逆

喝酒止呃逆一用就灵

呃逆，乃横膈膜痉挛，声门突然关闭，发出一种特殊声音，通俗说法叫"打嗝"。我几十年来，经常在乡下工作，吃饭早晚不定，吃了凉食零食，不断出现呃逆，一下接一下，常一连呃逆几十下或十多分钟甚至几十分钟，非常难受，震得胸满心痛，但总觉得非大病，也未吃过药。1991年春节的一天，又因吃零食引起了呃逆不止，发现桌上放着未喝完的酒，就喝一杯白酒（仰韶酒），酒下即止，从此照例治之。老伴孩子们都试验过，而且邻居也多人用过皆有效。

荐方人：河南省渑池县卫生局　徐世增

嚼咽红糖法治呃逆立即见效

我去年得一打嗝病（呃逆），到医院治疗几天不见好转。后来友人给一方：在要嗝时将50克红糖分2次送入口嚼碎咽下，停个几小时再吃一次，立即见效。我用后，一天过去就痊愈了。

荐方人：河南省西华县址坊乡诸葛学校　三水合一

按摩膻中穴治呃逆获效迅速

呃逆，祖国医学认为是胃气上逆动膈而产生。膻中为任脉气会穴，又称上气海，具有宽胸理气，宁心安神之功。近年来，我在农村医疗实践中，按摩膻中穴治疗呃逆症50余例，均获速效、显效。

方法：患者平卧床上，两腿屈曲，腹部放松，以中指点按膻中穴（两乳头连线中点），病人当即会说"舒服"，施术不到

2分钟,便可恢复如常。

荐方人: 江西省上犹县寺下卫生院　钟久春

瓜蒌可治重症型呃逆

今年夏初,我因开窗睡觉受凉,夜半熟睡中突然呃逆,起床饮了口白酒,当时虽止住了"打嗝",但病根没除,次日又呃逆不止。遂熬柿蒂茶喝,由于病情加重,以往这种行之有效的验方,这次却不见效了,"嗝"得越来越厉害,一连四五天没有止住,由一般性呃逆发展为膈肌痉挛。最后,夜晚不能入睡,白天说话受阻,饭吃不好,严重影响身体健康。后打听到一个单方:瓜蒌(一味中药)熬汤服用,效果很好。介绍人说:他家一位老人,曾患膈肌痉挛,住院治疗没有治好,最后买了两个瓜蒌,熬汤服用后治好了。按照介绍人说的方法,我买了几个瓜蒌,洗净后,皮、瓢、籽一起入锅熬汤,服一次就好转,次日又服用一次,呃逆彻底痊愈。

荐方人: 河南省郾城县委政法委　翟建民

用本方治呃逆2剂均愈

配方及用法: 佛手柑18克,丁香12克,广木香15克,降香15克,沉香6克,枳壳15克,青皮12克,扁豆24克,藿香12克,焦白术10克,茯神21克,黄芩12克,苏子12克,广大白15克,陈皮12克。将以上15味药煎两遍取汁,分2天服,重者2剂,轻者1剂见效。我几年前患此病，经服此药，至今未犯。

荐方人: 河南省遂平县文化局　王成德

引自: 1997年4期《老人春秋》

呕　吐

针刺耳中穴可止吐

有些病人出现恶性呕吐，汤药无法进口。这使医护人员很伤脑筋。如果在耳朵上的耳中穴常规消毒后扎上一针，能使呕吐立止，汤药可进。在没有针的场合，用大拇指与食指相对夹耳中穴，同样有止吐效果。

耳穴说明: 在耳轮向内转的终端脚上。

验例: 四川省乐至县劳动镇新观音街32号全祖武医生利用此方止吐效果好。

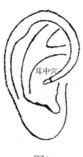

图9

点按大陵穴止吐有效

近几年来，我们在临床实践中，发现一个疗效较好的止吐穴位，称止吐穴（自己命名）。经用于临床治疗呕吐20例，均显效。现将体会简介如下：

一、治法：本穴位于掌面，腕横纹正中直下0.5寸处，即大陵穴直下5分。两手共两穴。

二、治法：术者以中指指腹或拇指对准上述穴位，点按2~3分钟，呕吐轻者点一侧，重者点两侧。

三、主治：各种原因所致的呕吐，如急、慢性胃炎，胃肠炎，溃疡病，消化不良所致呕吐，神经性呕吐，药物刺激所致的呕吐，以及流感等外感引起的呕吐，均可得到满意的疗效。

四、疗效：治疗20例，均有效，一般点穴1次即可，少数2次。20例中点穴1次的16例，2次仅4例。其中呕吐完全消失，再未复发的17例。

五、点"止吐"穴对各种呕吐均有较好的效果。对用其他方法治疗无效的呕吐，也能迅速奏效。尤适用于山区、农村及医药条件简陋的单位。

验例：山东省威海市毛纺织厂于丽华的儿子有一次上吐下泻不止，在厕所里用此法点穴止吐当即见效。

吉林省辽东县泉太乡德智村三组任彦春的女儿身体不好，总得病，病了就吐，后来用此点穴法病一次治愈。他说这种方法很适合不愿吃药、不愿打针的病人。

湖南省酃县东风乡三口村大陂头古云会利用此方治好了自己和他人的呕吐，他说效果很好。

各型胃病

胃寒散治胃脘痛112例有效率100%

配方及用法：附子6克，肉桂4克，干姜10克，苍术10克，厚朴6克，白芍15克，红花10克，元胡12克，枳壳10克，米壳4克，吴茱萸10克，黄芪12克。上述各药研细，过10目罗，药粉装包，一包4克，每次服一包，每天服2次。

忌：孕妇禁服。

按：20世纪40年代末和50年代初，在山西洪洞的古楼街有位魏老先生治胃痛很出名。他在街上摆个摊，并挂着一张纸，上写着"胃寒痛吃一包，一时三刻管保好。有钱没钱捎一包，十人九胃少不了"。逢会赶集的人宁肯不吃不喝，也要买几包胃寒散拿回家。曾经有一个学生冒雨着凉，胃痛得特别厉害，买了几包胃寒散，回家后仅喝了1包，不一会儿疼痛就消失了。经过观察验证，胃寒散对急慢性胃炎、胃痉挛、胃癌等均有效。

属于脾胃阳虚或阴寒痼冷者，用胃寒散都有效。从1972年到1981年经过临床观察112例，其中有43例服3~9剂后症状消失，69例服20剂左右疼痛消失。还观察到，不论青年和老年发生的胃痛,谁服胃寒散而痛不缓解,则应怀疑是胃癌的早期阶段。

验例: 乔某,女,39岁,干部,1980年6月初诊。该患者胃脘疼痛十余年,反复发作,时轻时重,痛时放射至背部,遇冷加重,有时感到冷气撞心,嗳气吞酸,纳呆少食,每日只能吃四五口饭。经过地区医院钡餐造影有1.5厘米×2.1厘米的龛影。胃镜检查,胃底可见1.4厘米×2.3厘米的溃疡,底白薄,边缘潮红,诊断为胃溃疡(活动期)。口服胃寒散23包疼痛减轻,未有大发作,食欲增加,连服一个半月,造影复查,钡餐造影龛影消失。

山东省栖霞县刘家河乡付井村衣玉德用胃寒散治疗胃病患者,药后病愈。

辽宁省灯塔县柳河子棉花铁矿廉红用此方已治愈自己30年的老胃病。

蚌蛤粉治胃酸型
胃病效果很好

配方及用法: 蚌蛤粉(小溪、河中可得)300克。买回河蚌,去肉取壳洗净,用煤火烧透或铜锅大火炒黄或烧透,取出研为细粉即是蚌蛤粉。

枯矾粉150~200克。以食用明矾放在铜锅内干烧脱水,冷却后研为细末。

甘草粉100克。在中药店内买回甘草用火烤干,研为细末。

炼蜂蜜500~600克。放入干净无油的锅内脱水即可。

将以上三种细末放在大碗内，混匀后加入高热的炼蜂蜜，待发泡冷却即成。

每日饭前用开水送下10~15克，胃病严重者可服极量20克。每日服3次。对于严重患者，可4小时内服1次。服3日后改为6小时服1次。把药一直服完为止。

禁忌：辛、辣、刺激食物，酸类食物禁食。

说明：非胃酸型不属此方治疗范围，胃酸型十二指肠溃疡同法治疗。

验例：陕西省咸阳市长庆油田转运站李和远用此方治好了2个人的胃病。

上海市青浦凤溪叙北渔塘浩康用此方治好了他亲姐俞爱凤患了十多年的老胃病。

贵州省黎平县德凤镇大井街农技站吴灌木用此方治好了黄平县谷陇镇青塘八组杨正统十多年的胃病。他患的是胃溃疡，时好时坏，发作起来几乎要命。现在不但他的病好了，而且他还利用此方为别人治病，成了治胃病的医生。

白鸡加黑白丑治胃痛效果好

配方及用法：白鸡1只（公、母、老、小均可），黑、白丑100克。将鸡去毛剖腹，除去腹内物，同黑、白丑一起捣烂，再用芝麻油炸熟，分若干次吃完。

荐方人：河南省郏县冢头乡全村　郭自冉

验例: 郭妻, 1979年患胃痛, 着气(情志所伤)即发, 时长可达二十多小时, 多次吃药无效, 服此方一剂病除, 两年多未复发。又将此方介绍给二十余名患者, 效果均好。

河南省河间市故仙乡宋留村宋金哲的邻居郑凤祥的岳母胃疼, 宋金哲用此方给治好了。

胃寒痛用酒烧鸡蛋法
治疗立即见效

去年11月我患胃寒痛, 便按报纸上所荐偏方, 老头先用50度白酒250克, 分5次烧服5个鸡蛋, 服后感觉很好, 小腹不凉不胀了, 还能吃点凉菜。为巩固疗效, 春节前, 我们又买了2瓶56度的北京二锅头, 我俩分7次, 各烧服了7个鸡蛋, 胃寒痛真的好了, 现已两个多月没犯。

荐方人: 辽宁省庄河市平山乡老干部活动室　吴允宝　王淑英

引自: 1998年4月6日《辽宁老年报》

杉树寄生治
胃痛病3剂有效

配方及用法: 杉树寄生(枝叶均可)干品30克, 生品60克。胃痛者煲瘦猪肉60克, 加1000毫升水, 煎至500毫升, 每日1剂。轻者1剂, 重者3剂便可缓解。3剂后, 每天用50克煎服当茶饮（不用肉），20天可愈。

验例：广东省番禺县我的朋友苏炳南，患胃病2年余，家中不断胃药。经老中医范玉南指点，我用此方为他治疗，一剂就止痛，3剂后再不见痛，后15天当茶饮，现已完全恢复，至今10个月未再痛。

荐方人：广东省广宁县突坑山根　冯志成

烧酒加糖治胃气痛有效

荣昌县古昌乡黄老太婆，患胃气痛多年，每当病发时，疼痛难忍，虽经多方医治，疗效不甚理想。一次她从别人那里得来一验方试用，病竟痊愈，至今未再复发。

配方及用法：在碗中放50~100克冰糖，倒入适量白酒（以淹过冰糖为度），用火将酒点燃，待冰糖熔化完后吹灭火焰，当温度降至25~30℃时，趁热喝下，每日1次，连服3次即愈。

荐方人：四川省荣昌县古昌乡　刘德全

引自：广西科技情报研究所《老病号治病绝招》

鸡蛋壳粉治胃痛有效

方法：鸡蛋壳若干，文武火炒黄，研末，每天服一个鸡蛋壳的量，分两三次用开水冲服。

验例：河北省承德县三家子乡河北村刘保荣，用此方治好了自己10多年的胃病。又以本方，只用五个鸡蛋壳就治好了岳父二十多年的老胃病。原来他岳父不敢吃凉食，不敢喝酒，现在什么都可以吃了。

天津市宁河县南涧沽乡兰台子三队的兰志成，利用此方治好了本村吕凤意患了10年之久的胃痛病，他说此方喝下胃痛立止。

福建省政和县铁山乡李屯洋村黄子信用此方治好了自己的胃病。

辽宁省大连市金州区大连陆军学院外贸加工厂陈艳华用此方治好了司机的胃痛病。

辽宁省北票市黑城子镇卫家窝村张士珍患胃痛病，仅用一个鸡蛋壳就治好了。

内蒙古多伦县大河口乡九号村赵桢用此方治好了本村一位胃溃疡患者，该病人曾在乡县医院治疗多次，花掉300余元都无效。他说此方很灵。

辽宁省普兰店市星合镇人民政府朱吉义用此方治好了他老伴的胃痛病。

云南省蒙自县多法勒乡布衣透村王文光用此方治好了自己的胃痛病。

荐方人：河南省郸城县城关镇　　赵伦海

苦胆治胃痛病一试也灵验

我乡红岩村六社村民周安淘是一位患了十多年严重胃病患者。1990年2月他去宁夏做工的时候，听当地人讲猪苦胆装黄豆晾干后吃治疗胃病很有效。他便按照介绍的方法试之，共吃5个猪苦胆的黄豆，胃病就好了，至今无论吃什么东西、做什么重活均未复发。他把这个方法写信给同社胃病患者王长华、张家财等十人，他们按此方一试，果真胃病都好了。

方法：将鲜猪苦胆洗干净，装上洗干净的黄豆，用绳扎紧，挂在墙壁上晾干服用。每天服3次，每次服3粒黄豆，糖水吞服。病轻者服3个猪苦胆的黄豆即愈，病重者服6个猪苦胆的黄豆即愈。

荐方人：四川省壁山县团坝乡政府　赵昌合

引自：广西科技情报研究所《老病号治病绝招》

此方治胃胀疼痛有效

配方及用法：大麦芽、山楂片、鸡内金、白术、神曲、榔片各等份，在锅内烘成黄色为止，并研成细末过筛（越细越好）。每当胃痛、胃胀不适，胃寒或不愿吃饭时，可将一汤匙药面放入碗内加开水调稀，温热时一气喝下，每天早晚各服一次（饭前服）。

此方已使用20多年，治好数百胃胀病人，很有效。

荐方人：黑龙江依安县三兴镇保国村　高洪川

用本方治愈了老胃病

我的表哥30多年前得了胃病，呕吐不止，严重时喝口水也得呕吐出来，瘦得皮包骨头，拄着拐杖走路也非常艰难。吃药打针不见效，眼看性命难保，棺材、送老衣都准备好了。后遇一老翁，他说："狗肚儿（狗胃）里装七个鸡蛋，煮熟后吃蛋、肚儿，喝汤（淡的，可几顿吃完），我的胃病就是用此方治好的。"可当时很难找到狗肚儿，就用猪肚儿，想着是有病乱求医，中不中先试试看。这样，连续吃了三个猪肚儿装鸡蛋，竟恢复了健康。30多年过去，从未复发。现60多岁了，身强力壮，啥都能干。

荐方人：河南省襄城县孙祠堂乡雪楼村刘庄　冀景坤

用公猪胃治胃病2剂可痊愈

配方及用法：公猪胃1个，蜂蜜500克，母鸡1只（没下蛋的母鸡为好）。将猪胃洗净，小母鸡去毛剖腹（可食用内脏保留），剁成若干块，同蜂蜜一同装入猪胃内（勿用盐）。盛在盆内，放锅内蒸熟（盆内不能进水），吃肉喝汤，一次吃不完，下次加热再吃，勿与葱同吃。

验例：田某患胃病十多年，天热时胸闷、饱胀，午、晚饭前总是要疼一阵，冷时一遇凉气便终日隐隐作痛。用中西药久治不愈，服此方一剂痛止，再服一剂病愈。

荐方人： 河南省西平县潭店乡范楼学校　田振华

服醋蛋液治慢性
胃病有效

我爱人长期患慢性胃痛，什么胃药都用过了，但无法去根。在平时的主食里，她只能吃早稻米，其他品种大米一吃就发病，常年为此大伤脑筋。另外，她还不沾油腥和酒类。去年腊月初开始试服醋蛋，仅用3个基本上解决了问题。春节期间能放心大胆地不拘饭食了，睡眠也恢复正常，精神状态极佳。她在服装厂担任会计工作，下班后从街上买一篮子菜回家，再也不感到心慌腿软了。

我服用醋蛋后，最明显的效果是解除了我多年神经性头痛，睡不好觉的毛病。目前，由于坚持服用，我这个快50岁的人，好像年轻了许多，精力比前几年都充沛。

荐方人： 湖北省天门树脂厂图书室　赵于静

苦瓜根加猪连贴已治愈
十一位胃病患者

合川县盐井区公所农经员兰可克，患胃病10多年，经常发作，长期治疗效果不好。1989年，他从一位老婆婆处得到一个治胃病的家传方，照之一试，仅服4剂药病就好了。至今时隔2年多，未见复发。11位胃病患者按此方治疗均痊愈。

配方及用法: 鲜苦瓜根400克（干品减半），猪连贴1副（一头猪的连贴）。将苦瓜根洗净，连贴切细，加水煎浓汁内服，1天1剂，日服3次。服时加少许白糖调和，以减轻苦腥味。

荐方人: 四川省合川县南屏乡政府　张道鼎

引自: 广西科技情报研究所《老病号治病绝招》

侧耳根炒鸡蛋治
老胃病效果佳

壁山县马坊乡竹林湾村二社社员何术碧，是个胃病老病号。每当病发时，胃疼难忍，饭不能吃，水不能喝，活不能干，走路没精神，求医治疗，效果不甚理想。去年春天病发去乡医院就诊，回家路上，一位老者见她抱着肚子呻吟，问其原因后，给她介绍了一个单方：侧耳根炒鸡蛋。何术碧回家后照老人讲的办法试之，仅7天时间病就好了，至今很少复发。后来，她将此方介绍给3个胃病患者一试，均取得了同样的效果。

配方及用法: 取鲜侧耳根250克，洗净切细，调2个鸡蛋（放少许盐）炒熟，早饭前1次吃完，每天1剂，连服3~4天，多则7~8天即愈。

荐方人: 四川省壁山县定林乡　唐俊才

引自: 广西科技情报研究所《老病号治病绝招》

吃大枣、黑豆、姜片能
治好严重胃病

20世纪50年代，我30来岁时，因生活不规律患了胃病，中西药吃了无数未能治好。生硬东西不敢吃，凉汤不敢喝，瓜果梨枣不敢进口，弄得面黄肌瘦。后偶得一方：大枣、黑豆、姜片各适量，放在锅内一块煮，煮熟后放在器皿里备用，早晚吃饭时，盛上半茶杯黑豆、四五个红枣、五六片姜共食。这样我连续吃了两个月左右，多年的胃病果然痊愈了，至今几十年未犯，生冷东西也敢吃了，身体也健康了。

荐方人：山东省东阿县计生委服务站　题明然

引自：1998年4月7日《晚晴报》

用小黄莲子泡酒喝
治好了患了八年的胃病

我的表姐夫有八年多的"老胃病"，四处求医治疗没效果，就连吃"三九胃泰"也无济于事，很苦恼。去年上半年，我的表哥从部队寄回一个治病的单方，表姐夫按单方上讲的方法配药内服试之，果然收到了良好的效果，到现在未见复发。

方法：用粮食白酒1千克，小黄莲子（又名七五味子）200克，红糖0.5~0.8千克，泡成药酒饮服，每饮2汤勺，连服一段时间病便愈。治疗期间应禁吃刺激性食物。

荐方人：四川省富顺县新雨乡　王华梁

引自：广西科技情报研究所《老病号治病绝招》

吃猪肚子治胃病用上就见效

我和老伴都有胃病，吃了猪肚后胃病都好了。

配制及用法：先把猪肚洗干净。每个猪肚装150~200克黑胡椒，用白纱布包好放到猪肚里，把花生仁也装在猪肚里煮熟。每天早上吃一小碗（肚切片，花生仁、汤放上油盐热透）。1个人吃3个即好。

注意事项：煮时不放盐。冬天吃为好，有冰箱夏天也可吃。装入胡椒、花生仁后口扎好。

荐方人：河南省唐河县委老干部局　刘松林

治胃病屡用屡验的两秘方

我是名退居二线的医师。在几十年临床实践中，摸索出专治胃的中、西药方各一，屡用屡验。兹首次将此两方献出。

中药方：当归、黄芪、桂枝、大枣各30克，陈皮6克，甘草20克，水煎服，日1剂，分3次，连服7天。

西药方：维生素C 42片，维生素B_6 42片，痢特灵21片，日3次。维生素C片与维生素B片每次2片，痢特灵每次1片，7天服完。

注：中药汤剂须在饭前服，西药须在饭后服。

荐方人：陕西省平利县凤凰乡马安铺退休老中医吴清明

蜂巢治慢性胃炎和鼻炎均有效验

蜂巢是蜜蜂酿蜜、贮粮、生儿育女的重要场所，它不仅含有极为丰富的营养物质，而且还能治疗许多疾病。蜂巢有消炎、杀菌、消肿、止咳、镇痛、清热解毒等作用。对胃炎、肠炎、鼻炎、气管炎、痢疾、肝炎等疾病有显著疗效。

我是离休教师，今年70岁，患慢性胃炎达20年之久，长期服用中西药无效。可是仅服用蜂巢两个疗程（20天）就治好了，未再复发。我老伴患鼻炎长达8年之久，到许多大医院也没治好，仅服蜂巢3次，便治好了。将此方介绍给邻居，也收到了满意的效果。

配方及用法： 蜂巢，每天2~3次，每次5克，放在嘴里慢慢嚼细，然后咽下，空腹服最好。或者将蜂巢放在热锅中与一个鸡蛋一块炒熟吃也行。

说明： 凡养蜂者都有蜂巢，各地都可买到。

荐方人： 河南省民权县程庄乡彭庄村小胡庄　胡彦居

坚持手脚穴位按摩治
慢性胃炎效果更佳

慢性胃炎的典型症状: 缺乏食欲, 胃部膨满感、重压感, 嗳气、嘈杂; 胃酸过多的典型症状为: 吞酸、嘈杂、酸性嗳气, 伴有痉挛性便秘, 食欲正常或亢进, 有时于食后1~2小时发生胃痛。

辨症参考: 慢性胃炎多继发于急性胃炎, 也有的是由于过度饮酒、吸烟而诱发; 许多慢性疾病, 如肝硬化、肾疾病、结核、贫血、心脏疾病、呼吸器官疾病、胃溃疡、胃扩张等等, 也可并发慢性胃炎。

早期慢性胃炎可自查, 用手指按压食指第二指节与第三指节中点的指背外侧35号穴点, 如有压痛感, 即可确诊是患了慢性胃炎。

脚部选穴: 15、22、23、24。(见图10)

按摩方法: 15号穴点用按摩棒大头推按, 双脚取穴, 每脚每穴每次按摩5分钟; 22、23、24三穴要连按, 用按摩棒大头从22号穴点斜推至24, 双脚取穴, 每脚每三穴每次按摩5分钟, 每日按摩2次。每次按摩后饮蜜蜂花粉水300毫升。

手部选穴: 用梅花针反复刺激手背35号穴点, 强力按摩手心18、68号点, 每手每穴3分钟, 每日数次。(见图11) 如病情较重, 可再配合按摩脚部病理反射穴点15、16、17。

注: 有关按摩工具与按摩法, 请详阅本书附录六。

107

山东省莱阳市沐浴店镇小店村赵树德同志谈治疗体会：去年以来，我按照书上的方法进行按摩，收到了很好的效果。已患10多年的慢性胃炎和膝关节痛，过去久治不愈，靠吃胃特灵、消炎痛维持，经按摩一个月后再也不用吃药了。有时犯病，一按摩就缓解了。

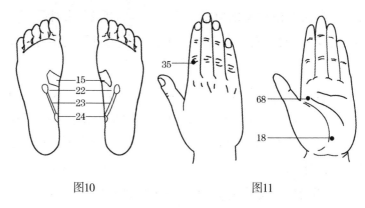

图10　　　　　　　　　　图11

胃及十二指肠溃疡

本偏方治胃溃疡确实有效

我今年66岁，23年前得了胃病，周期性疼痛，后又发展为胃溃疡，经多方治疗，先后服用多种药物，均未治愈。后有人介绍给我一个偏方，治好了我多年的胃病，现在已六年多未犯。我哥也是多年的胃病患者，只吃了一副药也好了，至今几年未犯。

配方及用法：蒺藜50克，白及50克，痢特灵20片。将蒺藜、白及弄碎加水1.5千克，倒进砂锅煮开后再煮10~15分钟，然后把药渣倒掉，药液分10份，每天早饭前、晚饭后各服一份，每次吃痢特灵2片，5天服完，无副作用。

荐方人：河南省虞城县棉麻公司　黄锡德

严重胃溃疡用此方4次可痊愈

我于1954年患了胃病，经医院检查为"胃溃疡"，到1966年发展得更为严重，经多方治疗效果不佳。后来得一个偏方，轻患者1次，重患者3~5次可愈。一只鸡为一次，我食用4次就痊愈了。30年来未犯过。患有此病的十余人用了此方效果都很好。

配方及用法：老黄母鸡一只，大茴香、小茴香、黄蜡各100克，青盐适量。鸡子整好后，整鸡和其他配料一起放入砂锅煮。

注意：黄蜡待鸡子熟了再放入，以防煮老了失效。汤里的鸡油和黄蜡凝固在一起时，把它分成5份，下细面条吃。最好晚饭吃，5天吃完。冬季服用力佳。

荐方人：河南省平顶山市纺织品公司　刘长庚

引自：1997年第7期《老人春秋》

此方治胃胀及溃疡有效

当胃胀及胃溃疡不好受又不想进食，一天大便十多次时，可用下列方治疗。

配方及用法：氯霉素2片，痢特灵1片。每天早晚各服一次，连吃7天，确保胃功能恢复正常。

注：如果7天无效，请换另药治疗。肾功能差者禁服。

验例：辽宁长海县城有一位年轻的男性，胃痛、胃胀、不能进食，在大连地区各家医院都治遍了，花数千元钱也不见效，后听别人说我有绝招能治好此症，就骑着摩托车找上门来。我二话没说，就让他先服六味药粉恢复其胃口，随之服此方7天，果然胃病痊愈。

荐方人：黑龙江省依安县三兴镇保国村　高洪川

六味药粉配制法：

这六味药粉是：大麦芽、山楂片、鸡内金、白术、神曲、榔片各等份，在锅内烘成黄色为止，并研成极细末（越细越好）。将一汤匙药面放入碗内用开水调稀，就温热时一气喝下，每天早晚各服1次。

用痢特灵治胃溃疡病一疗程可痊愈

我老伴胃寒引起胃溃疡，治疗十年不愈。经广西田阳县那坡镇万平村一位好心农妇无偿献给处方，只服一个疗程，病痛痊愈，十年未复发。

配方及用法：服痢特灵6天，第一天4次，每次2片；第二天3次，每次2片；第三天4次，每次1片；第四天3次，每次1片；第五天2次，每次1片；第六天1次，服1片。加服中药3剂6天（服痢特灵第六天的下午开始服中药），药方：黄芪、桂枝、槟榔、香附、玄胡、薏仁各15克，白芍20克，大枣6只，生姜、蜜糖各50克，用水煎，每剂服2天，日服3次，每次半小碗。等胃痛时开始连续服用。

注意：胃炎引起的胃溃疡忌服。

荐方人：广西田阳县农经站　梁登仁

引自：广西科技情报研究所《老病号治病绝招》

土豆苹果泥治胃肠道溃疡效果很好

4年前，我因贲门溃疡出血、胃底严重发炎，进行了一次大手术，把贲门切掉了，切除了大部分胃及一部分食道。由于没有了贲门，胃液经常上返腐蚀食道，我对此长期没有防范，致使食道黏膜腐蚀发炎发生了溃疡。手术后这4年，我的食欲很差，看什么都不想吃，包括过去喜欢吃的东西也厌恶，致使体重下降。吃了不少开胃药也不管事，体重长期维持在45千克左右。4个月前，我在报纸上读到一个治食道癌的偏方，说的是有一同志患食道癌已几年，卧床不起，饮食不进，服用土豆苹果泥后几天，既能进食，又能活动，病情好转。我随即运用此法治疗我的病症。

具体做法：将等重的土豆（生的）和苹果，共约250克，去皮后切成小块，放入搅拌器内搅拌成泥状，于每日下午2~3时服用。

目前，我已服用土豆苹果泥4个月，效果很好。主要表现是食欲大增，体重也略有增加，当时穿上毛衣毛裤量体重，已达53千克，这个重量是9年来从未达到的，我的气色也好看多了。同志们见我都说我长胖了。还有便秘也有好转，此前我2天甚至2天以上才能大便一次，有时还要吃一些药物，服此方后，基本上一天一次。后来别人说，此物不仅对食道的病变有效，对胃肠的病变也有效。

引自：1997年5月29日《益寿文摘》

用土豆也能治愈
严重的胃溃疡病

将2千克土豆挖去芽眼，洗净捣烂如泥，再用1000毫升水将粉洗出，然后把水及沉淀物一起倒入铁锅。先用大火烧，待成稠糊状，再用火焙干，最后成大小不等的一堆黑疙瘩。研成细末，用罗过细，每日3次，每次3克，饭前服用。

此方主要是起到保护胃黏膜作用，促使伤口尽快愈合，无任何副作用，更无禁忌。

我曾是一个严重胃溃疡患者，连续多年胃痛胃酸，病情发作时，大汗淋漓，满床打滚，真是痛不欲生。用过多种方法治疗，均不见效，以致发展到一年内胃反复大出血4次，年底成胃穿孔。在医院先保守治疗之后，医生决定做胃切除手术。

因短期内多次失血，身体过于虚弱，经不起手术，医生说还得先回家补养一段时间。在这期间，我得了一个单方，抱着试试看的态度，做了一点药。这一试不当紧，多年的胃疼，顺嘴流酸水的现象立刻就消失了。为了巩固疗效，我坚持连续用药半年。

因为此病，经受了多年痛苦时光，性命也几乎搭进去的我，却只花了几元的土豆钱，使病彻底痊愈了。

为了便于患者做药，据我多次做药的实践，特介绍点小经验。

将土豆弄碎时如果没有更好的方法，就用铁礤子擦磨。注意磨时要轻用力，渣就会更碎。然后把称好的水分成3份，渣装进布袋里，经过3次洗捏，粉易出净，到碾时，放在医院用的碾槽里弄碎较方便。罗越密、过得越细越好。每次做6千克土豆比较适宜，容易干。

千万记住饭前服用。（权菊先）

引自： 1997年第10期《老人春秋》

权菊先同志关于"土豆治胃及十二指肠溃疡"的答复

此药的做法看起来很简单，可有一点如不按照要求做，就可能失去药的功效。首先，土豆洗净后，挖去芽眼粉碎如泥。决不可将土豆放在带电的机器上弄碎，绝对要手工弄成泥状，以免变质。如没有更好的办法，就用一块1米长，23~27厘米宽的硬铁皮，再买个7厘米来长的铁钉，用铁钉在铁皮上穿上下宽窄都在七八毫米间距的小孔，做成农民用的红薯铁礤子。有的城里人未见过。磨礤子一定要轻，这样粉才出得更净。土豆斤数和水的比例要准确，特别是不能因为怕洗不净就多用水。为能使粉洗得更净，就把量好的水，分别盛进三个底儿较小较深的小盆里，按头遍二遍三遍洗，这样就基本可以洗净，洗过的土豆渣扔掉不要。熬时一定要用铁锅铁铲。将洗出的粉连同水一并倒进铁锅，先用大火烧，待锅内土豆泥变成灰黄色的稠糊糊，锅底同时已有糊的，这没关系，可以用铁铲铲几下即可，再糊再铲，然后就用文火焙。据权菊先的做法是将煤炉底下塞住，白天夜里把锅放在炉子上慢慢焙，过一段时间翻铲一下就行。有太大的疙瘩，用斧子剁小点更易干。6千克土豆，大概得三四天才能焙干，最后成大小不等的一堆黑疙瘩。

弄碎时还是不要用带电的机器，没有更好的办法，就用卫生院碾中药的碾槽较为方便。

切记：过罗时药面越细越好。

此药没有什么忌讳，对人体无伤害。土豆粉主要起到保护胃黏膜，护住溃疡面的作用。胃及十二指肠有了炎症，有了溃疡，吃饭后与伤口摩擦及对伤口的酸碱刺激，不易愈合。若饭前先将土豆粉咽下护住伤处，就能使溃疡及炎症早日痊愈。饭前温开水吞服3克，一日3次。

荐方人：河南省洛阳市吉利区白坡村　权菊先

引自：1998年第2期《老人春秋》

母鸡加辣椒煮着吃治
胃肠溃疡1剂可愈

配方及用法：肥母鸡1只（二年以上），辣椒数个（年龄小者少放几个，年龄大者多放几个）。杀鸡剖去五脏，装入辣椒一起放锅里煮，添水以淹没鸡身为度，煮烂即可，一天内分3次吃完（汤也喝），勿受凉，服后少时卧床休息。

荐方人：河南省沈丘县陈寨村　陈双喜

荐方人的母亲患胃病多年，吃药效果不佳，遇冬即发，服此方病愈。

新疆额敏168团6连陈雨秋的爱人刘国兰1971年患胃病，1973年诊断为十二指肠溃疡，每逢凉饿就痛，夏轻冬重，十几年来一直未治好，后用此方治疗，一剂即愈。

蛋黄油调蜜吃治
十二指肠溃疡效果独特

我患十二指肠溃疡病20年余，经常发作，疼痛难忍，服用名贵中、西药治疗却不见康复，有次发病，差点丧命。1993年，得好友一方，按方试之，仅服4剂药，病就好了，至今未发。我将此方介绍给20余位胃溃疡及十二指肠溃疡患者试用，均取得了理想而满意的效果。

配方及用法：鸡蛋黄30个，蜂蜜0.5千克（野蜂蜜最好）。此为1剂药量，可服30天。先将鸡蛋洗净煮熟，去除蛋壳和蛋清，留下蛋黄备用；将30个蛋黄放入小铁锅内用锅铲压烂，微火熬油，熬至黄渣焦黑时熄火，起锅滤油，将油加入装有蜂蜜的小瓷罐或玻璃瓶中，将蛋黄油与蜂蜜搅匀，即得成品。

早晨起床洗漱后空腹服用，每天服1次，每次服一小瓷匙即可。病轻者，连服3~4剂药即愈；病重者，连服6~7剂药可康复。

注意: ①须用本地土鸡蛋的蛋黄作药物原料,因本地土鸡觅食天然饲料多,蛋黄含油量高,其营养成分和药用价值更全面更好。②服药后,须隔半小时后才可吃饭和饮水,更不可用开水送药。③病好后,少吃或不吃辛辣刺激食品。

荐方人: 重庆市农办　　詹自忠

引自: 1998年第5期《农家科技》

无毒棉籽可治愈胃及
十二指肠球部溃疡

河南省修武县城关镇三里屯蒋志中,患胃病,食用无毒棉籽,每次50克,共吃2500克病愈。省农林科学院彭伟成同志服棉籽半月,治愈十二指肠球部溃疡。

西药片巧搭配治十二
指肠溃疡有效果

我妹夫患十二指肠溃疡多年,常吐酸水,胃腹作痛,经多方求医服药,均未治好,后获一方,服2个疗程即愈。

配方及用法: 维生素B_6 24片,痢特灵24片。7日为1个疗程。周一、二、三、四、五、六为服药日,周一服4次,每次各2片;周二服3次,每次各服1片;周三服4次,每次各1片;周四服4次,每次各1片;周五服2次,每次各2片;周六服1次,服2片;第7天,用红糖120克,鲜鸡蛋8个,打荷包蛋,早晚分食之。

注意：服药期间忌食酸辣食品。如第一个疗程只见轻而未愈，可再服1个疗程。在服药过程中如感手脚麻木，应停止服药。

荐方人：河南省沈丘县北杨集乡离休教师　王延栋

甘草加蜂蜜治胃和十二指肠溃疡用上就见效

我老伴患多年的胃和十二指肠溃疡病，前几年犯病痛得较轻，近时期犯病较重，疼痛难忍，胃药没少用，可都无济于事。后来用此方治愈。

配方及用法：甘草250克，纯蜂蜜500克。将甘草放入药壶或不带油的铝锅内熬3次后，每天分2次空腹服完。服药后，大便次数增加，并逐渐变稀，如便有脓血一般服1周可愈。病久又重的胃病需要2周痊愈。

注意：1个月内每餐必须吃软食物。我老伴照此方服用1周，病好转，胃不痛了，现在饭量增加，睡眠也好了，身体也逐渐壮实了。

荐方人：辽宁省政府人事厅离休干部　关至元

手脚穴位按摩治胃及十二指肠溃疡有好效果

本病是一种慢性胃肠疾患，患者病史较长。典型症状是反复发作的上腹部疼痛,时发时愈,疼痛有节律性。胃溃疡在饭后半小时至2小时疼痛;胃溃疡压痛点在中上腹部,十二指肠溃疡压痛点偏正中线右侧。

辨证参考: 在手部52号穴区出现瘀血状紫色或硬块,按压时有剧痛,即可确诊为胃溃疡。

脚部选穴: 15、16、22、23、24。(见图12)

按摩方法: 15、16两穴连按,用按摩棒大头推按,双脚取穴,每次每脚每两穴推按5分钟,22、23、24要三穴连按,用按摩棒大头从22斜推按至24,双脚取穴,每次每脚每三穴推按5分钟。每日按摩2次。

手部选穴:

①按摩18、52两穴,每手每穴按5分钟;如胃痛可加按41、42两穴,每手每穴按2分钟;症状较重者,用香烟灸52号,每手每次灸3分钟。每日数次。

②如是一般胃痛,可用梅花针刺激18、41,每手每穴3分钟,每日数次。(见图13)

注: 有关按摩工具与按摩法,请详阅本书附录六。

内蒙古丰镇币北坡街大墙后巷17号吴有贵同志谈体会:

我是一个残疾军人,离休前在部队从事医务工作,患梗阻性脑积水和多年的十二指肠球部溃疡,经各大医院诊治,除了手术没有其他办法可治愈。

我按书上的病理反射区找穴位按摩,收到极其明显的疗效。

我是离休干部、医务工作者,为老有所为,开设了一处家庭常见病咨询服务门诊，现在开展治疗白内障、前列腺病，用脚部穴位按摩，助多人解除了病痛。

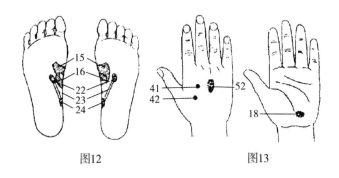

图12　　　　　　　　图13

胃下垂

喝醋蛋液治胃下垂病也有效

　　我58岁，胃下垂3指，饭后饮食不易消化，一小时后胃内作响，打嗝，大便异味大难闻，有时秘结难排；还患有神经衰弱、关节炎。这些病使我痛苦难言。自从服醋蛋，各种疾病逐步好转。最重的胃下垂已大大见好，胃不疼了，饭量增加了。老伴57岁，原有心动过缓，脉搏45次/分钟，走路常喘不上气来，她同我一起喝醋蛋，心律不齐不见了，脉搏可达60次/分钟，身上感到有劲了。

　　荐方人: 黑龙江省哈尔滨铁路五中　　曲绵顺

上消化道出血

刘学坤的胃出血用酸枣根3剂治愈

四川省忠县东溪镇徐坪村一组81岁的刘学坤,是一名老胃病患者。1995年3月,他的胃又出血,而且大便颜色像墨水似的,吃了近半月的中西药,仍不见好转。后听人介绍:酸枣根(又名酸汤根)能治胃出血,并按照方法服用3天便好了。

方法: 将挖来的酸枣根洗净,刮去表面的黑色粗皮,去掉木质部分,烘干切碎,取30克,用400毫升水,煎至约200毫升,去渣取汁,降温后喝下。

荐方人: 四川省忠县民政局　尹有江

家传奇方止吐血可立愈

凡吐血多者,觅150~200克重大当归1只,全用,切细,取好陈酒500毫升,慢火煎至一满碗炖于锅中,以温为妙。候将要吐尚未吐,口中有血含住,取药一口连血咽下,即此1剂可愈,后不再发。每有医家阻云:吐血尚要戒酒,岂可酒煮当归而服?服则血喷不止,如之何?殊不知当归二字之解:当者,当其时;归者,引血归经也。全用定血。此方乃我家世传,从无一误。

荐方人: 湖南省湘潭市雨湖区联盟村81号 莫朝迈

胃肠炎

醋蛋液可彻底治愈胃肠炎

我今年56岁,1960年患慢性胃炎、结肠炎,消化不良、口臭、嗳气、腹泻、右小腹痛,有时还便血。近几年还添上了高血压病,血压在170/100毫米汞柱左右。对这几种病,我服用多种中西药,也没能根治。我于去年11月开始试服醋蛋,经服6个醋蛋后,我的慢性胃炎已彻底治愈,消化正常,无口臭,不嗳气,不胀肚,不腹泻,小腹再也不痛了,也不见便血。血压保持在130/100毫米汞柱左右。各种药物没起作用的病,竟让几个醋蛋给降服了。

荐方人: 吉林省长春市机械局 刘俊德

爱国巨商陈嘉庚的治胃肠炎"五香丸"药方

爱国巨商陈嘉庚,在抗日战争以前,他是南洋华侨中的巨商,善集财更善用财。早年他在新加坡创办南洋师范、南侨中学等校;辛亥革命以后,又在家乡福建集美镇创办航海、农林等院校,其中以厦门大学最为有名。抗战时期,他奔走筹划,集资救国。当时我正在中学读书,犹记先生在重庆参政会上,率先提出"严惩汪逆（精卫）案"，石破天惊，震动全国。抗战胜利以后，我有幸看到先生向全国各省各县散发的小册子，书名似乎是《卫生与救国》。他苦口婆心地敦促国人讲究卫生，戒除随地吐痰、不肯刷牙等陋习。其中有一段文字向国人介绍一种中成药。大意是，他曾患慢性胃肠炎，到伦敦、巴黎等地著名大医院求诊，效果皆不理想，以后服用中成药"五香丸"，竟然治好了痼疾；因而他在新加坡特制了此种丸药，凡亲友中有肠胃病者，服后大多痊愈，为此向缺医少药之同胞加以推荐。20世纪60年代初，我的一位老朋友患了慢性肠炎，诸药无效，痛苦万分。我想到陈先生所介绍之"五香丸"药方，寄给了老友。

陈先生在《卫生与救国》一书中说"五香丸"是从《验方新编》一书中看到的，通过亲身体验，认为该药治疗肠胃病有较好的效果。我开始认为"五香丸"是由五种中药组成，后来才知道该药之所以称"五香丸"，是因为主药是"五灵脂"与"香附子"，各取其第一个字而成。

配方及用法：五灵脂、香附子、黑丑、白丑各60克，醋糊为丸，如绿豆大，每服3~6克。

对于"醋糊为丸"的方法，我请教一位老中医王恩科先生。他说，用醋烫麦面糊，将碾末之上述4味药和入，然后制丸。王先生云，新中国成立前，西峡县佛教会曾制此药，施舍给无钱买药之人，据说效果颇好。

荐方人：河南省内乡城郊高中　　杨华

引自：1997年第4期与第8期《老人春秋》

艾灸肚脐命门二穴
治急性肠炎有效

方法：用艾条在神阙穴（即肚脐中）、命门穴（脊背第十四根骨节下，与肚脐相对处）各烧一焦，有效。

本地一老太太，用此方治好了许多病人，方法简便易行。

荐方人：江苏省镇江市谏壁布鞋厂　蒋洪顺

用云苓复方治
慢性肠炎有效

我患了慢性肠炎，虽不断服药，不见好转。起初，大便时腹微痛，粪便时稀时稠，稠便常带白色脓状黏条。以后病情又加重，经常腹疼腹胀，夜里尤甚，大便稀，一日十数次，每日食入面食不足半斤，且饭菜食而不化，日久骨瘦如柴，服中西药均无效。当时思想异常沉重。巧遇本县老城医院一位老中医来出诊，遂请其诊治。他切脉后开如下方。

配方及用法：云苓30克，白术20克，川朴10克，法半夏10克，枳实10克，肉桂5克，附子4克，干姜3克，炙甘草3克。服药1剂，腹部疼止胀消，服3剂后大便由稀变稠，食量有增，继服数剂，病痊愈。迄今数年，从未复发。后遇一中年教师和一位青年学生，与我症状相似，抄方让其试服，获效。

荐方人：河南省沈丘一高　窦全悟

123

用复方陈皮治肠炎痢疾有效

配方及用法：陈皮15克，赤芍15克，红花15克，米壳15克。水煎服。服药期间忌吃肉类。

我1981年患肠炎久治不愈，转为慢性肠炎，后经友人介绍此方，3剂痊愈。

河南鹿邑北丁浪村农民张某，65岁，患慢性肠炎3年多，多方治疗无效，用此方5剂痊愈。后用此方治愈痢疾10多人。

荐方人：河南鹿邑县煤化街43号　王月樵

用揉脐方法治慢性肠炎效果好

我从19岁那年起就患了慢性肠炎，一直持续40多年，经常拉肚子。40多年来经过中西医多次治疗，总是效果不佳。近几年我研究了按揉脐部的方法，效果很好，我已经多年不犯病了。

方法：每天早晨起床前和晚间睡觉前各按揉一次。仰卧床上，用食指或中指按揉脐部，先顺时针按揉300次，再逆时针按揉300次，早晚各600次，拉肚很快就会治愈。

荐方人：辽宁辽中县六间房乡八家子村退休教师　王纪伦

腹　泻

拉肚子吃艾蒿叶就可治愈

去年夏天，我因没注意饮食卫生开始拉肚子。七八天时间，拉得我两眼发黑，四肢无力，吃了不少医治拉肚的药，如磺胺片、痢特灵均不见效。这时，别人告诉我一个偏方，将干艾蒿叶嚼碎咽下（早晚饭前各吃一次），果然当天就见效。第二天我又早晚各吞服一次，病就痊愈了。

辽宁北票市桃花吐乡平顶山村李树祥的同学拉肚子，用磺胺片、痢特灵治疗均不见效，后用此方当天治愈。

辽宁大连市中山区武汉街58号二楼邹永花用此方治好了邻居的拉肚子病。

小儿拉肚用茄子叶煎汤可治愈

配方及用法： 取茄子叶（干湿均可，先洗一下）数片，放入锅内加水两碗约750毫升，煎至500毫升即可，随时当茶饮用，但一次不可过量，否则会引起便秘。

我家小儿拉肚，吃药不见效，偶然见到一书上写有茄子叶煎汤治拉肚，经试用，确实很有效。

荐方人： 黑龙江嫩江县九三局尖山农场林业科　胡立德

我患腹泻喝醋蛋液治好了

1992年的秋天，我患了腹泻，便很稀，一天两三次，后来还伴有腹部疼痛，多次到医院治疗，医生都说是慢性结肠炎，吃了不少药也未治好，一直延续了四年。后来听人介绍醋蛋液能治疗，就想试试看，从1996年8月开始每天早晨空腹喝500毫升白开水加60毫升醋蛋液，另加一小勺蜂蜜。一周后大便次数减少并逐渐成形，半月后全部成形且每日只便一次，腹泻痊愈。

醋蛋液制作方法: 用装1千克蜂蜜的空瓶子，内放3个洗净的新鲜鸡蛋，加满醋，拧好盖（9度醋最好，我只买到了5度的醋）。两三天后再用干净筷子把蛋捣烂，皮不要取出，搅拌均匀，拧好盖再泡一周左右（时间稍长也无妨）就可喝了。同时照此方法把下一瓶制作好，以备连续服用。

荐方人: 河南省卫生防疫站　刘忠杰

引自: 1997年第8期《老人春秋》

食盐烧红冲服
治上吐下泻疗效好

方法: 食盐15克，置刀上烧红，再用开水冲服。

我侄儿曾患此病，一剂便愈。

荐方人: 湖南酃县东风乡三口村大陂头组　古云会

无花果治腹泻和
痔疮均有好效果

我肠胃不好，喝点生水或未烧开的茶水，不出1小时即腹痛、腹泻。听人说无花果可治"久泻不止，痔疮便血"。我本着试一试的想法，在自家院里栽了一株，两年结果。今年是第三年，就结果数百枚。我肠胃稍有不适，吃几枚熟果即愈。由于常吃，多年的痔疮不知不觉中也好了。65岁的老妇靳某，患肠炎，泻肚半月，用7枚无花果煎汁一大碗，头天下午喝了，第二天早起泻止。

无花果治泻方法：如遇泻肚时无熟果，用稍大点的生果也可，小孩3~5枚，成人7~15枚，水煎服，适量即可。此方无副作用，无任何禁忌。

荐方人：河南西峡农业银行五里桥营业所　王明志

彭伦学小儿腹泻
月余用此方半天治愈

配方及用法：炒神曲9克，荆芥炭9克，水煎服。若腹痛加白芍6克。

说明：本方对泄泻伴有绿便者，效果特佳。

荐方人：河南济源县下治乡西岭村　陈立新

验例：安徽广德县芦村乡中明村彭伦学用此方治好了儿

127

子的腹泻。此小儿腹泻一月有余，并有明显的脱水现象，去多家医院诊治，都没有明显效果，用此方后，不到半天病竟然好了。

食白矾面粉糊止泻立竿见影

配方及用法：清水500毫升，白面100克，白矾5克。把面粉炒熟，将白矾溶解于水中，然后加入炒熟的面粉拌匀，放锅内煮沸食用。

验例：李建设患痢疾，后转腹泻，一日十几次，住院输液不见好转，用此方后2小时见效。

荐方人：河南虞城县委宣传部　李建设

用茉莉花茶加红糖
治腹泻见效快

我爱人常患泻肚，经中西医治疗，时轻时重，未曾去根。后经乡邻介绍一验方，简便经济，药到病除，至今未犯。

配方及用法：两撮茉莉花茶叶，50克红糖。睡觉前先把一撮茶叶放在口中，嚼碎后咽下，再用25克红糖冲水服下。剩下的茶叶和红糖如上法服下即可。轻者一次，重者两次即愈。

老母鸡煮大黄治腹泻补虚除滞

配方及用法：隔年老黄母鸡一只，大黄250克。杀鸡除内脏洗净后，加水1500毫升，大黄用纱布包好，同鸡放入锅内煮，肉烂捞出大黄，肉和汤分两次吃完。

验例：马庆赐之妻产后患腹泻，原因很多，或因虚或因瘀，但病程三年，虚中夹实也，实者因久泻必滞所为，故治用鸡补虚，以建其本，用大黄泻下，以荡其滞，其虚得补，滞得除。

荐方人：河南方城县四里店乡　马庆赐

鸡蛋蘸白矾治腹泻效果不错

配方及用法：白矾5克，鸡蛋2个。将白矾研末，鸡蛋煮熟，用鸡蛋蘸白矾吃，治腹泻效果很好。

荐方人：河北秦皇岛市山海关林场　尹文鹏

冲服柏树油止腹泻迅速见效

腹泻使人很快消瘦，且食欲不振。若将柏树油（豌豆大一粒）于腹泻当天或当晚用白开水服下，到第二天腹泻便停止，食欲恢复正常。此法经我多年亲身验证确实有效。

荐方人：四川省南江县凉水乡广播电视站　廖军

大米茶叶汤治腹泻很灵验

一位老农告诉我,"大米茶叶汤"对多种原因引起的腹泻均有效。我将此方介绍给8名不同原因引起腹泻的患者,均收到良好效果。

方法: 取大米30克,茶叶10克,先将大米入锅炒黄,再加入茶叶共炒至黄黑色,加水250毫升煮沸5分钟,待温后滤渣一次饮服煎液(婴幼儿酌减)即可。

荐方人: 四川省江津县　唐德文

引自: 广西科技情报研究所《老病号治病绝招》

结肠炎

用痢特灵灌肠
治结肠炎可很快痊愈

我患结肠炎,经常下腹部疼痛,脓性便或脓血便已5年多,经过几次住院和用多种偏方治疗效果不佳,病情越来越重。后来我用呋喃唑酮(痢特灵)保留灌肠治结肠炎,连续治疗5次痊愈,至今已4年多,病未复发。

方法: 备100毫升注射器一个,27厘米长的大头红橡胶肛管一根,将6片呋喃唑酮研成细末,稀释于50毫升温水中。灌肠前排净大便,将肛管涂抹甘油,采取左侧卧位插入肛门,使其到达乙状结肠，肛门外留5厘米，用注射器将药剂混匀后，注入乙状结肠内，迅速拔出肛管，抬高臀部片刻，在床上打几个滚，使药液均匀地与肠壁接触，躺1小时。每天用药1次，3次可愈，脓血便者5次可愈。此法安全，无副作用。

荐方人：黑龙江伊春市乌马河区离休干部　丁富荣

用按摩法治慢性
结肠炎效果显著

1973年，我患了慢性结肠炎，大便稀溏。多年来用了不少中西药物，时好时犯。1994年1月在"吉林化学工业公司电视台"播放的《脚诊与按摩》的启示下，我开始进行自我按摩，一日二次，早起床前、晚睡觉前各按摩一次，一个月后大便正常，至今没犯病。

我儿子在1991年念高中二年级时，因高考复习紧张，患了和我一样的慢性结肠炎。医生诊断为神经官能性结肠炎，他也用了很多中西药物，大便仍呈稀薄状，有时还伴有轻微腹痛。今年2月份他寒假归来，我教给他自我按摩。3月份回信告诉我病情好转。4月份来信又说："按摩疗法效果太好了！我现在大便已经正常了，缠了我四年的腹泻病可算治愈了。"

如今，我们仍然坚持自我按摩，因为按摩一治病，二健身。

现将按摩穴位介绍如下：关元、气海、天枢、下脘、中脘、足三里、三阴交、内庭等穴，用拇指按。

131

脚诊按摩（应用按摩棒按）：左右足底的穴位有食欲中枢、胃、十二指肠、小肠、回盲瓣、升结肠、降结肠、乙状结肠、脾、急性水泻及双足内侧的下淋巴穴。（见图14）

荐方人：中国健康教育研究会会员　刘德新

引自：1995年6月27日《康寿福音报》

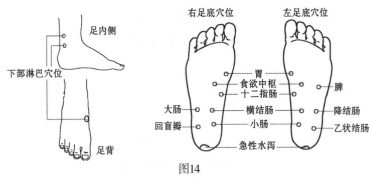

图14

阑尾炎

菜叶包蛤蟆心治阑尾炎见效快

配方及用法：蛤蟆心一个，用蔬菜叶等包住，每天早晨空腹服下。连服7日，效果显著。

我村一孕妇，患阑尾炎，不能手术，用此方治疗，至今三年多未曾复发。我自己也患阑尾炎（慢性，用桂肉包蛤蟆心），医治十几次都没有治好，用此方治疗，两年来未曾复发。

荐方人：浙江长兴县新塘乡刘家坡　王胜华

臌 胀

鸡蛋毛眼草治臌胀特别有效

陕西临潼县东岳乡尖山村，有位叫王某的人曾患了臌胀病。常听人说，老杜的偏方真是神！要不王某早死二年了。今年3月，老杜来看王某，王某跟健康人一样。

前年4月，32岁的王某被从西安医院拉回家时，人已昏迷不醒，肚子胀得像鼓。5月中旬，县防设站杜耀华来到王家，说了个治病单方：用三个生鸡蛋，两头都戳个小眼，插进3厘米长的毛眼草茎，在铁锅蒸熟后一次吃完。病人上午10点吃了，下午2点就尿了一大盆。第二天，病人全身出汗，被褥全被汗湿，竟然苏醒了。接着，病人又照老杜说的，把板蓝根全草、车前草和茵陈草的鲜汁加上白糖当茶水喝。这年10月，检查发现王某的肝功能恢复正常。（建民　维卿）

大便不通

用三种油治肠肛堵
半小时即见效

配方及用法：香油、豆油、猪油（最好是腊月杀猪的板油）各25克，合在一起加热溶化，以不烫口为准，趁热喝下，半小时见效。

验例： 献方人亲属鹤岗市煤矿退休工人吴世珍，得此病入院9天，方法用尽，就差没有开刀（因他患有肺气肿、气管炎等症，开刀有生命危险）。在医务人员束手无策的情况下，用此方20多分钟就见效了。另外，还有十几例患者均用此方治愈。

荐方人： 吉林扶余市陶赖昭镇二委十组　夏永康

用蜣螂治大便不通可获良效

主治： 大便不通。

配方及用法： 蜣螂1只，焙干为末，冲白开水空腹服下。

疗效： 谢某，女，35岁，农民，广东省平远县仁居镇井下村人。1976年5月，患腹痛大便不通，自用药治疗3天无效。后到仁居卫生院治疗，经用中西药大黄朴硝泻油及洗肠等法无效，住院至第5天，下腹肿大，剧痛难忍，大小便不通，不思饮食，医生建议转县人民医院治疗，而家人不同意，遂出院归家。于1976年5月18日找我诊治。诊见面色晦暗，神疲目合，腹大如坛，剧痛呼号，苔黄，二便不通，六脉微细，状甚危。我给予土方一剂，服下2小时大便大泻，腹肿消失，痛止而愈。

按语： 蜣螂又名推车虫，俗称粪尿公、推屎螂。五六月间常钻地穴，用后脚夹粪团推动前进，用此以形治形及动物之灵活性，故能收良效。我师沿用三代，我用了50多年，无不获良效。

荐方人： 广东省平达黄仙乡上远管理区　张炯标

引自:《当代中医师灵验奇方真传》

疝 气

治疝气不必开刀的内服外敷方

多年来,一直认为疝气病非开刀不能好,其实不然。我曾颇费周折获得一个治方,治好了许多患者。

内服方: 橘核、木香、荔枝、柴胡、八月瓜壳、厚朴各10克,川楝子、白芷、桃仁、青皮、小茴香各7克,大茴香、海藻、昆布各3克,水煎服。

外用方: 青盐、雄黄、白矾、花椒、樟脑粉各10克,蓖麻籽50粒,共研成细末,分成5份。每次将1份粉末用开水调成糊状,敷在左手手心,一天换一次。

说明: 内服、外敷药同时应用。一般轻者1次,重者2次即有明显效果,不用开刀。

荐方人: 陕西宁强县沙河子乡黄家梁村二组　王彦明

引自: 广西科技情报研究所《老病号治病绝招》

生吃西红柿治疝气症也有效

我16岁时,因在打麦场扛麦子用力过猛得了疝气。后听邻居介绍,生吃西红柿可治疝气。我就生吃了一星期的西红柿,

135

每天吃1千克, 没吃任何药, 疝气就好了。

荐方人: 河南尉氏第三中学　郭池

服荷梗水治腹股沟
直疝3次可愈

前年我左腿根得腹股沟直疝, 初期只是发木、肿胀, 约三个月发展到像蒸馍大, 感到疼, 竖立出, 躺卧入, 服中药几十剂无效。后取民间一土方, 只服3次即痊愈。后来, 又用此方治好2名患者。

配方及用法: 荷梗不拘数, 泡水, 经常饮用, 直至病愈。自定每日服1次。干梗100~150克, 洗净切碎, 熬一碗水, 30分钟即成, 放凉服用。初得病者见效快, 陈病者见效较慢。

荐方人: 河南南召县石门乡大冲村　张文宗

便　秘

自尿饮服治老年
便秘确实见效

我今年68岁, 长时期患便秘, 久治不愈, 十分痛苦。一次到亲戚家串门, 偶然发现《神奇的自尿疗法》一文。我反复阅读, 并亲自试验, 仅用五天时间就治好了我多年的便秘病。

方法: 每天清早起床第一次撒尿时, 取中段尿液200毫升左右，即刻饮服。服后刷牙、漱口，过半小时后再用早饭。据日本医务界一些著名医务工作者介绍，自尿排出体外未经氧化，有清香咸味，即刻饮服并不难咽。自尿疗法不仅强身健体，还对关节炎、气管炎、消化不良、神经衰弱、心血管病等有治疗缓解作用。

在饮服过程中，发现尿变味时，就说明身体有了毛病，要及时到医院诊治。

荐方人：辽宁阜新县地方志办公室　张守三

洋葱煮水饮治便秘有佳效

每天取洋葱（亦称葱头）150~200克，洗净切丝，加水适量，煮开5分钟，取水代茶饮；或葱丝加肉丝炒熟做菜肴，连吃带喝2~3天即收佳效。此方系张玉珍老师传授，解除了我多年便秘的痛苦。

荐方人：山东教育学院　张英兰

用蜂蜜香油牛奶
治便秘更有效

我已年近七旬，患便秘多年，十分痛苦。为解除病痛，我综合蜂蜜、香油均有滑肠通便之功效，每当便秘时，就往牛奶里放一匙蜂蜜喝下，便秘严重时，就喝口香油，连续两三天，大便就不干燥了，也畅通了。

平常防治便秘，晨起时空腹饮一杯加蜂蜜的温水；便秘十分厉害时，就连喝两次香油，每次一匙，定可使大便软化畅通。

荐方人：黑龙江牡丹江市国税局　王忠文

常吃荸荠对便秘有好效果

我患习惯性便秘50多年，高血压20多年，中西药物用了很多也未根治。20世纪60年代，生活艰苦，病情趋重，长了7个痔（内外兼有），常于排便时流血，非常痛苦。

一个偶然的机会，亲戚送来荸荠10千克，我每天吃250克左右，次日晨大便没费劲就出来了，且稀如浆糊，痔疮也不痛、不流血了。

荐方人：四川铜凌市桂家湖电厂　韩文治

引自：1998年2月4日《辽宁老年报》

肉苁蓉治习惯性便秘效果好

我患习惯性便秘多年，经中西医多次治疗均未治愈。前不久，偶得一单方：服用肉苁蓉有良效。我服用后，果然病获痊愈。

配方及用法：每日取30克肉苁蓉，水煎，分两次服。一般4~6天见效，10~15天可获痊愈。

中医认为，习惯性便秘是因血虚肠枯所致，肉苁蓉具有润肠养血作用, 故治疗便秘奏效。

荐方人: 四川重庆合川食品厂　李立

服醋蛋液治便秘等
病症均有好效果

我今年63岁, 已经离休, 但仍被聘搞体育史志工作。因经常公出, 得知醋蛋液消息较晚。听人介绍后, 我于今年2月4日开始服用醋蛋液, 到现在已用了5个。从喝完第3个醋蛋液后就陆续收到意外的效果: 一是原来右腿膝盖因有骨质增生痛, 入厕蹲起时要用手扶门框, 如今不痛且蹲起自如了。二是白天工作与活动一天后, 晚上临睡前脚面浮肿现象消除了。三是夜间起夜小便过去一夜要三四次, 每次要用手揉腹部才能便出点, 现在起夜基本上一次即完。四是过去长期的老年性便秘, 三天一便, 而且干燥异常, 要常吃果导片, 现在已完全正常。另外, 我觉得全身充满活力, 精神振奋, 腿脚轻便, 确有万事如意之感。

荐方人: 黑龙江哈尔滨体委史志办　张焕青

服醋蛋液确实能
解除便秘之苦

我患便秘多年, 经常六七天不解大便。后来, 我了解到醋蛋液能治多种病。为治这多年的老毛病, 我决定用醋蛋液试一试，结果用完3个醋蛋液后，最多3天就能自然排解大便一次，而且没有任何副作用。

荐方人：四川长寿县城关镇　黄国庸

吃豆腐渣治便秘同样有效

我患习惯性便秘多年，近年来试验用豆腐渣治疗，效果很好。豆腐渣即做豆腐和豆浆的副产品，非常便宜，炖菜吃即可。我每顿饭吃一小碗，即能正常排便。

荐方人：黑龙江省农科院　武英贤

坚持吃芝麻酱也能治好便秘

便秘困扰了我多年，虽经多方治疗，但效果都不理想。半年前听人说芝麻酱可以治便秘，而且还可软化血管，于是我每顿饭都吃一汤匙芝麻酱（不需加水和盐解开），结果很见效。我已坚持多年，再没出现便秘现象。

荐方人：辽宁抚顺市新抚区站前街　解玉钧

引自：1997年第9期《老人春秋》

韭菜籽加蜂蜜治
便结症5天能恢复正常

一次大病后，我留下后遗症，就是腹胀并伴有轻微疼痛，大便干结，难以排出；即使排出少许，也都呈颗粒状。虽经多次治疗，但大都奏效一时，不能痊愈。一次偶然机会，得一偏方，试服后收到了满意效果。现介绍如下：

韭菜籽1000克，除去杂质，用铁锅在文火上焙干存性，再碾成粉末，然后加蜂蜜1000克调匀为丸备用（丸大小不限）。每日服3次，每次50克，饭后服用。

我依照此方服用5天后，腹胀并有排便感，很快大便就全部排空，顿感全身轻松。后按方续服半月，大便恢复正常。

荐方人: 湖北省武汉市硚口区教科教研室　朱时辉

蜂蜜香蕉治便秘十分有效

我由于年老，经常患便秘，吃苦不少。后来我综合蜂蜜和香蕉均有滑肠通便之功能，每当便秘时，就喝蜂蜜糖水和吃香蕉，一般连吃两天，大便就不干燥了，也畅通了。

用法: 蜂蜜用温开水冲稀后服（千万不可用滚开水），用量以能够使温开水发甜为度。每天上午和下午各喝一杯，每杯200毫升左右，同时吃一两根香蕉。一般连吃两天，大便就畅通了。若便秘十分厉害，可以多吃几天，即能使大便软化畅通。

此法十分有效，便秘初期就用此方效果更佳。

荐方人: 广东广州有色金属研究院　胡应斌

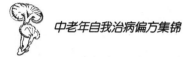

本方治便秘有彻底治愈效果

我老伴现年80岁,患大便干结20多年,吃多种中西药治疗,仍然反复发作。后经一中医介绍,用黑芝麻、核桃仁、大槐豆、蜂蜜混合熬汤喝,喝了三个月治好了。迄今已三年有余,大便正常。

具体做法: 每天中午饭前,把一汤匙黑芝麻、3个核桃仁、6个大槐豆(最好是九蒸九晒的槐豆)在石蒜臼内捣成糊状,放在砂(铁)锅中,加一碗水用文火熬20分钟,喝时再加蜂蜜一匙。

荐方人: 河南襄城县孙祠堂乡政府　冀树梅

引自: 1997年第8期《老人春秋》

生吃花生也能治好便秘

我老伴今年66岁,便秘已有10多年了。大小医院没少去,名医专家看过,中西药吃过,但效果都不理想。用药物治疗有副作用,停药即便秘,有时三五天,最多达一个星期也不大便,觉睡不好,饭吃不下,痛苦极了。2月的一天,我收到了老友寄来的《益寿延年食疗》一书,发现书中有一便秘食疗法:生吃花生30克,早晚空腹各一次。方法简便易行,我便让老伴试试。经过几个月食疗,效果很好,解除了老伴的痛苦。

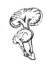

荐方人:辽宁省辽中县肖寨门镇小学　傅殿科

生嚼花生仁治便秘确实有效

我今年66岁,每次大便苦不堪言。偶见一食疗书载:"花生仁30克,嚼碎生吃,早晚空腹各一次。大多在服用两三天后,大便开始软易解。以后坚持长期服用,并可根据大便的质地适当增减用量,以不稀为度。谨忌辛辣、酒醪。"

我已用此方三个月,确实有效。

荐方人:辽宁瓦房店市监狱老干部　辛益山

按摩、呼吸、饮水法是治好顽固性便秘一妙招

我年轻时就患便秘,后来成了顽固性便秘。中西药用过十几种,只有短期疗效,最后形成痔疮、肛裂,痛苦不堪。

近十年来,除了多吃蔬菜、水果、粗粮外,自己摸索出了按摩、呼吸、饮水法,治好了顽固性便秘。

(1)按摩:晨起后,仰卧,两手相叠,沿脐周围顺时针方向旋转,按摩50次(多了更好);也可右手置脐右向上按摩,左手置脐左向下按摩,一上一下轮流进行。

(2)呼吸:晨起后,仰卧,行腹式呼吸。以鼻吸气时鼓肚约20秒钟再由口呼出,反复进行50次。

(3)饮水:晨起后,喝一杯温开水,凉开水更好。

以上三法均能增加腹压，促进蠕动。等到先排气后有便意时即行解便，不能憋。

三法可单独相继进行。如在起床前按摩、呼吸交替进行，起床后饮水、呼吸交替进行，效果更佳。

荐方人： 安徽省铜陵发电厂　韩文治

快速点穴治便秘屡获良效

我通过几年的练功实践，总结出一个小功法——快速点穴通便法，经过多人试用，效果较好。此法简单、方便、易学、速效，且老少皆宜。

具体做法： 大便时，两手拇指各点住食指的二间穴部位（此穴在食指经二节指纹上侧），用力点按9次为一遍，可连续按三至九遍。点时，一点一松，松压相间，就会收到立竿见影的效果。因为食指属大肠经，二间穴又在大肠经上，又因拇指属肺经，按中医理论肺为五脏属阴，大肠为六腑属阳，用肺经之阴气冲击大肠之阳气，从而促使阴阳平衡，增加血液循环，蠕动大肠，起到通便作用。

荐方人： 山东省邹平县水利局　刁忠江

生嚼慢咽青果可治大便秘结

我老伴患糖尿病多年，经治疗后有所缓解，但仍大便秘结、口渴多饮、尿频，给生活带来了诸多不便。

根据药典介绍,青果可入胃、大肠二经,能生津止渴。于是我老伴每天早、中、晚三次,每次2粒,将青果生嚼慢咽;又每15天用青果10粒(捶破)微火炖猪肚一个,吃肚、喝汤。

按以上方剂服后,3天之内就见显效,大便秘结、口渴多饮、尿频症状明显减轻。

荐方人: 重庆市渝中区七星岗领事巷7号　王明孝

坚持手脚穴位按摩
治便秘很灵验

便秘是指大便秘结不通,排便时间延长,欲大便而艰涩不畅。病后、产后及老年人气血两亏,使大肠传送无力,津液枯竭,不能滋润大肠而易发生便秘。

脚部选穴: 15、16、17、25。(见图15)

按摩方法: 15、16、17三穴要连按,双脚取穴,用按摩棒大头从15推按至17,每次每脚每三穴推按5~10分钟;25号穴用按摩棒大头从上向下推按,双脚取穴,每次每脚每穴推按5分钟。每日按摩两次,按摩后饮300毫升蜂蜜水。

手部选穴: 用梅花针强刺激37号穴,每手每穴3分钟;然后按19号穴区,每手每穴3分钟。每日数次。(见图16)

注: 有关按摩工具与按摩法,请详阅本书附录六。

福建省罗源县中房乡下湖村胡登辉同志谈切身体会:

我是一个老便秘者,十几年来苦于便秘,每天不服泻药无法通便。自从知道此方,每日3次用梅花针强刺激37与19号穴后，很快便能正常排便。后来停用麻仁丸、果导等药，每日下午都能排便。现在我每日坚持按摩3次以上。

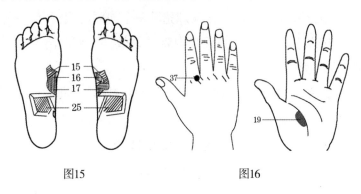

图15　　　　　　　　　　图16

肝硬化及腹水

巴蜡丸治肝病效果显著

配方及制法：巴豆500克，黄蜡500克（必须是蜂蜡），血竭150克。①巴豆去皮取仁。②将黄蜡放入勺内，烧化，再放入巴豆仁，炸成紫黑色，把蜡控出，晾干巴豆仁。③另用一个勺，把血竭研碎，勺内放蜡，使蜡溶化，放入血竭，使血竭溶化在蜡里面。血竭用量视黄蜡和血竭混合液的颜色而定，呈红褐色或枣红色时倒入小盆内凉凉。④将巴豆仁用7号针头扎住，往混合液里蘸一下，即成巴蜡丸。

主治：肝硬化、肝炎。对长期消化不良、各种疮症亦有明显疗效。

用法：每次5~10粒。每日2次，早晚各1次，可用白糖温开水送服。

注意: ①服药时均匀嚼烂。②禁酒、高脂肪及对胃刺激的食物。③服用此药停用其他中药。孕妇禁服。因本方中的巴豆有毒,患者应慎用。必要时,每日只限服5~10粒。服此药有大泻现象,易使患者虚脱,造成危象。体弱者,尤其老年人应禁服。

荐方人: 河南西华县逍遥乡李寨村　李振铎

验例: 李同志于1965年患肝硬化腹水,服用此药治好。之后有不少患者求此方,服后效果亦佳。

辽宁鞍钢南部机械厂福利科冷库尹奉玺用此方治好了鞍山市房产管理处生产科长已患六年之久的肝硬化。医生说患者只能活三年,后经尹奉玺用此方治疗,到医院透视会诊,确定肝疾痊愈,康复如常人。

147

服醋蛋液可消除
肝硬化腹水症状

我于1986年夏季得了肝病,去县医院检查为肝硬化(++);到冬季又去哈尔滨市医院一门诊做B超检查,诊断相同。西药点滴治疗,虽控制了病情发展,但仍有腹水,下肢浮肿已半年之久。服用2个醋蛋液以后,腹水消了,下肢浮肿减退。我一直坚持服用了15个醋蛋液,中间因未买到蜂蜜,停服了20天,以后又连续服用至年末。现在腹水消失,两腿也不浮肿了,饭量增多,体重也增加了,肝区不疼了,健康状况很好。

荐方人： 黑龙江木兰县民主三道街54号　白义

老虎草对肝腹水顽症有治愈效果

配方及用法： 取9棵鲜老虎草，5瓣大蒜，捣烂敷于左手寸脉上，可使腹水渐渐消退。

143团2营9连的崔秀英女士用以上方法治愈了多年未治好的肝腹水顽症。

荐方人： 新疆石河子143团9连老干协会　朱召法

引自： 1997年6月17日《老年报》

胆道蛔虫

此方治胆道蛔虫见效快

胆道蛔虫是一种急腹症，患者常痛得满头大汗，且反复发作，很难根治。我曾用此方治疗患者50多例，3剂明显见效，有效率达到100%。

配方及用法： 茵陈60克，龙胆草、大黄各10克，加水600毫升，煎成200毫升。每日1剂，分两次服。儿童用量酌减。在服药期间，可配合西药治疗：疼痛加剧，可用维生素$K_3$8毫升肌注，或阿托品0.5毫克、异丙嗪25毫克合并肌注。

荐方人： 广西环江县下南卫生院退休医师　谭训智

胆囊炎

大黄治急性胆囊炎 10例已全部治愈

配方及用法： 大黄30~60克，水煎，1~2小时服一次，直到腰痛缓解。

验例： 焦东海用此方治疗急性胆囊炎10例，全部治愈，平均2~3天腰痛及腰部体征消失，2天后体温正常，3~4天后白细胞恢复正常。

荐方人： 广西环江县下南卫生院退休医师　谭训智

引自： 1982年第2期《中西医结合杂志》

猪胆绿豆治胆囊炎效果显著

朋友之妻，患胆囊炎多年，经常复发。我给她服用猪胆浸绿豆，效果显著，现介绍如下：取新鲜猪苦胆一个（最好大而胆汁多的），不要浸水，在猪胆上口剪一小洞，倒去部分胆汁，加入干净绿豆若干，以胆口能够扎紧为度，然后用细绳将猪胆吊挂在阴凉通风处，6~7天后风干倒出绿豆，晾干豆身。每次取20粒绿豆捣烂冲服，每日3次。10天见效，如不愈可连服2~3个猪胆料。

荐方人： 江苏省启东市寅阳永兴小学　黄锡昌

引自: 广西科技情报研究所《老病号治病绝招》

四味汤治慢性
胆囊炎6剂可痊愈

我妻患慢性胆囊炎, 时轻时重, 缠绵日久。1992年偶得一秘方, 服3剂疼痛消失, 服6剂后症状全无, 至今未再复发。

配方及用法: 玉米须60克, 茵陈30克, 山栀子15克, 广郁金15克, 上药水煎服。

荐方人: 陕西省高陵县电力局　刘泽民

引自: 广西科技情报研究所《老病号治病绝招》

150

治胆囊炎病服
猪胆江米3剂可明显见效

我患胆囊炎3年, 经常服用消炎利胆片和胆石通, 服药期间尚有效, 可就是去不了根。后来偶得一则验方, 我仅服用3剂, 现已痊愈。

配方及用法: 猪苦胆一个, 江米150克。将江米炒黄后与猪苦胆汁混合在一起备用。每天早晚各服10克, 用面汤或温开水冲服。一般轻者3剂, 重者5剂即可治愈。

说明: 服药期间忌食辣椒。

荐方人: 河南省西平县出山乡　贾清江

胆囊炎用猪胆江米
治疗确实有效

我患胆囊炎27年之久，经多方治疗，只获暂时缓解，不能根除病痛之苦。

《老年报》刊方，有治愈胆囊炎的报道，我便照方服用3剂，效果十分明显，使我多年的胆囊炎得以痊愈。现已八个月过去，没有复发。

配方及用法：江米150克，用锅炒黄，将一个猪苦胆的胆汁倒入搅和。每天早晚各一汤匙，7日服完。

荐方人：黑龙江哈尔滨市南岗关街134号3楼1门　周连道

胆结石

常吃核桃可治好胆石症

我从1986年起经常感到腹部隐痛、胸闷，并伴有恶心、呕吐、寒战、发热等症状，经医院诊断为胆石症—胆囊息肉。经过一年治疗后，虽然病情暂时得到控制，但无法治愈，而且须严格忌食，弄得我精神萎靡不振。一次偶然的机会，我看到一篇《核桃有排石功效》的文章，就试着吃核桃，平均每天吃4颗大核桃或10颗小核桃（又称山核桃），天天坚持，从不间断。

吃了三个月后，腹痛减轻了，半年后则感觉不到隐痛了，腹胀、呕吐的症状也不再出现。后来我再到医院做B超复查，胆囊息肉和胆结石消失了。

核桃为什么能治疗胆石症呢？胆结石的形成多与饮食有关。经常食用高动物蛋白、高脂肪及高糖食物，能使胆汁中的钙和草酸含量增加，促进前列腺分泌过多，从而导致胆汁中黏蛋白增多，与胆汁中的钙离子形成胆结石。若能相对减少胆汁中的黏蛋白，就可以达到抑制胆结石形成的目的。核桃仁能破坏对人体有害的黏蛋白和钙离子，兼有排泄、消退、溶解的功能，所以能消除胆结石。

服食核桃虽无副作用，但年纪大、体质差、消化吸收功能弱的患者，一次不可多吃，4颗核桃应分中午、晚上两次服食，或先一次只用一颗，过一段时间消化系统适应后再增加到两颗。另外，阴虚烦躁、身体易出血者不宜多服、久服，可采用少量服、断续服的方法，直至胆结石消失。为巩固疗效，胆结石消除后仍要坚持服食核桃6个月以上。

荐方人：浙江桐乡水利农机局　吴健生

此方治疗胆结石可不复发

我因腹部右侧疼痛难忍住院治疗，做B超检查确诊为胆结石，吃了不少药，都不见效。后来服以下药物痊愈了，十几年没再犯过。

配方及用法：金钱草50克，郁金50克，滑石50克（另包），制乳香30克，制没药30克，甘草30克，鸡内金60克，山甲60克，大黄30克，猪苦胆50克（焙干），火硝30克（另包），白矾30克。上药混合碾成面（用罗筛），用空心胶囊装好。每天3次，每次4丸。吃半年即愈。

荐方人：河南平顶山市卫东区　陈俊杰

引自：1997年第4期《老人春秋》

南瓜配胆乐胶囊
也可治愈胆结石

山东菏泽地区商业局马凤娟胆囊萎缩，内有一块1.5厘米×1.6厘米结石，一日三餐吃南瓜（蒸、煮，或做汤、粥），同时每日3次配服胆乐胶囊，40天后胆结石症状消失。再吃50天，做B超检查，结石不见。

引自：1998年第1期《农村百事通》

153

循环系统疾病

高血压

坚持喝醋蛋液可使
高血压不再升高

我今年52岁，患高血压将近30年，曾发生过小中风。发病时口眼歪斜、血压升高，致使半身不遂，行动不便。

住院期间，亲朋好友多次告诉我，喝醋蛋液能治高血压。我当面答应试试，实际上根本没喝。因为我住院两个多月，吃药、打针，多方治疗，均无明显效果，而醋蛋液非丹非药，会有好效果？我心里总是这么想。出院后我身体状况越来越糟，血压一直在240/110毫米汞柱左右；左心室充血扩大，已导致了冠心病。

在家养病期间，亲朋好友来探望我，不停地热情介绍某某人喝了醋蛋液病情有好转，或某某人用了醋蛋液血压变正常。由于病情恶化，再无别的方法，我只好服用醋蛋液一试。一个月后，我感到身体舒坦多了，比较明显的效果是：原患痔疮，不再外露；大便不再秘结；睡眠比以前好；血压下降到140/90毫米汞柱。于是，我坚持服用醋蛋液，不久血压下降到

130/60毫米汞柱。我简直不敢相信, 醋蛋液竟然有如此功效!

荐方人: 浙江省东阳县教师进修学校　万玉苓

蚕沙枕头能使
高血压不再回升

蚕沙枕头的制作方法: 取干燥蚕沙(蚕屎)2千克左右装入长方形布袋中缝好, 然后放入正常使用的枕头之中, 必须将蚕沙口袋放在枕头的内上方, 便于接触患者头部。

疗效: 我八十高龄的老母, 患高血压二十年之久, 平时一直口服降压片, 剂量逐步增大, 最大量一次达规定剂量的4倍。尽管如此, 也只能减轻症状, 不能从根本上解决问题, 整日头晕目眩, 经常卧床不起。后来改用蚕沙枕头治疗, 现在血压已稳定在正常范围内, 而且还能做一般家务活。

此方操作简便, 效果极佳, 无副作用。

荐方人: 江苏滨海县港务管理处　张锦栋

服醋蛋液确实能控制高血压

今年元月我给姨姐夫(山西省粮食局离休干部李克维)寄去《醋蛋、气功》一书后, 他立即服用醋蛋液并介绍给一些邻居和老同志, 均收到良效。现将回信摘录如下:

谢谢您的关心, 寄一本"宝书"《醋蛋、气功》予我。收到书后, 我即动手制作醋蛋液, 迄今已经吃了七八个, 效果很好。

以前左脚左手麻木，右手指疼痛，尤其晚上难受极了，还有小便失禁，现在都好多了，睡眠也好了，血压也正常（原来是多年的高血压）。

荐方人：四川省灌南县实验小学退休教师　邓泽源

吃醋泡鸡蛋
治高血压很有效

配方及用法：食醋500毫升，倒入茶缸内，泡一个红皮鸡蛋，经6~7天泡成软蛋后，剥去软皮吃下，接着再泡一个。如此连吃三个，便可见效。

验例：河南罗山县定远乡高冲村陈圣明患高血压，服此方一次，已维持血压正常四个月以上。

荐方人：河南罗山县定远乡七湖村　秦源定

吃醋豆治高血压有良效

我和老伴都已退休，多年来身体不好。我在1992年患了糖尿病。我老伴多年患高血压和肩周炎，常年吃药，血压一直时高时低。1996年2月，我们了解到黑豆治大病药用办法，便到市场上买回2瓶9度米醋和500克黑豆，用醋将黑豆浸泡20天后，每天早晨空腹服用。到现在已坚持一年多，我老伴已不用降压药，病已不知去向；我的糖尿病通过一年多来吃醋豆治疗，同时每天服用优降糖及降糖灵各1片，"三多"现象消失了。

荐方人: 河北保定市南市区南白衣巷27号　李颖
引自: 1998年2月26日《老年报》

陈醋冰糖能使血压保持正常

据友人讲,他老伴多年的高血压病终于治好了,并且很长时间没有犯过。他使用的方法是:用陈醋一瓶(约400毫升),冰糖200克,姜适量(切片),一起放入大口非金属容器内,泡四五天后,待糖溶解,姜浸出姜汁亦溶于醋糖内时,即可服用。

用法: 每日早晚空腹服一汤匙,至血压恢复正常。

此方无副作用,高血压患者不妨试用。

荐方人: 辽宁沈阳市大东区凯翔一街63 – 11　王成良
引自: 1998年4月3日《晚晴报》

鬼针草治疗高血压效果独特

我是广西壮族自治区融水苗族自治县组织部的退休干部,现年66岁。十多年前,我的身体很差,经常患多种疾病,特别高血压显得更为严重,虽然经过医院治疗有所缓解,但需天天服药才能控制,十分苦恼。后来,经朋友介绍,用鬼针草治疗高血压后,收到了显著的疗效。我在本县苗山上找到了这种草药,拿回来后便用水煎(每次用干草药30克),当茶试服三五天,结果出现了独特效果,血压恢复正常,并长期保持稳定。

鬼针草的独特之处在于：患有高血压的病人服后血压降至正常，血压偏低者可以回升，血压正常者没有变化。它确实是防治高血压、心脑血管病的特效药物。

荐方人: 广西融水苗族自治县委组织部　韦绍群

鬼针草治疗高血压很有效

提供"鬼针草"治疗高血压方法的人，是韦绍群同志。他是广西融水县委组织部离休干部，离休后研究鬼针草达8年之久。他亲自种植鬼针草，然后制药、留种，寄给全国各地的患者。他就是这一方药的受益者，自从服药后，血压平衡，自觉症状良好，食欲增加，睡眠明显好转。过去走路困难，现在走上二十里路也不费劲了。

据来信反映，全国数名患者服药后，一致认为韦绍群推荐的"鬼针草"是治疗高血压的一种好中药。用量：每次鬼针草8~10克，加入500毫升水煎服，每天2次。最好戒烟酒。一般服用1~2周血压维持正常。

近几年，临床应用鬼针草治疗高血压病取得显著疗效，有效率100%，痊愈率98%。

鬼针草亦称金盏银盘、三叶鬼针草，民间称为老鼠枪、长寿草等。

服法用量: 每天取鬼针草（干品）10克，先将其洗净，然后加水500~1000毫升，烧开即可当茶饮用。也可每次用干鬼针草

30克, 加水2000毫升, 煎后当茶饮, 一日内服完。连服3~5天见效或恢复正常, 并长期保持血压稳定。

引自: 1997年10月28日《老年报》

生芹菜拌大蒜
治高血压效果很好

芹菜含有高密度脂蛋白、胡萝卜素等, 有降压、抗动脉硬化作用。大蒜含有高密度脂蛋白, 可降血脂, 降胆固醇, 增强心肌收缩力。芝麻油含维生素E, 有抗自由基氧化作用。

方法: 将芹菜50~100克切细丝, 再将两瓣新鲜大蒜切碎, 加入少量食盐及醋, 以微咸微酸为度, 放入芝麻油2毫升和味精少许, 拌匀后即可食用。

我曾连续食用3个月, 对我的高血压、心动过速疗效很好, 身上的老年斑也逐渐消失, 无任何副作用。

荐方人: 湖南永州二中教师　邓冰浦

引自: 1997年第3期《健康指南》

鬼针草治高血压
和冠心病均有效

我对纯中药鬼针草如获至宝。我患有高血压、高血脂、冠心病伴心绞痛数年, 而且症状很重。我长年服用西药, 每年花费数千元, 服药后还有后遗症。我写信给广西融水县委组织部

159

韦绍群同志，求得中药鬼针草。服药后半个月，自觉症状明显好转，头痛头晕消失，全身有力，食欲增加，血压由服药前的180/110毫米汞柱降到138/80毫米汞柱，胸闷、气短消失，心绞痛消失。服药半年后，我深深地体会到中药鬼针草疗效肯定、可靠，它不但治病，而且还防病。

荐方人：云南弥勒县委　吴培智

引自：1998年2月17日《老年报》

吃木瓜也能治好高血压

我是高血压患者，经过多家医院治疗，均未痊愈。

正当我治疗无门之际，唐河县大河屯乡张湾村我的一位亲戚来看望我，并带来了用木瓜治疗高血压的方法，我愉快地采用了。

此方法简单易行，无副作用。在当年木瓜成熟的时候，我便开始吃起了木瓜。将木瓜洗净，除去内核，切成细丝或薄片，加入适量白糖，蒸熟即成，味道酸甜可口。每天要持续不断地吃，次数与用量可灵活掌握。

我的体会与感觉是这样的：当感到双眼干涩或鼻孔出气太热或口腔干渴时，是用量过多的反应，可减少用量或停吃三两日后再继续吃。不应希望吃上十个八个木瓜，十天八天就获得显著效果。我是经过两三个月之后，不知不觉下肢浮肿消除了，头晕、胸闷等现象也没有了，血压也正常了。迄今已有13年之久，一直没再犯过。

荐方人: 河南泌阳县泌水镇一中　宁福庆

用白矾枕头降血压效果极好

配方及用法: 白矾3千克, 筛去碎屑, 将大块碎成蚕豆粒大小, 装入用白布缝制的枕套中, 缝口后当作枕头即可。

荐方人: 河南汝南县粮食局　陶长治

验例: 邻居李大娘, 年逾古稀, 曾患高血压, 头晕目眩, 行动艰难, 枕白矾枕头半年, 血压正常, 头也不晕了。现已把白矾枕头借给了别人。

辽宁凌源市松岭子乡大厂子村高吉沟组崔权用此方治好了他姥姥多年的高血压病。

辽宁西丰县农话局(驻段)王国春的父亲患高血压, 在医院开了许多降压药和降压丸, 吃了都无效。后用此方效果很好, 现在头也不晕了。

内蒙古扎赉特旗二轻局屈振清用此方治好了他爱人十多年的高血压。后来又将此方介绍给四五位患高血压的病人, 都收到了好效果。

湖南汨罗市白水镇邓家村马家组马伟军的父亲因患高血压引起中风偏瘫, 曾花费万余元, 吃药打针都无效, 照样头晕。用此方后, 头不晕了, 体质大有好转。

香蕉皮熬水喝
可使血压恢复正常

我去年春节后一度身体不适, 经检查血压160/95毫米汞柱。一离休老干部给我介绍, 用香蕉皮2~3个熬水喝, 每天3次, 连喝3天 (只能喝3天) 即好。我照此法做, 3天后去量血压, 血压降为140/90毫米汞柱。后经多次检查, 血压一直稳定, 有时还更低些。又将此法介绍给5位患者用过, 都认为是经济、简便的降血压良法。

荐方人: 河南孟津县委　陈新富

自配山楂白芍饮料
对高血压有良效

1982年3月, 我患了高血压病, 服多种药治疗, 始终不能根治。从1984年5月开始, 我饮用了一种疗效很好的保健饮料, 经过3年的饮用, 我的高血压病好了。

饮料配方: 山楂7~10克, 白芍5~10克, 冰糖3~5克 (此为一天的干料量, 若使用鲜料应适当增加用量。不喜欢吃甜味的, 用山楂10~15克, 白芍5~10克即可)。以上各味每日只用料1次, 早、中、晚用大茶缸放在炉子上煮开, 即可当茶饮用。煎服前, 要用温水将山楂、白芍洗净。

荐方人: 河南省南阳军分区　王忠魁

引自: 广西科技情报研究所《老病号治病绝招》

喝枸杞茶治高血压也有效

去年我的血压曾一度偏高, 低压超过95毫米汞柱, 高压160毫米汞柱以上, 且有发展趋势。一位老中医告诉我, 不能掉以轻心, 要注意预防高血压, 并向我推荐枸杞茶, 说可治高血压。他说: "枸杞是滋养肝肾、明目的良药, 有降血压、降胆固醇、防治动脉硬化的作用。一般每日用量30克, 泡水, 饭后当茶饮。" 照此法, 我每天早晚饭后服用, 连服10天, 有明显疗效。据介绍, 西藏、新疆和宁夏产的枸杞, 疗效更佳。服用一段时间后, 参加全区老干部体检, 血压120/80毫米汞柱, 食欲增加, 睡眠良好。

荐方人: 山东枣庄市薛城临山路29中　　王式祥

吃黄连素能治好高血压

我是多年的高血压患者, 吃复方降压片和牛黄降压丸, 血压始终降不下来, 感到很痛苦。我到处求医问诊, 经老中医介绍吃黄连素有效。据了解, 黄连素除用来抗菌止泻外, 还具有抗心律失常、降血糖、降血脂的功能, 对降血压有极好的疗效。

我口服黄连素3~5天后血压开始下降, 6~9天在最低值, 治疗过程中头痛、头晕、失眠等症状也有明显改善, 没有任何副作用。对于常用降压药无效的高血压患者，不妨试用一下黄连素。

荐方人：辽宁新民市离休干部　刘朝贺

白矾枕头治高血压真见效

山东周村淄博制丝厂退休工人杨宪文的老伴是一个多年的高血压病人，高压经常达190毫米汞柱，降压药吃了不少，但血压忽高忽低，效果不好。后来用"明矾枕降压"一方后，高压降到160毫米汞柱，并且血压一直十分稳定。至今已一年多了，没有再犯高血压，降压药也停了。

方法：2.5千克白矾，将其捣成直径1厘米大小的碎块，扎紧袋口，每晚枕着睡觉。

低血压

服醋蛋液能使低血压恢复正常

我多年患有低血压（高压90毫米汞柱，低压50~60毫米汞柱）。随着年龄增长，记忆力有明显减退，读书用脑不能持久，感到脑供血不足。在1987年7月又得过脑血栓，在嫩江县医院住院治疗，天天滴丹参，几个月后仍觉头晕、头痛。经服用2周醋蛋液后，头脑清醒多了，读书用脑能持久了。服用3周醋蛋液后，头痛好了，记忆力也有好转，血压基本恢复正常。

荐方人: 黑龙江嫩江县伊拉哈镇离休干部　许恩福

醋蛋液治低血压确实有效

醋蛋液能治低血压,这是我个人服用后的体验。我过去一直是低血压,高压90~100毫米汞柱,低压是60~70毫米汞柱。用了几个醋蛋液后,血压就变正常了。近半年来血压一直保持在高压100~120毫米汞柱,低压80~90毫米汞柱,精神好多了。我们所还有一位老同志原来是高血压,经过喝醋蛋液后血压降到正常。我用醋蛋液却升高了血压,看来醋蛋液对血压有双向调节作用,真是个宝哇!

荐方人: 黑龙江省军区第三干休所　李玉良

鬼针草既治低血压又治高血压

我很长时间自觉头晕、头重脚轻、全身乏力、睡眠欠佳,干点活就喘,尤其是夏天上述症状更严重,医生诊断是原发性低血压,血压100~105/60~70毫米汞柱。药用了不少,始终没有明显效果。自从我服用了《老年报》介绍的鬼针草中药,半个月后,自觉全身有力,干活有劲头,头晕症状消失了,睡眠也好了,食欲增加了,血压维持在120/80毫米汞柱左右。

鬼针草不但治低血压,还能治高血压。我老伴患高血压10年多,头晕、头痛严重,活动困难,全身无力。她也开始口服鬼针草，服药1周血压开始下降。半个月后非常意外地发现，血压由过去180/130毫米汞柱降至130/80毫米汞柱，血脂化验正常。我们老两口乐得合不上嘴，花钱不多，治好了我们的病。鬼针草真是稳定血压的良药。

荐方人：河北石家庄新华区清真寺街　史恒秀

引自：1997年9月25日《老年报》

坚持手脚穴位
按摩治疗低血压有效果

低血压症状是头昏、头涨、心慌、多汗、面色苍白、四肢发凉、体弱无力。低血压多由神经官能症、甲状腺功能减退、慢性疾病的消耗所引起的营养不良以及药物反应引发。

患有低血压的人常感手、脚冰冷；由于低血压患者内脏一直处于缺氧状态，常有疲惫感；由于头部缺氧，突然起立时会产生眩晕感。

低血压有一种简单的检测方法：用拇、食两指横捏中指根处，稍用力后，如被捏的中指根朝拇指方向有痛感是高血压表现；如被捏的中指根朝小指方向有痛感，表明是低血压。

脚部选穴：22、23、24、42、1。（见图17）

按摩方法：22、23、24三穴要连按，用按摩棒大头从22斜推按至24，双脚取穴，每次每脚每三穴推按10分钟；42穴用拇指自后向趾尖方向推按，双脚取穴，每次每脚每穴推按

5分钟；1穴分布于双脚十趾趾尖处，用拇指和中、食指捏揉，每次每趾捏揉2~3分钟，10个趾尖处要逐个捏揉。每日按摩两次。

手部选穴：用梅花针刺激23、24、48、58四穴，每手每穴3分钟，然后再指压以上四穴，每手每穴2分钟；如经常起立有眩晕感，再加按16、42两穴，每手每穴2分钟。每日数次。（见图18）

注：有关按摩工具与按摩法，请详阅本书附录六。

验例：贵州省安顺师范专科学校王界平，收到《手部穴位病理按摩法》如获至宝，晚间未看电视，一直捧读至21点。次日即按书中方法选穴，自己除疾，果真尝到了甜头，现在低血压、低血糖症状已大有好转。

167

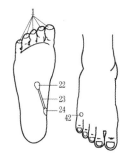

图17

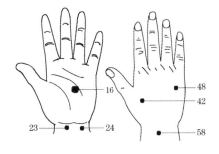

图18

脑动脉硬化

服醋蛋能促使脑动脉硬化、心血管病好转

我今年63岁，自1980年以来，身体就开始陆续添病，头晕、抬不起胳膊、牙疼、舌头发硬、四肢麻木、五指握不到一起，后来发展到两腿时常抽筋，伸缩、走路皆困难，大便后站起时需扶墙，半天走不出厕所，心里也越来越没底，感觉活得很吃力。后来，用100毫升醋泡了1个鸡蛋，只喝了蛋清和蛋黄，蛋皮和醋都扔掉了，这样吃了8个鸡蛋后，去省医院复查，原来的脑动脉硬化、心血管疾病都见轻。医生问我吃了什么特效药，我告诉说只吃了几个醋泡蛋。以后我又制作醋蛋继续服用。现在我四肢麻木已恢复正常，头不晕不疼了，腿抽筋的毛病也已根除，15年的牙疼病也好了，舌不硬，吃饭也香甜。

荐方人：河南民权县贸易路208号　刘金俭

醋蛋液能治好脑动脉硬化后遗症

我是左下肢神经伤残的残废军人，走路很不方便，去年春天开始拿物哆嗦、走路颤抖、口唇偏斜，经医院检查，确认为脑动脉硬化，服药、打针治疗，效果不明显。服醋蛋液后，写字

手不哆嗦了，走路腿也不发颤了，就连我的习惯性便秘和失眠症也好了。我老伴有风湿性腰腿痛的毛病，自喝醋蛋液后，腰腿也不痛了。

荐方人：山东枣庄市　单尚竹

心脏诸病

练下蹲可使心律恢复正常

我在《老年报》上看到张谏同志的文章《练下蹲能强心》后，便照法锻炼，真正达到了祛病健身的效果。开始看到此文章时有点半信半疑，因为近几年来我时常坐着看书、看报、写字，或思考问题时间长一些，或因蹲位过久站起时感觉眼前发黑、眼冒金花，而且每天都几次出现心律失常症状。

后来，我抱着试试看的态度，开始按张谏同志介绍的练下蹲方法：预备时两手插腰，双脚开立与肩同宽，双目平视前方，然后松腰屈膝慢慢下蹲，下蹲时脚跟离地，重心落在前脚掌上，上身尽量保持正直，避免前倾。同时，口念"呵"字音，意念随着下蹲动作将浊气从丹田深处引出体外。起立时咬紧牙关，气沉丹田，随着吸气站直身子。如此周而复始，坚持每天早晚各一次，每次下蹲36下。我练了四个月后，果然奇迹出现了。实践证明，下蹲运动确实能增强心脏活力。

我的身体不适症状完全消失了，心律也正常了，练下蹲使我这年过花甲的人身体健康，精神比过去好了，干活也有了力气。

　　荐方人: 黑龙江富裕县退休教师　李长富

吃醋豆对心肌
缺血症有改善效果

　　我患有冠心病、高血脂症,心前区疼痛和胸闷,头晕,全身倦怠,失眠多梦。去医院检查心肌严重缺血,滴注丹参等药物后症状减轻。经朋友介绍吃了一段时间醋豆后,头晕、脖子硬症状彻底改善了。

　　我感觉醋豆对改善微循环,软化血管,促进血液循环有一定作用,可以加快新陈代谢,达到治病康复效果。

　　荐方人: 黑龙江哈尔滨市道外区荟芳里小区　王淑媛
　　引自: 1998年2月17日《老年报》

吃醋豆能治疗心脏早搏症

　　1993年9月,我突发心律不齐、早搏症,心脏每1~2秒钟就偷停一次,思想上有些紧张,便及时到大医院请有关专家诊治,确诊为冠心病。自1994年2月起,病情加重,早搏发作次数由原来半月一次增加到每星期或3~4天一次,每次持续时间由3~4小时增加到24小时以上,服用一些药物也控制不住。

　　这时,我想起了醋豆可治心脏病的单方,我便制作醋豆服用,每天早晚各一次,每次15~20粒。服后一星期,就感到病情明显减轻，心中很高兴。这样，我连续服用了四个月后，为了提高疗效，我又采取三疗程服法，即在连续服用15天后，停服一星期，再进入下个疗程，如此连续进行。我服用醋豆只有近半年时间，心脏早搏现象便已完全消失。

荐方人：湖南省衡阳市水电局　汤先德

用拍打胸部法可治好早搏

三年前我患了早搏，7~8次/分。一位中医朋友告诉我，拍打胸部可治早搏。

具体拍法：左手掌拍右胸部，右手掌拍左胸部，交替进行，各拍120次，早晚各一次。经过一年多的拍打，早搏基本痊愈，偶尔1~2次/分。另外两个朋友试用此法，亦治好了早搏。我的几位身体健康的同事，在空闲时间采用此法锻炼，感到心胸舒畅，有健身效果。

荐方人：河北峰峰矿务局总医院　刘德沛

服黄连素可使心律失常恢复正常

我今年70岁，患心律失常已5年多，虽经多方治疗，西药长期服用，但效果甚微。

去年在《老年报》上看到"黄连素可治疗心血管疾病"，当初我认为是不可能的，直到去年8月份由于用多种药物治疗未愈，就试用了黄连素，每日3次，每次3粒（饭后服），其他药物停用。经过1个月服用，效果显著，心悸基本消失，心律恢复正常。为了巩固疗效，我又连服2个月，现已基本正常。另外，我的血压偏高，服用黄连素后，血压亦正常了。

荐方人：江苏省宜兴市大塍镇曹家村　潘志安

服醋蛋液治心绞痛很有效

我们单位小车司机的父亲是市建公司的木工，姓徐。徐师傅今年74岁，退休在家，冠心病缠身，尽管不断服药，天天早晨去山上锻炼，也是不断犯心绞痛，严重了就住一段时间医院，缓解了出院，而后还是犯病。1987年冬，开始服用醋蛋液，不再用别的药，一段时间后冠心病不犯了，也能吃饭了，体质也更健壮了，又胖起来了，整天除了上山跑步、练剑外，一天闲不住，浑身是劲。

荐方人：黑龙江双鸭山市离休干部　安国桢

吃醋泡小黑豆
能治好心绞痛

我是黑龙江红兴隆农管局所属江川农场的离休人员，叫刘农，今年75岁。1992年5月得了冠心病、心肌梗死，5月上旬曾抢救两次，后住院治疗将近两年多，出院回家服药休养。当时身体情况是手挂拐杖，最多只能走百余米，还得歇两气，同现在比简直是判若两人。在家休养一年多，始终不见好转。有一天，在《老年报》上见到"醋泡小黑豆治大病有神奇疗效"的报道，其中还介绍黑龙江省通河县老干部局杨枫同志愿意为需要者代购代邮小黑豆，我便请杨枫同志给我邮来2千克小黑豆。按要求在9度米醋里泡两个月后才能服用，我治病心切，泡到一个月时，就开始服用了。从开始吃时发硬到第三个疗程时的发软（每疗程三个月），从4月吃到12月，共吃了三个疗程就明显见效了。

我体质明显增强，走路时的拐杖在前几个月就扔了。过去一感冒就打点滴，现在吃点药就好了，多年的气管炎没有了，心绞痛也没有了。每天睡眠也好了，大便也不干燥了，口服药基本上减掉了。现在，冬季也敢理发、洗燥了，头发也黑的多白的少了，肠胃病也好了。为了进一步增强体质，我打算今后长期服用小黑豆。

荐方人: 黑龙江桦川县江川农场离休干部　刘农

用醋豆治冠心病也有效

1996年6月，我看到醋豆能治疗冠心病的消息后，便开始服用，早晚各1次，每次10~25粒。我已经吃了半年，冠心病病情大大缓解，别的药都停了，但醋豆没敢停。曾咨询过中医，他们说，醋豆主治心肌缺血，有扩张血管的功能。

注: 醋豆制法请详阅本书附录五。

荐方人: 黑龙江海林市复兴粮库　吴德鹏

引自: 1997年9月18日《老年报》

吃南瓜粥治冠心病可不再复发

我是一名药剂师,又是一个冠心病患者,时常感到胸闷,喘不过气来。服药后症状虽有所缓解,但始终未能根治。

我自家种了一点南瓜,从9月初起每天吃一顿南瓜粥,连吃一个月,冠心病一直没有复发。

方法: 每次取成熟南瓜100~200克,与大米同煮成稀粥,加入少许糖(稍有甜味即可),一日一顿。

荐方人: 黑龙江萝北县军川医院　姚连江

用蛤蟆制药蛋能治好肺源性心脏病

我妹妹53岁,1994年秋患慢性肺源性心脏病,气喘、咳嗽、多汗、呼吸困难、全身无力、饮食不振,入院治疗半个多月效果甚微。我自制蛤蟆药蛋给其服用,开始每天上午空腹服一个,服药蛋后第三天咳嗽、气喘、出汗有所减轻,继服到第七个时病情减半,后改为每两天服一个,服30个症状全部消失。后又服药蛋30个,至今病未见复发。

配方及用法: 大活蛤蟆一个,新鲜鸡蛋一个,地下60厘米深无污染的黄泥1千克。把黄泥用清水浸润,用手搓至做火砖胚的泥巴状。把鲜鸡蛋洗净,再把活蛤蟆用小刀从腹部剖开,切口能放进鸡蛋即可，把蛤蟆内脏全部去掉，在去内脏时动作要轻（注意：千万不要把蛤蟆胆弄破，蛤蟆胆有大毒，吃后会发生中毒）。然后把蛋塞进蛤蟆腹内，用棉线把切口缝合，把蛤蟆双脚屈向腹皮，再用搓好的黄泥胚把蛤蟆全部包住，厚度3厘米左右，放在木炭火上烧烤，并不断地翻动以熟均匀，火力不要过猛。若发现有裂缝当即用泥浆补好，防止蛤蟆体液外流影响药蛋的质量。当烧烤70~80分钟，黄泥表皮变红色说明药蛋已熟透，即把药蛋取出去壳温服（忌冷服）。

开始服用药蛋时，每天上午空腹服1个，连续吃7天，从第八天起至第三十天，每两天吃1个（即隔一天吃1个），从第三十一天起至第七十天，每三天吃1个（即隔两天吃1个），可获痊愈。

禁忌：从服药蛋起的数月内忌烟、酒，以及酸、辛辣等刺激性食物。若汗水将衣服弄湿，要立即更换，防止感冒。

荐方人：广西昭平县昭平镇福城街39号　　邱锦铨

冬虫夏草治风湿性
心脏病4剂可愈

我母亲患风湿性心脏病多年，多方求医不见效。别人介绍一方：白公鸭一只，冬虫夏草5克。公鸭杀后，除净毛、头、爪和内脏，将冬虫夏草放入鸭肚里，盛装在瓦钵里，加适量水，放在锅内蒸熟，饭前喝汤吃肉，一顿能吃多少就吃多少。我母亲连吃4只，病获痊愈。（任凤祥）

175

引自： 广西科技情报研究所《老病号治病绝招》

猪胆汁泡绿豆
治心脏病明显见效

我同事雷明之妻，多年患心脏病，心力衰竭，气短，不能做家务，走路也很困难。服用猪苦胆汁泡的绿豆不到一个月，就能做点家务活，早起给家人做饭。

具体方法： 将鲜猪苦胆破开装满绿豆，封好口，挂在通风处，大约六七天绿豆泡涨，胆汁已尽。这时把绿豆倒在玻璃板上面晒干，碾成面即可服用。

每天可吃2~3次，每次服5~6粒的量，饭前、饭后服均可。一次购买猪苦胆的数量可根据病情而定，病情不太重的，一般用3~5个猪苦胆泡的绿豆就可明显见效。

荐方人： 黑龙江省经贸厅（商业厅）退休干部　衣建材

服蚂蚁粉能使心脏恢复正常

吉林浑江市三岔子区农行干部宋元堂，因患心脏病、肝炎、高血压、手麻、浮肿等住院，大夫下过病危通知。他服蚂蚁粉10天后，请医生检查，心脏正常了，浮肿消失了，手不麻、肝不痛了。

我吃醋豆也治好了心脏病

我从1987年患冠心病，到1991年四年内住过五次医院，虽有所缓解，但心律不齐、早搏问题总解决不了。在治疗期间，一朋友告诉我，醋豆对高血压、冠心病、肝炎、便秘、糖尿病等都有较好的疗效。我听说后，马上叫家人去想办法弄来。经过8天醋豆辅助治疗，早搏问题真的解决了，医生给我做了一次心电图，告诉我心律已恢复正常。出院后我坚持吃醋豆，整整吃了四年，迄今为止，没有因冠心病复发到医院住过院。有时碰到气候突变，胸部出现不适，嘴里含上几粒速效救心丸，20分钟后就缓解了。过去从一楼走到二楼气就急，胸就闷，现在按过去上楼的速度走到五楼也没事。

醋豆制法： 取生大黄豆用9度米醋浸泡，浸足6个月后，即可取出生食。

怕吃醋者，可在豆内加点红糖或蜂蜜。日服2次（早、晚各一次），每次10粒，嚼碎吞下。

我的吃法： 头一年每次10粒，第二年每次7~8粒，第三年每次5粒。

尝到这一甜头之后，我到处宣传醋豆，有时发现老同志患冠心病住院，就主动送醋豆上门。实践证明，醋豆对心脏病确有疗效。

荐方人： 浙江缙云县农业银行经济师　赵晋

177

此偏方治肺心病有良好效果

崔跃廉同志原是黑龙江虎林县水利局基层水利管理站的老站长，今年66岁，染上肺心病已有13年，近几年病情加重，每年都要住两次院。犯病时喘不上气，吃不下饭，浑身无力，步履艰难。平时怕感冒，一感冒就发烧，不打针不退烧。今年3月份住院很反常，打针也不退烧，用了先锋霉素，注射40多天也不见效。崔跃廉被病痛折磨得骨瘦如柴，体重只有40多千克。每顿饭也吃不了几口，呼吸困难得经常一口一口地"倒气"，生命垂危，家人背后落泪。突然邻居传来一验方：白胡椒20粒，木鳖子（去皮用，毒药）100克，黑丑、白丑各50克。将上述四味药烘干，研成末，再用白皮鸡蛋清4个拌匀后敷在脚踝骨上部（男左女右）。

禁忌：一个月不准吃梨。一剂药敷15小时，与第二剂药间隔最好半个月以上。

崔跃廉只用了一剂药，体烧渐渐退了，能吃饭了，喘气顺了，身体有劲了。

现在他每天能漫步2.5千米，同老朋友一起下棋、打麻将，还帮助老伴洗碗、做饭、拾掇菜园子。7月1日还兴致勃勃地随老干部们去石林河水库旅游了一天。

引自：《老年报》

服醋蛋液治好了我的冠心病

黑龙江哈尔滨市食品工业研究所工程师俞裕众曾寄给我关于"醋蛋液"治疗陈病顽疾的资料,其中介绍了醋蛋液的营养和食疗价值,可治疗小血管及消化系统、泌尿系统、神经系统的40多种疾病。我伏案工作将近50年,身体比较肥胖。三年前患高血压和冠心病,吃了不少中西药,久治不愈。我立即制作醋蛋液服用,大半年后再到医院复查,一切正常。现在精神很好,思维正常,并无不适之感。

荐方人: 四川省石柱县黎家乡　邓经民

引自: 广西科技情报研究所《老病号治病绝招》

179

用手脚穴位按摩法
治心脏病很有效

心脏病主要有冠状动脉硬化性心脏病(冠心病)、风湿性心脏病(风心病)、高血压性心脏病(左心肥厚)、肺源性心脏病(肺心病)、先天性心脏病等。

辨证参考: 指压手部16、14两穴区,如有压痛感或穴区皮肤有过硬、过柔、过冷、过热现象,即可证明心脏出现异常。

脚部选穴: 主穴取33-1、33-2、22、23、24,风心病加配19,肺心病加配14,高血压性心脏病加配67,先天性心脏病加配34。(见图19)

按摩方法： 33-1号穴在左脚取穴，33-2号穴双脚取穴，19号穴右脚取穴，34号穴左脚取穴，以上各穴均用按摩棒大头由上向下点按，每次每穴点按5分钟；22、23、24三穴连按，用按摩棒大头从22斜推按至24，双脚取穴，每次每脚每三穴推按5~10分钟；14号穴用按摩棒大头自内向外横按，双脚取穴，每次每脚每穴推按5分钟；67号穴用按摩棒小头点按，双脚取穴，每次每脚每穴点按5分钟。每日按摩两次。

手部选穴： 按摩2、14、16、42四穴，每手每穴3分钟，按摩后再双手互擦14、16穴区，以发热为度。每日数次。（见图20）

注： 有关按摩工具与按摩法，请详阅本书附录六。

河北省保定市环城南路东平房7号张桂淑说："我用《手部穴位病理按摩法》一书中介绍的方法治好了心脏病。我的心脏病每到夏季犯病，1990年和1991年曾两次住院，发病时还挺厉害，有时一日发病三次，心脏每分钟只跳48次左右。我按书中方法按摩2、14、16三穴，每手每穴3分钟，每日3~5次。此按摩法真管用，今年夏天没犯心脏病，心率升到每分钟63次。"

黑龙江省《老年报》章丰说："心脏病要手脚穴齐按效果更佳。我的一位老友和我一样，也患心脏病多年，每次发作都是心慌、胸闷、出冷汗，均需送医院治疗。去年秋天他到我家做客，又犯了病。我当即为他服下2片安定，1丸冠心苏合丸，8粒速效救心丹，然后用梅花针先刺激了其手部14、16两穴，捏按42穴；接着又按脚部22、23、33三穴，使他的病情很快得到控制，不仅没再送去住院，1小时后还高高兴兴告别而去。"

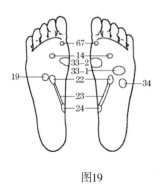

图19

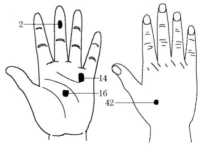

图20

脑血管意外

服醋蛋液治脑血管
梗塞迅速见效

我是一位离休干部，因患高血压又摔了跤，得了脑血管梗塞症，得病当时即服用脉通等药物，但疗效甚慢。我改服醋蛋液后，没想到迅速见效。以前我要别人搀扶或拄拐杖才能走路，现在已扔掉拐杖自己走路了。

荐方人：河北乐亭老干部活动室　张育才

服用醋蛋治
脑血栓后遗症很有效

醋蛋治病确实有效，我已服用40个，还将继续服下去。我身体左侧偏瘫，是1980年冬患脑血栓留下的后遗症。经过多方治疗，虽然有些好转，但是左腿像灌铅样沉重，站立时软弱无力，走路需拄拐杖；左手指麻木，拿不起细小的东西；睡觉左侧卧时淌口水，心中很苦闷。

去年夏季看到别人服用醋蛋治好脑血栓的消息后，有人劝我也试试。我想，人家新得病，我是陈病旧疾，不一定有效。从去年7月到今年3月，不间断地服用了40个醋蛋。结果，我左侧脸部麻木程度大大减轻；左腿有劲，听使唤多了，屋里屋外散步，不用拄拐杖，还能上下楼梯了；左手指能捡起火柴杆；过去经常便秘，现在也好了。我原来还患有胆结石症，1986年冬B超检查发现直径约2.5厘米的结石块，去年再查结石变为直径1.2厘米大小了。高血压症过去每天服6片复方降压片，现在每天2片就行了。现在，我的心情愉快多了。

荐方人：黑龙江红兴隆农场管理局离休干部　刘秉恒

服醋蛋也能治好脑血栓
引起的手脸麻木症

自从"醋蛋冲击波"传遍神州大地，受益的人何止千万？想当年我也坚持服醋蛋近两年，其保健作用明显，这两年我的循环系统和消化系统均正常。后来我认为自己无病，就与醋蛋告别！久之，我也和人们一样，把它淡忘了。

今年，我已年届古稀，七月初偶感左边面部和左手指尖麻木，经检查确诊，是脑栓塞引起的，我立即进行相应的治疗，不久面部麻木消失,但指尖感觉仍然如故。9月初,我又想起了醋蛋,于是把醋蛋的资料找出来重读数遍后,醋蛋又和我第二次结缘。不料近一个月来,发现指尖的麻木感在逐渐消失,我想这不仅是药效,也和醋蛋"润物细无声"的作用是分不开的!

荐方人: 天津大港油田二中　李长儒

引自: 1997年10月30日《老年报》

韦谋经喝5个醋蛋液就治好了脑血栓后遗症

广西崇左县驮芦供销社有名退休工人叫韦谋经,今年67岁,自5年前患了脑血栓后便靠拐杖走路,连大小便都得妻儿服侍,因而失去生活信心。

今年4月初,听到了醋蛋液治病的消息,他在大家劝说下开始服用,喝了5个醋蛋液后,他就扔掉了拐杖,口水也不再流了。

荐方人: 广西崇左县小学　庞良

我老父亲服用7个醋蛋液使脑血栓后遗症消除了

我年近七旬的老父亲,从工厂退休后突然患脑血栓病,久治无效,乃至大小便不能自理,每天卧床不起。他老人家曾说

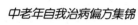

要"安乐死"，我们全家人都极为苦恼。去年12月，获得醋蛋液秘方，老人乐得喜上眉梢，立即照方配制。食用10个醋蛋液就初见成效，不仅生活能够自理，每天还能下地溜达一会儿。

荐方人：吉林省伊通县橡胶厂工人　孙玉顺

周竹庭服醋蛋液也治好了脑血栓后遗症

我叫周竹庭，现年72岁，10年前就已离休。我患高血压、冠心病多年，多方治疗不见效，不能参加活动。在服了8个醋蛋液后，血压完全正常，头不晕了，能打太极拳、练太极剑，还和老伙计们每天打两三场门球，身体越来越好。和我同时服用醋蛋液的老伙计司树堂，患脑血栓，原来全身瘫痪，有口不能言，吃喝拉尿全靠人侍候，服用七八个醋蛋液后已能下床活动。于汉患糖尿病多年，长期治疗无效，经常检查都是4个加号。服用3个醋蛋液后，加号下降到1个，服到七八个再检查已经正常。由于醋蛋液治好了不少老年人的慢性病，也获得了我们县医院医护人员的一致好评，有不少医护人员开始服用醋蛋液。

荐方人：山东省东平县经济委员会　周竹庭

长期服用醋蛋液
治中风偏瘫效果好

湖南汽车制造厂有位职工，其母亲82岁，因高血压中风偏瘫两年有余，其84岁的父亲也患有高血压等多种病症。儿女抱着"不妨试试醋蛋液，替老人解除一点病痛"的想法，停用了其他药物，让老人坚持服用醋蛋液。一个月后，果然出现了奇迹，其母亲说话变得清楚，由不能站立到可以一手撑拐棍，一手由人搀扶移步出门"观光"了；在床上可以翻身，爬起，穿衣了；原来唾液流个不停，现在不流了。其父亲血压恢复了正常，消除了原来浓痰不断的苦恼。二位老人精神有所好转，饭量增加，大小便也正常了。

醋蛋液制作方法：将180毫升纯米醋（要求酸度9度，如山西产的老陈醋）倒入敞口玻璃瓶中，把洗干净的新鲜鸡蛋一个放入浸泡，36小时后蛋壳变软，用筷子挑破蛋壳，与醋混匀，即为醋蛋液。每天早晨取10~15毫升兑3倍冷开水，加入适量蜂蜜，搅匀后空腹服下。一个醋蛋液将要服完的前两天，再用瓶浸泡另一个，如此坚持，定有良效。

引自：《农村新技术》

洋葱银杏叶治
脑血栓后遗症效果好

一年前，我老伴突然患了脑血栓，半身不遂，吐字不清。经CT检查发现右脑部有栓塞，确认为脑血栓。打针、吃药、针灸，效果都不明显。

后来听说天天吃洋葱，喝银杏叶水效果好。于是，抱着试试看的想法，给老伴试用。经过9个多月治疗，果然见效，老伴不仅能生活自理，还能做饭做菜、洗衣服。当时，我不相信洋葱、银杏叶水有这么大的作用。后来，我查阅有关医学资料发现，洋葱含有前列腺素A，它有较强的扩张血管作用，并有医治脑血栓的功能。

银杏，又名白果，叶形像鸭子脚，学名叫公孙树。含有银杏黄酮及银杏内脂。能医治高血压、脑动脉硬化，具有防治心绞痛、心肌梗死等功能。尤其前列腺素A，不仅是较强的血管扩张剂，而且还能促进体内钠盐的排泄，并有调节体内肾上腺素的作用。

银杏叶水的制作方法: 将鲜叶采来后，用清水洗干净，然后放入铝锅内加清水煮。水不宜太多，一般没过叶子就可以了。开锅后再煮10分钟，凉凉后即可饮用，早晚各一次，每次10~15毫升。因有苦味，可稍加白糖。如有糖尿病，可不加糖。也可以将叶子洗净切成条，晒干后当茶饮。

荐方人: 辽宁铁岭市林科所　肖明秋

引自：1998年4月15日《辽宁老年报》

本秘方治老年人
偏瘫、半身不遂很有效

偏瘫，是由高血压、低血压、脑出血引起的脑中风和脑血管阻塞症。

治疗方法： 以祛风、消栓、和中、升阳为主。数十年来，我用本方治愈患者百余例，无不奏效。

配方及用法： 荆芥12克（解表药），防风12克（祛风药），大枣3枚（和中药），猪蹄空壳一个（祛风消栓药），葱根3~7棵，取葱上的根（发汗药），韭菜根3~7棵，取韭菜上的根（升阳药）。

左不遂者，葱、韭根各用3棵；右不遂者，葱、韭根各用4棵；全身不遂者，葱、韭根各用7棵。水煎服。每天1剂，早、晚分服，服药后盖被发汗，避风。

按语： 忌食高脂肪和含胆固醇的食物。如服此药第一剂后，仍发凉无汗，说明此药对该患者无效，就要停用此药，不必再勉强用药，以免延误，可尽快更换别的药治疗。

服第一剂药后，打通脑血栓。偏瘫的一侧平时发凉无汗，第一次服药后，可使患处发热有汗，此时血栓已打通，连续服至病愈，不可间断。服此药无任何副作用。

验例： 商丘市废品公司退休干部赵万登的老伴，66岁，患偏瘫失音二年，于1992年秋天找我治疗。服上方15天，言语清楚；连服45剂，不拄拐杖能走两条街，至今痊愈未复发。

商丘县人民医院中药库汪培元，于1996年夏天突然脑血管破裂，手术后医生说他要终身残废，右边偏瘫，不能走路。找我治疗一个月后，不拄拐杖能上街了，至今痊愈未复发。

荐方人：河南商丘县王坟乡政府　曾广洪

引自：1997年第4期《老人春秋》

指尖放血可救治"脑中风"

我少年时期的一同学，从台湾给我寄来一份"脑中风放血救命"的资料，资料上说，人一旦中风，脑部微血管会慢慢破裂。因此，患者无论在什么地方中风，千万不可搬动，如果移动，会加速微血管的破裂。可在原地把患者扶起坐稳，防止再跌倒，然后即可开始放血。

所谓"放血"，是用缝衣针或大头针，在火上烧一下消毒后，刺患者10个指头尖（没有固定位置，大约离手指甲一分之处），要刺出血来（万一血出不来，可用手挤使之出血），等10个指头都各流出一滴血，再过几分钟，患者会自然清醒。如中风后，患者的嘴歪了，可拉他的耳朵，直至拉红，然后在两耳垂上各刺两针，各滴血两滴，几分钟后患者的嘴就会恢复原状。等患者一切恢复正常，感觉没有异状时，再送医院。若不采取这种放血救命方法，急着把患者送医院，经路上的震动、颠簸，患者脑部的微血管大部分会破裂，到医院也很难救助；即使保住命，也可能会出现"语言迟钝，不良于行"的后果。

我少年时期的这位同学带来的资料上还说，用台湾新竹夏伯挺中医介绍的这个"放血救命"的方法，已救了好几位中风患者的命，而且无后遗症。

荐方人：云南昆钢干休所　王五斓

引自：1996年10月24日《云南老年报》

坚持手脚穴位按摩
治中风后遗症很有效

中风后遗症也称偏瘫或半身不遂，是指人体一侧发生瘫痪症状，多由脑部疾患所致。祖国医学认为，中风后遗症是由于经络受阻所致。

脚部选穴：21、22、23、24、33。（见图21）

按摩方法：21穴用按摩棒小头由上向下定点按压，双脚取穴，每次每脚每穴点按5分钟；22、23、24三穴要连按，用按摩棒大头从22斜推按至24，双脚取穴，每次每脚每三穴推按5~10分钟；最后按摩33穴，用按摩棒大头由上向下点按、推按，左脚取穴，每次按摩5分钟。每日按摩两次。

手部选穴：69、70、71、14、42。（见图22）

按摩方法：69、70、71三穴要连按，用食指关节角从69推按至71，双手取穴；14穴要用手指强力捏揉，左手取穴；42穴要用拇指和食、中指强力捏按，双手取穴。以上各穴每次按摩2分钟。

注：有关按摩工具与按摩法，请详阅本书附录六。

福建省漳州市二轻工业代销公司赵宝霖同志谈体会：

手、脚穴位病理按摩法使我获益颇多。一年半前，我岳母突患脑血栓，住院治疗效果不佳，适逢一位朋友来访，经他用脚部穴位按摩法治疗数次即明显见效。经朋友传授，给岳母及邻居等治疗均取得较好效果。

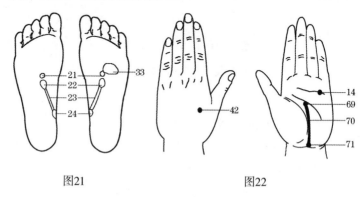

图21   图22

精神与神经系统疾病

精神分裂症

李洪全的治疯癫狂症秘方有特效

症状：性情急躁，头痛头涨，语言杂乱，哭笑无常，甚至毁物打人，弃衣奔走，不食不眠，日夜高声乱唱乱跳，处则暴怒。

方一"平狂汤"：金礞石25克，三棱10克，莪术10克，干姜5克，郁金15克，木香5克，二丑15克，生桃仁15克，枳壳10克，生大黄15克，干姜5克，芒硝30克。上药用水煎服，每日一剂（酌情）。若为女性，月经来时应停止用药，待月经过后再治疗。

注意：此方药味峻烈，泻下作用甚强，服之泻下不重者每日一剂，更重者可考虑隔两日一剂或停用几天再服一剂。根据经验，一般服后腹泻重者疗效较佳。其泻下物可为水样、黏液样、血样、泡沫样。此类物排得越干净，治愈希望越大，但应注意不使虚脱为宜。

方二"宁神煎"：酸枣仁（炒）、丹参、党参、夜交藤、旱莲草各15克，麦冬、五味子、炙甘草各6克，合欢皮、女贞子各

10克。上药加水煎沸30分钟，分两次服，白天服1/3，临睡前服2/3。

注意：①病情重、病程长、彻夜难眠者上方用量加倍；②痰多者加陈皮10克，法半夏10克；③梦遗滑精者加莲子心3克，生龙牡（先煎）30克；④孕妇和月经期不宜服用；⑤临睡前忌用茶、咖啡、烟酒等兴奋剂。

最后说明："平狂汤"方治狂躁型精神病人，再以"宁神煎"方调整效果显著。但"平狂汤"禁止治发热、体弱、有消化道疾患、孕妇、心脏病等患者。对于疯癫木僵型如精神忧郁、喃喃独语、语无伦次、多疑少食、时悲时喜、胡思乱想、默默不言者只能用"宁神煎"方，分量加倍。

袁克忠同志介绍说："我妹子所发作的症状与上面基本相同，发作时间长达四个月，服用'平狂汤'3剂后开始明白，再服3剂而愈。按她的身体情况两日用一剂，共用6剂完全治愈。其后再以方二'宁神煎'10剂调理阴阳、安神定志、补益气血而安。"

山东博兴县乔庄乡东头村王统杰是一位16岁的学生，她于1991年10月突然发病，眼发直，时哭时笑，夜不安睡，语无论次，多疑少食，曾到省精神病院治疗，效果不佳。后按此方服"平狂汤"8剂，诸症状除去大半，又连服2剂，以上症状皆除。继后又服以"宁神煎"就痊愈了。

江西靖安宝峰华坊村洋罗组舒信堂姑妈的儿媳因精神失常，在大小医院花近5000元没有治好，这次用此方没花多少钱就把疯病治好了。

湖南娄底市涟邵技校电工12班江永兴, 用此方治愈了他邻居发病半年之久的疯癫精神病。

江苏江阴县老张集乡八盘村四组刘立凯用此方治好了他堂孙的精神分裂症。他的堂孙曾到过南京、淮阴、淮安三地的精神病医院治疗, 共花费6000多元也没有治好, 这次仅花100多元就把病治好了。现在其堂孙已恢复健康, 并能参加劳动了。

荐方人: 湖南洞口县太平乡大万园艺场　杨晚生

引自:《千家妙方》

喝地龙液可使
精神病恢复正常

配方及用法: 从土中挖取地龙 (蚯蚓) 7条洗净, 放入100克白糖中, 地龙吸食白糖渐溶化而死, 扔地龙, 取剩余液体冲水喝, 一天内服完, 隔日再服一料。一般服二至五料治愈, 不复发。

河北承德县三家乡河北村刘宝荣说:"我村有位叫韩立忠的, 患精神病三年之久, 去平泉精神病院治疗一个多月, 还是东跑西颠干不了活。患者今年23岁, 家人非常着急, 用此方治疗5次, 他的病就好了, 不跑不颠, 能参加正常劳动了。"

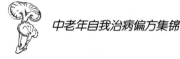

"五氟利多片"治
精神病效果很好

五氟利多片是一种口服、长效、非镇静性抗精神病药, 对精神分裂症的各型、各病程均有显著疗效。经过多年临床使用, 获得了满意的疗效。五氟利多片荣获1983年国家经委颁发的优秀新产品奖。每周只需服药一次, 每次1~6片, 服用方便, 副作用小, 疗效高, 特别适合门诊与家庭治疗。

湖南城步县土桥乡大唐村学校杨又青说:"本村女青年唐兰花, 年29岁, 忽然患精神病, 又哭又笑, 喜怒无常。家人带其多方求医问药, 效果不明显。后听到五氟利多片可治精神病的消息, 速购得此药。花钱很少, 只用一个月, 病就完全好了。现在她已能下地干活了, 全家人高兴异常, 村民们也为之庆幸。"

辽宁锦州新华书店何瑞国的儿子患精神分裂症有9年多了, 曾先后6次住院治疗, 还经常发病, 一发作就打闹, 损坏家里东西, 弄得家里和邻居难以安宁, 亲属都不敢到家来串门。听说五氟利多片能治此病, 就买了一瓶, 服后有明显的疗效。现在他不仅不吵闹了, 而且也能生活自理了, 能洗脸、洗衣服, 还能打扫院子等。

安徽蚌埠第十二中学高金田用此药治愈了两位精神病患者。这两位患者是同胞姐妹, 均患病8年, 曾到南京、合肥、怀远、宿县、五河等地治疗未愈。后用此方治疗痊愈。

眩　晕

服醋蛋液能治好美尼尔氏综合征

我是一名年近花甲的老教师，有15年的高血压病史，近年来又发生心律不齐、左心室偏大等症状。去年春季，又患上美尼尔氏综合征。我服醋蛋液后，高血压病没有犯过，血压逐渐正常，四个多月来，我基本处于不服药状态。同时，我常到室外做一些轻微的锻炼，如做健脑强身操，练练太极拳或太极剑。最值得高兴的是美尼尔氏综合征从未再发作，使得我心情愉快，精神饱满，能集中全部精力工作。另外，我老伴原来患有腰痛和偏头痛的毛病，她也和我同时喝醋蛋液，现在她的腰不痛了，偏头痛也很少犯。

荐方人: 天津大港石油管理局二中　李长儒

鸽肉天麻方治老年晕病两疗程可痊愈

人到老年，由于脑动脉硬化、缺氧可出现晕病，它是老年常见病之一。我曾患此病，经中西医治疗未愈，后服鸽肉天麻方两疗程痊愈，至今已几年未犯过。商丘市一离休老教师贾某70多岁，患晕病不能行走，多方治疗无效，后服用此方两疗程痊愈。

配方及用法: 活鸽子1只,天麻10克左右。用醋将鸽子灌死,生去羽毛(不用热水烫),去毛后用温水洗净(不能用热水),然后开口去五脏,将心肝留用,其余不要。再用水将腹腔洗净,装入天麻,把开口用线缝住,放在砂锅内加清水煮(水要多一点),鸽子心肝也放在砂锅内同煮。要用文火炖煮(煮时不能加盐),待鸽子肉熟烂,汤已变白色即可。服时喝汤,吃肉和天麻。如胃口好可以一次吃完,胃口差分几次吃完也可。7只鸽子为一疗程,一般两疗程即可愈。

荐方人: 河南商丘市　王化禄

独活鸡蛋方治眩晕有特效

浙江一带用独活鸡蛋治疗眩晕,效果显著,治后多不复发。

配方及用法: 独活30克,鸡蛋6个,加水适量一起煮。待蛋熟后敲碎蛋壳再煮15分钟,使药液渗入蛋内。去汤与药渣,单吃鸡蛋。每日1次,每次吃2只,3天一疗程,连续服用二至三个疗程。

验例: 河北承德县三家乡河北村刘宝荣,用此方治好一人多年的眩晕症。

河南台前县马楼乡马楼村康希存,用此方仅4天时间就治好了他妻子的眩晕,至今几个月没有复发。

广东化州县中垌生猪育种辅导站陈龙的爱人患过敏性头

晕, 呃逆呕吐, 后用此方服10个蛋就治愈了。

湖北宜昌地区医院急诊室医师胡志用此方治好了亲属3年之久的眩晕病, 5个蛋没有吃完病就好了。

李恒星所在单位黑龙江七台河市农机局企管科司机的爱人杨春丽, 患眩晕已5年多了, 用此方很快就治好了。

辽宁大连中山区武汉街58号2楼邹永花用此方治好了一位女同志的眩晕症。

湖北荆门市毛李镇蝴蝶村二组宋继新患眩晕症6年多, 去医院花费许多钱没有治好, 后用此方仅6天时间病就痊愈了。

湖南祁东县太和堂镇元珠山八组王又民的弟弟患眩晕症八九年之久, 他用此方试治, 竟然治好了。

本方治眩晕可迅速见效

20世纪60年代初, 我得了眩晕症, 每天早上起床感到天旋地转, 心烦欲呕, 继而发展到蹲坐艰难, 多方医治不但未愈, 反而日趋加重。后来, 偶得一单方, 用后病获痊愈。

配方及用法: 熟地20~30克, 天麻20~30克, 枸杞20~30克, 党参10克, 黑豆50克, 乌鸡蛋1个。以上诸味合在一起炖服。此方适用于阴虚头痛。

荐方人: 湖南衡东县新井西路　陈仲馗

揉按中渚穴治
眩晕可很快见效

按摩方法： 手背的第四掌骨上方有个叫"中渚"的穴位，在离小拇指和无名指指根约2厘米处，用另一只手的大拇指和食指上下用力揉按此穴，先吸一口气，然后慢慢呼出，按压5~7秒。做完后，再换另一只手，按同样程序做一遍。每只手做5次，可以治疗目眩昏晕症。

一般来说，如站起来即有昏眩感，马上揉按此穴可很快见效。

荐方人： 河南洛阳一拖工程机械厂检查科　鲁晓阳
引自： 1977年第4期《老人春秋》

头　痛

用复方天麻液治
头痛昏迷疗效好

我乡一位复员军人，过去一头痛就昏迷，在部队医院治疗数年仍未见效。后按下述方法治疗，至今20多年未复发。我将此方传给50多人，全部取得满意疗效。

具体方法： 天麻250克，党参250克，当归200克，人参10克，大枣250克，核桃仁250克，蜂蜜1000克，猪油（不放盐）

1000克。将上药共泡在一个罐头瓶里，盖严，7天后将天麻取出切细，再放入瓶中泡一个月，即成药液。每天早上取药液一匙加甜酒在饭甑上蒸热，分早、中、晚三次服，坚持服用一段时间即可。

荐方人：四川省南川县河图乡　冯吉山

引自：广西科技情报研究所《老病号治病绝招》

鸡蛋配中药治
头痛病特别有效

我到王庙村搞调研工作，认识了一位中医，在聊天时他献了一个治老年人头痛的单方我。我给母亲、姑母和乡敬老院的两位老人试用后都获得了较好效果。

配方及用法：鲜鸡蛋2个，白菊花、白芷、川芎各30克，防风15克。用针将鸡蛋扎数十个小孔，同药放入沸水中煎煮，蛋熟后去蛋壳和药渣，吃蛋喝汤。一般2天就可痊愈。

荐方人：四川省富顺县新雨乡农技校　高术财

吃醋豆治偏头痛
和肺气肿均有效

我已69岁，由于久咳不愈，变成肺气肿，每年春秋冬三季咳喘不止，药不离口，入夜难眠。近十年又患偏头痛，虽经多方医治，用药多种，但效果不佳。正当苦寻良方妙药之际，听女

199

儿和朋友说"醋豆能治多种老年病"。于是,我抱着试试看的想法,买来9度米醋,泡上黑豆。泡好后才吃了几天,奇迹出现了,我的头不痛了。服用半年多,不但治好了我的偏头痛,对肺气肿也有效果。从秋至冬,我没吃咳喘药,却不咳不喘,吃醋豆解除了我十多年来的病痛。

荐方人: 黑龙江哈尔滨市道里区西十道街76号　霍铭兴

引自: 1998年1月13日《老年报》

白芷乌头散治头痛效果显著

主治: 偏正头痛,诸风、火、寒头痛。

配方: 白芷(炒)7.5克,川芎(炒)、甘草(炙)、川乌(半生半熟)各30克。

用法: 上药炒炙好后,共研细粉,青茶薄荷煎汤送下。每次服3克,每日2~3次。服药忌生冷油腻之物。

疗效: 经我10多年行医临床应用,此方很有效。

按语: 白芷,去头面之风而止阳明头痛;川芎上行头角,助元阳之气而止痛;甘草炙则温中而健脾胃,解乌头之毒;川乌(半生半熟)上行而走表,走里入肾而引火归源。此方配伍精当,经过炒炙其奥妙无穷。

荐方人: 黑龙江省德都县城关乡合心村中医师　高宝山

引自: 《当代中医师灵验奇方真传》

服醋蛋能治疗头痛病

我是位农村妇女，3年前不知不觉得了头痛病。病轻时耳鸣目赤，四肢无力；疼厉害时头晕眼花，别说干活，从屋里到屋外都打晃儿。我先后服过脑立清、脑灵素、谷维素、安络痛等十几种药剂，还请中医治疗，吃了不少汤药，结果钱没少花，苦药水没少喝，脑袋照疼。

头疼得实在没有办法了，便抱着试试看的心情，泡制醋蛋服用。服了3个后，头脑果然清爽，食欲增加。高兴之余我又接连服了7个醋蛋，就这样，10个醋蛋使我的头痛病好得利利索索的。

荐方人: 黑龙江巴彦县镇东乡　吴玉琴口述　吴阳代笔

201

醋蛋液能治好血管性头痛病

我患神经性血管性头痛病两年了，经多方医治，仅在服药时才有效，停药后又犯。我抱着试一试的想法服用了醋蛋液之后，不仅头不痛了，而且意外地治好了数十年便秘的毛病。停服两个月后，也未见复发。

荐方人: 湖南省煤矿设计院　赵廷锐

洋铁叶子也能治愈头痛病

我患偏头痛20多年，曾多方求医，始终未愈，非常痛苦。1990年一位朋友告诉我用洋铁叶子（即土大黄）治疗此症效果很好。我抱着试试看的想法，当年治疗一次，效果真的很好。为巩固疗效，第二年又治疗一次，结果偏头痛至今未犯。

配方及用法： 最好是在5月末或6月初，将洋铁叶子根挖出，洗净，切碎，捣成蒜泥状敷在痛处，用纱布包好；将汁液浸在头皮上（切勿使汁液流入眼睛），连续敷3天，每天1次。敷后出现不同程度的红肿、水泡并伴有瘙痒，几天后会自行消失。

荐方人： 黑龙江齐齐哈尔富拉尔基区嫩江农科所　任秀珍

川芎鸡蛋可治头痛

配方及用法： 川芎20克，鸡蛋7个。先用水将鸡蛋煮半熟，捞出，用针将鸡蛋刺数孔，再放入煎好的川芎药液内煮熟食之，每日1剂。

说明： 川芎，味苦辛温，《雷公药性赋》记载有补血清头、通络活血止痛之功效。鸡蛋乃补虚健脑之佳品。二者合用，补中有活，故对耗神、血虚所致头痛效果显著。

荐方人： 河南民权县双塔乡中学　宋宏志

验例： 河南台前县马楼乡马楼村康希存用此方治好了三位

头痛患者。

广东花县新华镇东莞小学林可景用此方治好了邻居大娘的头痛病。

羊脑子鸡蛋已治愈
五位头痛病人

配方及用法： 羊脑子1个，鸡蛋2个，红糖100克。将以上三样放在碗里炖熟，加白酒或黄酒100毫升，一次吃完，连用3剂即愈。

说明： 以脏补脏，以脑补脑，为中医常用治法之一。如因工作紧张，耗神过度所致头痛，药可对症。

荐方人： 河南孟津县纪检委　陈新富

验例： 陈新富同志十年前患头痛病，多方医治无效，后经本村一位80多岁的老中医介绍此方，服后慢慢地就好了。他又将此方介绍给另外四位头痛患者，服后均已痊愈。

用本方能治好剧烈头风痛

头风痛症状： 前额剧痛，像两支箭头从两侧太阳穴穿至脑门炸开一样，疼痛难忍。此病由内伤外感风寒引起。

配方及用法： ①用料，高粱粒大小的水沙，能盖过前额的纱布袋，醋、勺。②操作，用勺把沙子炒至烫手的热度，趁热装袋敷在前额上。在沙袋下面事先垫上洒好醋的毛巾，如太烫，可厚垫，不太热，要少垫。毛巾干了，要洒醋。备两个沙袋轮换用，一边炒一边敷。敷两袋后，患者感到舒服，直到敷出凉汗后即愈。

验例：河北围场县大石门村郭树阁，在农历冬至月初三早饭后骑自行车载人走一段路，到晚饭后头痛剧烈不止，去医院治疗未愈。后来用本方治疗，当天即痊愈。

荐方人：河北围场县四棵树兽医站　郭今廷

本秘方专治头风（眼花昏迷）病

配方及用法：松针叶（马尾松）、枫树叶、桃树叶各等量，捣烂后加适量葱头、食醋敷于额部。一般敷2~3次均可治愈。冬天没有枫树叶和桃树叶，其树皮也可以。此方是家传方，效果非常好。

荐方人：福建福鼎秦屿镇孔坪乡内甲坪村　陈年恭

验例：江西靖安宝峰华坊洋罗组舒信堂的父亲患头风痛症，用此方治疗很快就好了。

用手脚穴位按摩法治头痛病可迅速见效

头痛是中老年多发病，发生原因比较复杂，有头部胀痛、剧痛、持续性痛、阵发性痛多种。

从头痛的部位与经络的关系分析，前头痛与阳明经有关，偏头痛与少阳经有关，头顶痛与督脉和足厥阴肝经有关，后头痛与太阳经有关。全头痛多为脑动脉硬化、脑震荡引起。

脚部选穴： 主穴取53、54、55、56、13、5、7、2。（见图23）临床中应根据上述各种不同头痛酌加头部有关反射区。

按摩方法： 53、54、55、56四穴要连按，用食指关节角从53推按至56，双脚取穴，每次每脚每四穴推按10分钟；13号穴用按摩棒小头自上向下点按，双脚取穴，每次每脚每穴点按5分钟；5号穴用拇指捏按；7、2两穴用按摩棒小头点按，均双脚取穴，每次每脚每穴按摩5分钟。每日按摩两次。

手部选穴（见图24）：

①整个头部痛。用梅花针刺激35、2、23，每手每穴3分钟，每日数次。

②头心痛。用梅花针刺激34、2、23，每手每穴3分钟，每日数次。

③后头痛。用梅花针刺激31、2、23，每手每穴3分钟，每日数次。

④两侧偏头痛。用梅花针刺激33、2、23，每手每穴3分钟，每日数次。

⑤宿醉引起头痛。用梅花针强刺激35，每手每穴3分钟。

注： 有关按摩工具与按摩法，请详阅本书附录六。

山东省高唐县姜店乡政府张元刚说："昨天上午我感到后头痛，就用自制的梅花针按摩刺激了手部23、31、2三穴，当刺完2号穴时，头痛症状消失了。"

黑龙江省《老年报》章丰说："手脚穴位一齐按治头痛效果更好。"

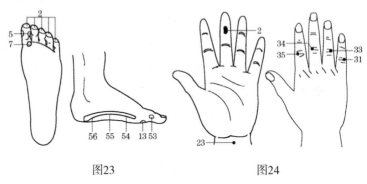

图23　　　　　　　　图24

肋间神经痛

用按摩法可
治愈肋间神经痛

　　1971年，我得了肋间神经痛，开始不太严重，一般2~3天痛一次。可能是由于常下水田的缘故，病情逐渐加重，到1972年，每天痛一次，每次要痛15~20分钟；1975年时，病情更严重了，每天痛得脸变色，呼吸困难，睡觉也不能减轻痛苦。1976年10月，我出差时在广州买到一本《保健按摩》，按照书中介绍的方法，我开始采用按摩疗法：每天早上起床前，仰卧床上，左手心放在左锁骨处，由上而下，按到左下腹部为止。然后，右手心放在右锁骨处，由上而下，按到右下腹部为止。两只手一上一下轮换交替，开始时每只手要按100次。按摩的同时，手掌稍用力下压，按到右边时注意力要集中到右边，按到左边时注意力要集中到左边。排除杂念，耳不旁听，目不远视，心静神凝，意守按处。这样坚持3个多月后，初步见了疗效，痛感减轻了；半年后，痛感减轻到了初得时那样；一年后，除了雨季和天气突然变化时稍有痛感，平时则像无病一样。坚持按摩到1983年，我的肋间神经痛宣告痊愈，至今未见复发。

荐方人：安徽芜湖市农技站　朱兴国

引自：广西科技情报研究所《老病号治病绝招》

服醋蛋液能使肋间神经痛大有好转

我患肩周炎、肋间神经痛已有一年多，中西药物吃了不少，针灸数十次，但病情有增无减，穿衣时手背不过来。后来连服5个醋蛋液，病情明显见好，手臂可以抬起来，穿衣也不感到痛了，肋膜也不痛了。

荐方人：吉林长春汽车厂退休职工　王荣

眉棱骨痛

我老伴患眉棱骨痛服本方4剂痊愈

我老伴患眉棱骨痛，疼得头往墙上碰，昼夜不安，多方治疗不见效果。正在束手无策之际，偶然得到一个专治眉棱骨痛的偏方，老伴服了4剂眉棱骨就不痛了。25年来，没犯过此类病。邻里也有许多患者使用此方，大都有效。

配方及用法： 炙半夏15克，鲜姜15克。二味药共放入罐内，加水500毫升熬至200毫升，每剂连煎两次，将药汁混合均匀后，分早晚两次服完。每日1剂，7天为一疗程。如病情较重，可停药半月后再服一疗程。

注意：（1）鲜半夏有剧毒，要用生石灰水或姜汁浸泡后才可入药。

（2）炙半夏有微毒，切勿单独使用，必须与鲜姜配伍。

（3）药方中各药用量请勿随意增减。

（4）据传药方的老医生讲，患这种病，一般服药最多2个疗程病愈，几乎没有用3个疗程之例。

荐方人： 河南淅川县荆紫关镇河西下良街　陈明顺

引自： 1997年第4期《老人春秋》

三叉神经痛

服醋蛋液治
三叉神经痛亦有疗效

我从1967年患三叉神经痛，剧烈的疼痛使我食不能进，话不能说，真是痛苦。患病期间，我曾多次到青岛、济南等大医院求医，中、西药也不知服了多少，也曾服过大量的镇静药。

大夫主张给我做手术治疗，我因怕出现后遗症没有同意。我抱着试一试的想法，于1987年12月中旬开始服用醋蛋液，服了2个醋蛋液后感觉疼痛减轻，阵发性头痛时间缩短了，次数也减少了，服了5个醋蛋液后基本痊愈。

荐方人：山东诸城市吕标乡汉东村　杨希宗

三叉神经痛用
醋蛋液治真有效

我老伴常芳春今年59岁了，前几年患了三叉神经痛，到处求医问药都治不好，病情日趋严重，脸也肿了，吃不好饭，睡不好觉。服用4个醋蛋液后，就大有好转，头也不痛了，脸也消肿了，睡觉、吃饭正常了。为了巩固疗效，我要她坚持服用醋蛋液，以防旧病复发。

荐方人：黑龙江省电子技术研究所　佟振华

麝香塞耳治三叉
神经痛疗效显著

方法：麝香少许，用绵纸包裹，塞入耳孔内（哪边痛塞哪边）。

荐方人：河南栾川县赤土店乡赤土店村　尤永杰

验例：尤同志年逾花甲，20年前患此病，多方医治无效，用此方后其痛立止，至今已十余载未复发。

209

山西太原市北城区迎新街道办事处杨建政用此方治愈了孙爱萍的三叉神经痛。该患者患病7个多月，觉睡不好，饭吃不香，痛得流泪。经用此方治疗，现已止痛痊愈了。

黑龙江齐齐哈尔药材采购供应站李琴，用此方治好了她亲属患了多年的三叉神经痛。

用脚部穴位按摩法治
三叉神经痛效果特别好

脚部选穴：5、7、2、53、13。（见图25）

按摩方法：5号穴用拇指捏揉，力度要强，双脚取穴，每次每脚每穴捏揉5分钟；7、2、13三穴，均分别用按摩棒小头自上向下按压，双脚取穴，每次每脚每穴按压5分钟；53号穴用食指关节角推按，双脚取穴，每次每脚每穴推按5分钟。每日按摩两次。

注：有关按摩工具与按摩法，可详见本书附录六。

黑龙江哈尔滨纺纱厂离休干部李清海同志谈体会：

我从1982年患三叉神经痛，开始每逢吃饭时痛一阵，到1995年疼痛加重，每隔1小时痛一次，痛如电击、刀割，至今已十多个年头了。在这十几年当中，我先后到省、市多家医院求治，疗效不佳。病情严重时痛得每天不能吃饭，不能睡觉，大小便不通，痛苦难耐。后来用本条方治疗，按摩当天就感到疼痛减轻，按摩两个多疗程后痊愈。现在吃饭正常，睡觉正常，大小便正常。

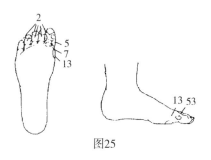

图25

坐骨神经痛

喝醋蛋液也能治好
坐骨神经痛

我患肺气肿、动脉硬化、轻度关节炎、坐骨神经痛、哮喘、头晕、耳鸣等症，无论冬夏，手脚都是凉的，冬天时更突出。1987年10月我开始服用醋蛋液，服服停停维持了100多天，结果奇迹出现了：手脚发凉的毛病明显好转，头晕的毛病一次也没犯，坐骨神经及右膝关节疼痛已完全消失了。醋蛋液使我焕发了青春，情绪也更加乐观。

荐方人：新疆铁力农场离休干部　李九韶

生姜蘸火酒治坐骨
神经痛效果好

近年来，我的左腿膝盖时感疼痛，走路、上下楼梯也很困难，上厕所时蹲下去就很难站起来。去年9月的一天，大女儿告诉我用生姜蘸火酒可治愈坐骨神经痛，我就每天两次用生姜蘸火酒按擦我的左腿膝盖疼痛处。没想到，只用了5天时间，疼痛就逐渐减轻，连续按擦10多天病痛就完全消失了。

荐方人：云南思茅行署计委退休干部　尹建强

用三药一盐治
坐骨神经痛见效快

配方及用法：川牛膝、五加皮、当归各25克，食盐250克，用火炒热，装入备好的布袋内，外熨患处。每日3~5次，不必换药，冷却再炒。

我用此方共治疗坐骨神经痛患者25例，男19例，女6例，均获痊愈。

荐方人：河南开封县西姜砦乡　吴宗祯

我患坐骨神经痛
用本方治愈

我是位坐骨神经痛患者，患病期间四处求医问药，还是没有一点好转，精神与肉体深受病魔的折磨长达7年之久。1986年一次偶然机会得一良方，试服3剂即有好转，再服5剂即愈，又服3剂巩固疗效，至今一直没有复发。十几位亲友同事患有此病，均用本方治愈。有一同事陈某患病卧床近月，打针、针灸、吃西药未见好转。后转服此方3剂就可以下地活动，又服5剂即可干活，现已一年多未见复发。

配方及用法：制附子10克（另包），独活15克，麻黄10克，桂枝9克，白芥子15克，威灵仙20克，桑寄生40克，木瓜15克，鹿角霜50克，桃仁15克，川芎20克，香附15克，牛膝15克，防风10克，地龙20克，甘草10克。每日1剂，早晚分服，连服8剂。

注意：①服药后口渴便秘者去附子加泽泻10克。②肢体麻痹者加蛤蚧10克，蜈蚣2条。③高血压、心脏病、多汗失眠者去麻黄或减至2~3克，桂枝减至5克。④用鸡汤、猪蹄汤当药引效果更佳。⑤服药期间忌食酸、冷、鱼虾荤腥食物，停药3天后可正常饮食。

荐方人：福建永安市安砂农技站　郑其发

引自：广西科技情报研究所《老病号治病绝招》

213

此方治坐骨神经痛
数百例均获良效

配方及用法：当归6克，川芎6克，地龙6克，木瓜5克，千年健6克，追地风6克，肉桂3克，海桐皮3克，生地9克，桂枝3克，羌活3克，麻黄3克，红花2克，红糖60克。上药共为细末，大曲酒1瓶，倒出100毫升，将药末和糖一并装入瓶内，浸埋地下7天，取出服时摇匀，每次服50毫升，每日2次。

荐方人：河南滑县交通局中医　吴星云

验例：山西太原市北城区迎新街道办事处杨建政为65岁

的离休干部黄继选治疗。该人患坐骨神经痛二年多，坐不起来，走路还得用人扶，疼痛难忍，到处求医，花费4000多元没有治好。这次用此方泡药酒喝了两瓶半就好了，坐、起、走均自如。

广东封开县江口镇曙光路14号401室聂建雄的一位朋友患坐骨神经痛，用此方仅花9元钱就治好了。

半身不遂

本方治半身不遂很有效

配方及用法： 生川乌、生草乌、川木瓜、密二花、川牛膝、当归、防风、乌梅、秦艽、全蝎各9克，白术、杜仲各13克，蜈蚣3条，白糖180克，白酒1500毫升。找一个能装2000~2500毫升水，里外有釉的坛子，并按坛子大小在室内阴凉处挖个坑，准备埋藏。药全部装入坛子后倒入白酒，用干净布封坛口，然后放入锅内，往锅内添水浸至大半个坛子即可，煮1小时后将坛子取出，立即放入挖好的坑内，用一个碗口朝上盖住坛子，再用土埋好，踩实。埋24小时将坛子取出即成。每日3次，成人一次喝三小盅，一般患者喝6天见轻，一料酒喝完病即好。

注：①生川乌、生草乌、蜈蚣、全蝎这四味药有毒，只要患者按此方说的量服用，不会出现问题。有许多患者已用过，没有一人发生中毒事故。蜈蚣3条指一般个头的，不要过大或过小。②密二花就是河南密县产的二花，如患者买不到密县产的

二花, 买其他地方产的也可以, 但要放在锅里用蜂蜜炒制后再用。③蜈蚣、全蝎都是用死的, 这两味药都是药店加工处理后才出售的, 买到即可使用。④白酒是指用粮食制作的烧酒, 一般都在45度左右。⑤在煮制药酒时, 锅内的水以添到坛子大半腰为宜, 坛口向上, 不要让坛子滚动, 以免碰坏坛子与锅。煮时坛子不用加盖, 要固定好, 不要让水灌入坛内。⑥从点火算起, 用文火煮1小时即可, 煮好后坛子里的药渣不要捞出来, 放在酒内泡着。这样能充分发挥药的效力, 随服随倒。⑦此药酒每日3次, 均在饭后服用。⑧喝不完的药酒可长期存放, 在存放时要去渣后装瓶内, 封闭好即可。

荐方人: 河北故城县故城镇　乔海滨

　　　　河南虞城县店集乡胡庄村　张广友

本药酒治半身不遂症有良效

配方及用法: 生川乌15克, 生草乌15克, 蜈蚣3条, 全蝎5个, 蜜炙双花30克, 豨莶草30克, 忍冬藤30克。以上7味装入瓷坛内加入白酒1500毫升, 将坛放在锅内加水至坛半腰深, 然后盖上锅盖用火烧开后, 再用文火炖1小时即可。在炖时酒坛不要加盖, 不要使沸水灌入酒坛, 1小时后取出酒坛盖好待用 (不要将药渣沥出, 可长期泡在酒内)。每日3次, 每次50毫升, 饭后服为宜。如酒量小, 可酌量少服, 一般服完一料药酒即可痊愈。

验例： 黑龙江通河县长安街四委一组10号育龙幼儿班文江用此方治好了刘长明等3人的急性半身不遂症。

辽宁抚顺市石油三厂隆发服装厂代秀芹用此方治疗他叔叔的半身不遂病，现已收到明显疗效。

云南文山西畴新街甘塘子办事处英硐村黄传考用此方治愈了一名急性半身不遂患者。该患者病情非常严重，但由于家庭经济困难，无钱医治。黄传考听说后，用此方给他治疗了3天，奇迹出现了，患者的病情大有好转。

三味草药治
半身不遂疗效佳

配方及用法： 广木瓜、麻黄、川牛膝各12克，用纱布包好，放入五脏挖空的鸡肚内煎煮（男性用大母鸡，女性用大公鸡，水没过鸡），吃鸡肉、喝鸡汤，不吃药。最后，把鸡骨头炒黄，研成细末，用黄酒冲服发汗。吃后如有效，可多吃几只，治好为止。

此方适用于偏瘫、语言不清、口歪眼斜。用药期间忌食生冷、辛辣、酸性食物。

荐方人： 山东牟平县刘家夼乡　宫本梅

验例： 贵州黎平县德凤农技站吴灌木用此方治愈了一人的半身不遂症。此人向来身体很好，有"大力士"之称。一天，突然晕倒，眼、鼻、嘴朝一边歪，说不出话来，同边手脚完全麻木无知觉，不能活动，穿衣吃饭要人帮助料理。住院治疗两个多月，花费1000多元，稍好出院。回家后病又复发，症状同前，吴灌木用此方为他治疗，现已痊愈。

脑神经痛

喝醋蛋液可治
顽固性脑神经痛

醋蛋液在我们这里已治好了多种多样的慢性病。就说我本人吧，多年来慢性病缠身，最使我难受的是顽固性脑神经痛。病来了就像锥子扎似的疼痛，疼得我吃不下饭，睡不好觉，看不了书，拿不了笔。大夫说："这样的顽固性脑神经痛最不好治，治也不能彻底好。"1987年9月我开始服用醋蛋液，坚持一段时间后，再没犯过脑神经痛，其他的慢性病也消失了。

荐方人：黑龙江五常县拉林粮库退休干部　任清汉

217

末梢神经炎

喝醋蛋液治末梢
神经炎已见好效果

我老伴患末梢神经炎10余年，尤其冬天手指尖疼痛麻木难忍，无法操持家务。看了有关醋蛋液能治疗多种疾病的介绍后，我让老伴服用试试看，服用3个醋蛋液后开始见效，服用6个醋蛋液后已经痊愈。服用醋蛋液时配合维生素C、维生素B$_{12}$。

荐方人: 黑龙江佳木斯建筑开发公司　李凤祥

面神经麻痹

二角公鸽粪
已治好多例面瘫病

配方及用法: 皂角7个,辣椒角7个,公鸽粪7块。将皂角、辣椒角捣烂,和鸽粪掺在一起,加3升清水熬,熬至500毫升左右时,捞出配料,单熬药水,熬至滴水成珠即可。将药汁摊在新白布上,往歪嘴的相反方面贴,即左面歪贴右面,右面歪贴左面,一次贴3天,连贴3次即愈。

荐方人: 河南襄城县人武部　李耀东

验例: 李友,三年前患歪嘴病,多方医治无效。后经乡下一老人介绍此方,很快治愈。后来他又将此方介绍给几位患者,效果均佳。

蓖麻籽仁敷患处
治面瘫有良效

方法: ①蓖麻籽仁30克捣烂,摊在布上贴患侧,效果显著,轻者2次,重者3~5次即愈。②将蓖麻籽去外壳捣碎,做成饼贴患处。

荐方人: 河南光山县仙居乡　王爱至

验例: 河北河间市故仙乡宋留村宋金哲用本方的②方治好了沙河桥乡方官村孟庆志儿媳妇的吊线风。

江苏涟水县方渡乡潭东村韩志用本方的①方治疗中风口眼歪斜患者,用药两次痊愈。

震颤麻痹

服醋蛋治震颤麻痹晃头症有好效果

我已年近花甲,患震颤麻痹晃头症20多年,曾服药、电疗和针疗均无效,近些年晃得更厉害了。我得知醋蛋可治老年人多种疾病后,十分注意醋蛋疗效回音专栏,但没有看到治好晃头病的回音。我没抱太大的希望,开始服用醋蛋,在服完2个后就大有成效,服完5个基本痊愈。

荐方人: 黑龙江鹤岗市南山区政府　侯玺武

神经衰弱

服醋蛋治神经衰弱效果更好

我今年30岁,患有神经衰弱、手脚麻木等症,经常觉得头

219

晕目眩,四肢疲乏无力。当我在报纸上看到醋蛋能治疗多种疾病的介绍后,便如法泡制服用。服用3个醋蛋后,感觉大见功效。以前昏睡不实,好做噩梦,现在天亮便醒,而且精力充沛,干活有劲儿,手脚麻木也减轻了许多。

荐方人:黑龙江巴彦县巴彦镇　吴亮

失　眠

酸枣树根与丹参
煎服治失眠效果佳

配方及用法:酸枣树根(不去皮)30克,丹参12克,水煎1~2小时,在午休和晚睡前分两次服下。

荐方人:河南夏邑县苗楼卫生室　苗玉才

验例:夏邑县苗楼村一青年,神经衰弱,失眠3个多月,服此方10天,症状全部消失。

此方治严重失眠疗效好

我在机关搞通讯报道工作,常常熬夜,得了严重的失眠症。后偶得一药方,把病治好了。

配方及用法:淮小麦、石决明、夜交藤、珍珠母各30克,赤芍、合欢皮各15克,黄芩、柏子仁、丹参、麦冬各8克,沙参12克。上药水煎服,每日1剂。

此方对过于兴奋、肝阳火旺、心神不宁的严重失眠症疗效特好。

荐方人： 江苏宝应县城郊乡政府　沈宝元

引自： 广西科技情报研究所《老病号治病绝招》

花生叶子治失眠症真管用

我老伴今年67岁，两年前开始每晚靠服安定才能睡一两个小时。后来她又加服静安定片，结果不但没增加睡眠时间，反而出现很大副作用。

一次偶然机会，我得知花生叶子治顽固性失眠的验方，抱着试试看的想法，给她弄了一些花生叶子，服了半个月，效果非常明显。

配方及用法： 花生叶子（干、鲜均可）数量不拘多少，水煎服或开水浸泡当茶喝，早、晚各1次，每次喝200毫升。

我老伴喝了半个多月，不服用有关药物，现在每晚能睡四五个小时。

荐方人： 辽宁营口化纤厂离休干部　孙健男

用手脚穴位按摩法 可很快治好失眠症

脚部选穴： 18、1、2、3、4、5、69。（见图26）

按摩方法： 18号穴要用按摩棒大头推按，右脚取穴，每次按摩5分钟；1号穴点分布在双脚十趾趾尖处，用拇指和食、中指逐趾捏揉，每趾捏揉2~3分钟；2、3、4、69四穴均分别用按摩棒小头定点由上向下按压，双脚取穴，每次每脚每穴捏揉推按5分钟；5号穴要用拇指捏揉推按，双脚取穴，每次每脚每穴捏揉推按5分钟。每日按摩两次。

手部选穴：按摩26、12、16、78，每手每穴3分钟，每日数次。（见图27）

注：有关按摩工具与按摩法，请详阅本书附录六。

河北省秦皇岛市山海关区孙妮贞谈体会：

我这失眠多年的人，根据本方按摩3天后便不失眠了，至今没再吃过安眠药。

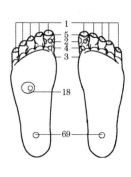

图26

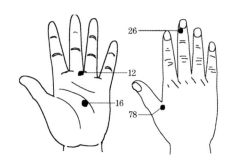

图27

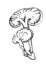

盗　汗

服醋蛋能治好严重的周身性盗汗症

我是一名50多岁的女同志，在近两年时间里，不分冬夏、昼夜，每隔两三个小时就发生一次周身性盗汗，就是三九天也照发这种怪病。尤其是在夜间发生盗汗时更使我心烦意乱，真是痛苦极了。我到医院请教医生，医生说是更年期的反应，没什么特殊的治疗药物，只有等它自然消失。自从我服了4个醋蛋后，盗汗症状基本消失，每夜都能睡个安稳觉了。我心里高兴极了。

荐方人：黑龙江大庆市糖酒公司　　杜桂芬

223

身体麻木

喝醋蛋液治全身麻木可获得良效

我已经80多岁了，最近两年突然全身麻木，特别是腿脚不灵，举步艰难。现在喝了20个醋蛋液，获得良效，不但全身恢复了知觉，而且浑身轻松有力，特别是头脑清爽，精神头十足，我高兴极了。我们这的老年人，他们普遍感到服醋蛋液后饭量增加了, 睡眠好了, 其中许多人治好了关节炎、气管炎。

荐方人: 黑龙江省嫩江农场三分场老年队　崔丙权

本方治手脚麻木症
数日可见佳效

我祖辈有一治手脚麻木秘方, 经多人使用, 疗效甚佳。

方法: 采秋后霜打过的桑叶, 晾晒干后, 放砂锅内加水煮沸, 然后捞出叶子, 待水不烫时, 用此水浸洗手脚。每天两次, 数日内可见佳效。

荐方人: 河北鹿泉市获鹿镇教委　梁纯英

引自: 1997年10月15日《辽宁老年报》

224

癫　痫

酒烧鸡蛋治癫痫效果确实好

配方及用法: 鲜鸡蛋3个, 60度以上白酒90毫升。将酒和鸡蛋放在铁勺内, 点燃酒, 边烧边用筷子翻动鸡蛋, 至七八成熟时, 用筷子敲开蛋壳, 继续烧至火灭蛋熟即可。趁热于每天早晨空腹一次吃完, 连续吃100天不间断。如不好, 可间隔15~30天, 按此法开始第二疗程。

说明: 酒烧鸡蛋的适应证为内因性癫痫病。因肿瘤或血管病变所致此病, 并非本法所治。

验例： 江苏南通市施万民、陈明珍的儿子21岁，患内因性癫痫病12年，一直无法治好，二人为此伤透了脑筋。自从试用本条方治疗后，想不到效果非常好，病人原来不能走路，每天发病数次，而现在能走路了，基本上看不到发病。

黑龙江肇州县二井乡刘永峰用此方治好了儿媳的癫痫病。

单用公鸡腰治癫痫
10天可见良效

配方及用法： 公鸡腰（即肾）。从公鸡背上开刀，取出指头大小的红色鸡肾置器皿中，加新鲜井水3~5勺（小勺），将鸡肾研碎，早上空腹服，每日1次。一般连服7天见效，10天治愈。

我弟弟患癫痫，严重时一日发作十几次，多方求医，终不能治愈。后用此方治疗，连服10天痊愈，15年来从没复发。

吉林梨树县金山乡大城子村三社李坤用此方治好了本村于孝辉的癫痫病。

内蒙古扎赍特旗二轻局屈振清用此方使一位患癫痫十几年的患者病情大有好转。

荐方人： 河南方城县物资局　　王春坡

苘麻根煮荷包蛋可
治愈抽鸡爪风病

配方及用法：苘麻根适量，三月三鸡蛋21个。所用的苘麻根，即从苘麻根部扒下的皮；21个鸡蛋为一剂药，必须是三月三的新鲜鸡蛋。

把苘麻根皮放在药锅内用水煎开，然后用7个鸡蛋做荷包蛋，熟后捞出一次吃下。不能用任何作料，只干吃鸡蛋，每天7个，3天吃完一剂药，饭前吃。一般一剂药即可痊愈。为确保治愈，来年可再吃一剂药。所用的苘麻根皮及水不换，一剂药就总用这一回水。

荐方人：内蒙古开鲁县幸福乡幸福村　王海英

验例：王海英的母亲患此病达十年之久，吃两剂药即治愈了。

本方治疗惊风和
羊羔风效果显著

惊风方：乌鸦翎（翅膀上的长羽）7根，干柳条（柳树下寻找自落的）7根，葱胡头（吃大葱时切下的带根部分）7个，生姜（干、鲜均可）7片。与一般草药一样用水煎，煎好时用该药水（汁）冲适量红糖，并趁热服1~2片安乃近（根据年龄确定用量），然后立即睡下，加厚被褥，使全身都发透大汗为止（发透汗是关键）。隔天服1次，连服3次后看效果。

　　煎药用水多少可根据患者年龄大小，以能一次服完为限。

　　羊羔风方： 活蜥蜴（蜥蜴是爬行动物，俗名叫"四脚蛇"，身体像蛇，但有四肢和脚爪，大小如壁虎，生活在野外，有的地区叫"马蛇子"）7条，鸡蛋7个。把鸡蛋破一个小口，每个蛋装入1条活蜥蜴，用白面糊封好口，再用白纸蘸湿将蛋分别包好，放在炉火旁慢慢烤。等完全熟透后，剥掉蛋皮，其余全部吃掉。每次吃7个，同时用热红糖水送服镇痛片和安乃近各1片，之后睡下发大汗。隔天吃1次，连吃3次后停下看效果。

　　如羊羔风病较严重，每次再用1个地鳖虫，水煎后把水喝下。地鳖虫中药店有售，自己也可以找。

　　注意： ①方的关键都在于发出大汗，所以最好在晚上入睡前服药发汗。②出大汗以后要逐渐减少所盖棉被，意在使汗慢慢消退，以防止受凉感冒。

　　说明： 凡抽风者都照惊风方医治，一般用药3次即愈，若不愈则属羊羔风。个别也有照惊风方医治虽然不愈却见效的，即发作间隔时间比原来要长，类似情形，仍属惊风，未愈只是因为病期较长，或是病情特别严重，应照原方继续医治。只有照惊风方治疗既不愈也无效者，才需另按羊羔风方治疗。

　　嘱告： 在治愈前，切记勿生气和过度劳累。小儿服惊风方药汁时，使其喝够为止，不需忌口。

　　验例： 湖北枝江县长江葛洲坝工程局熊祖松来信说："我用此方治好了本厂女工的惊风病。这位女工已患病10多年了，平常发病频繁，而且都是大发作，吃中西药都不见效果。用此方3天后，奇迹就出现了，半个月只发作一次，而且很快就过去了。又连服3天，直到现在未见复发。"

荐方人：河北省大名县金滩镇　杨英林

我患癫痫病用复方
当归汤治好了

我于1968年就得了癫痫病，多方治疗无效，于1988年用下述秘方治好了。

配方及用法：当归10克，川芎10克，淮牛膝10克，白芍10克，白术10克，砂仁6克，肉豆蔻5克，黑姜10克，黄芪10克，肉桂6克，吴萸10克，桂圆肉10克，大枣10克，桔梗10克，党参30克，故芷9克，生姜3片。与"小黑狗"共煎服。

注：故芷的别名补骨脂、破故芷、黑故子。"小黑狗"系地方土药名。

荐方人：福建永定县古竹乡　苏菊花

引自：广西科技情报研究所《老病号治病绝招》

用柞蚕蛹治癫痫病
可取得好效果

我老伴得了癫痫病，一直持续了20年，1973年底用单方治愈，此后从未犯过。

患病期间，她一遇冷、热、生气和劳累或受点刺激就会引起复发。病发时，"哇"的一声跌倒在地四肢抽搐，开始上下牙齿咀嚼，有时咬破舌头口吐血沫，而后牙关紧闭，不省人事。经过一阵呼叫，牙齿放开呼出一口长气。这时弄得小便失禁，仍是昏迷不醒。轻者半天，重者几天才清醒过来。

　　后来，在湖南省工作的侄儿得知消息寄回一个单方：柞蚕蛹一剂6~7个，白冰糖50~100克，用水煎服后，连水带蛹一齐服下。最好在患者觉得有发病预兆时吃药。我让老伴一连吃了4剂，把病治好了。

　　荐方人: 河南平顶山市新华区焦店乡　　曲晓东

营养代谢系统疾病

糖尿病

水豆腐治好了我的糖尿病

我生于1921年，在宽甸满族自治县古楼子供销社离休。不幸的是，去年春天口渴尿多，全身无力，经医院检查化验血糖17.6mmol/L，尿糖3个加号，诊断为糖尿病。一位亲戚传来偏方，说吃水豆腐好，于是我每天早晨空腹吃一碗水豆腐。于去年11月初化验的结果是血糖6.2mmol/L，尿糖没有加号，身体恢复正常。

荐方人： 辽宁宽甸满族自治县古楼子供销社　刘德华

引自： 1998年3月9日《辽宁老年报》

我吃水豆腐治
糖尿病果然有效

我患糖尿病好几年，自从看了1998年3月9日《辽宁老年报》（第1010期）第三版中《水豆腐救了我》一文后，依照这个偏方每天早晨空腹吃一碗水豆腐（买来水豆腐重新热了以后蘸点酱吃）。吃了不到1周，尿糖一个加号也没有了，还觉得走路腿有劲了，也乐意干力所能及的活了。我高兴极了，迫不及待地想告诉患糖尿病的朋友，赶快照此法试试，省钱、好吃又治病。

荐方人： 辽宁丹东市人民街工人村文化楼206号　孟昭光

引自： 1998年5月4日《辽宁老年报》

我坚持吃苦荞面治愈了糖尿病

我现年64岁，患糖尿病10多年，确诊为非依赖胰岛型糖尿病，血糖高达16.87mmol/L。双脚趾多处出现血泡，流血水不止，脚趾已变形。双目患白内障，眼底出血，并有一小黑点，视力下降。常服用优降糖，注射胰岛素，用了多种办法治疗仍不见效。1995年7月回山西老家探亲，听县医院医生介绍，吃苦荞面可治糖尿病。于是，我开始每天吃一顿苦荞面，半个月后化验，血糖降至11.2mmol/L。继续坚持每天吃一顿苦荞面，2个月后，血糖降至8.8mmol/L，而且脚趾上的血泡已痊愈，白内障已有了明显好转。至今我仍坚持每天吃一顿苦荞面，治糖尿病的药品已全部停止服用，自我感觉良好。

荐方人： 四川内江军分区干休所　于若琛

我的糖尿病是服醋蛋液治好的

我是一个糖尿病患者，今年已经68岁。1986年初得此病，

231

经过积极治疗，基本恢复正常。1987年初，尿糖又出现加号，而且总是保持在三四个。多方求医问药，一年药费花了不少，加号仍不减，我精神上极为痛苦。家人也为我的病着急。后来听朋友介绍，醋蛋液治疗糖尿病很有效，便抱着试试看的想法开始服用醋蛋液，没想到按方服至8个醋蛋液后，尿糖就由4个加号降到1个。至今已服用12个醋蛋液，尿糖加号基本没有了，这说明醋蛋液治糖尿病是很有疗效的。

我服用醋蛋液的体会是：①服醋蛋液后食欲增加。②全身有劲。③原先尿是浑的，服醋蛋液后非常清。④体重增加4千克。我服醋蛋液的同时还配合服用优降糖和降糖灵片。

荐方人：河北省卢龙县石门转贸货栈　魏质原

坚持服醋蛋液治糖尿病效果好

我患糖尿病，年高病深，尿糖一般4个加号。服醋蛋液后，逐渐将药物减到每日服1片优降糖，尿糖加号控制在1~2个，我很满意。2个月后，我大胆地停用了降糖药，只服醋蛋液。过了一段时间，取样化验，尿糖基本消失。更为可喜的是糖尿病的一些并发症，如臂膀痛、手麻木均有好转，我高兴极了，认为这回是彻底好了，便把醋蛋液停服了。没想到停服醋蛋液不到1个月，又感觉不适，经化验尿糖又出现加号，血糖也高了。我急忙又制作醋蛋液服用，令我高兴的是，服醋蛋液后病情又见好转。吸取上次停服醋蛋液的教训，我这次打算长期坚持，以求痊愈。

荐方人：山东济南新型建材厂　李传印

用苞米缨子
煎水也可治糖尿病

苞米缨子煎水喝能治好糖尿病。在我们这儿已有不下10人用此法治好了多年的糖尿病，效果特别好。

方法：取苞米棒子尖部突出的红缨子50~100克，用煎药锅加水煎煮，日服3次，每次两小茶杯，不用忌口。连服效果显著。

验例：辽宁辽阳县农机修造一厂梁殿喜用此方治好邻村三位糖尿病患者。经过医院检查，三人身体都已恢复正常。

用核桃鸡蛋木耳
治糖尿病效果明显

我患糖尿病已经4年了，多方治疗效果不理想。后来得知一土方，服用后效果明显。我原来尿糖4个加号，血糖10.9mmol/L，按方服用1个月（10天为一疗程），经医院化验，尿糖已经正常，血糖8.9mmol/L，服用2个月血糖6.6mmol/L，现在已基本恢复正常。每服1个月可适当停服一段时间。

配方及用法：核桃2个，鸡蛋2个（最好是红皮的），木耳2片。将核桃、木耳切碎，与去皮鸡蛋搅拌在一起，并加适量的水，不加作料，上锅蒸熟。每天早晨空腹一次吃下。

荐方人： 辽宁沈阳市铁西区强工二街　张树棠

我用羊角瓜治好了老伴的糖尿病

前年因妇科病，我老伴去营口市妇婴医院检查，突然发现尿糖为"++"。从那以后，遵照大夫的意见，吃了不少消渴丸和其他一些药品。虽然病情没有发展，也未收到明显效果。

去年经营口化纤厂职工医院张惠贤大夫介绍，知道了羊角瓜（俗名叫瓜瓢，属于野生植物）可治糖尿病的偏方，遂从农村亲戚家捎来一些羊角瓜食用。每天早饭前将一些晒干的羊角瓜洗净，放在铝锅里，加两小碗水煮，待水开一会儿后，再打上两个鸡蛋和羊角瓜一起煮，鸡蛋煮熟后，即可食用。吃的时候，既吃鸡蛋，又要把汤水全喝下去。夏季，每次放的羊角瓜只可煮用一次，下次换新的。其他季节羊角瓜可连用三次。

一年多来，我老伴一直坚持每天食用一次，现在糖尿病基本好了。

荐方人： 辽宁营口市站前区东风街道办事处　刘寿城

服萝卜汁治糖尿病也能痊愈

我患糖尿病十余年，轻时尿糖两个加号，重时尿糖三四个加号。服用消渴丸等药，症状虽然能够好转，但降糖始终不明显。今年2月上旬，从《老年报》上获悉，萝卜汁能治糖尿病，我服用半个月，尿糖由两个加号降至一个加号。连续服用一个半月，疗效良好。后来，改变了服用方法，将原方服萝卜汁改为萝卜丝，少加醋精、精盐拌服，每次约半个萝卜，每日服3次。如需挤汁喝，可每次30~50毫升，每日3次。

荐方人：辽宁省岫岩县统计局退休干部　王学信

任明哲用醋豆
治好不少糖尿病患者

湖北黄陂县粮食局八旬离休干部任明哲，三年来自费购买一些黄豆和米醋，浸泡醋豆189瓶，馈赠给亲朋好友，凡是吃了醋豆的人都反映良好。

验例：胡先菊，女，患糖尿病多年，严重时尿糖三四个加号。从1992年连续服用醋豆，现在病情稳定，身体良好。

我的糖尿病
服此良方10剂见效

1989年夏，我患了糖尿病，检查尿糖四个加号。住院治疗20多天，出院后又服中药40余剂，均不见效。偶得一验方，服了10剂，效果显著。

配方及用法：元参、麦冬、熟地、黄芪各90克，云苓、栀子、花粉各15克，山萸肉30克，豆豉45克，知母30克，水煎服。

235

每剂煎3次，将3次药汁混合搅匀，早、中、晚饭后分服。

根据病症，在此方基础上可适当加减。属上消烦渴多饮者，加生石膏50克；属中消多食善饥并大便秘结者，加芒硝8克；下消尿多似脂膏，加龙骨、牡蛎各15克；失眠多梦加炒枣仁15克；尿频者，加黄柏9克，肉桂6克。

荐方人：河南商水农场工业科　黄福林

清代名医叶天士
的治消渴症效方

清代名医叶天士手集秘方治消渴症（糖尿病）之圣药叫"玉泉散"。

配方及用法：白粉葛、天花粉各15克，麦冬5克，糯米15克。共研碎冲服，或做成蜜丸口服。

无产阶级革命家谢觉哉于1959年用此方治好了糖尿病。

验例：山西太原市北城区迎新街道办事处杨建政利用此方为尹凤霞（退休干部，51岁）医治糖尿病。尹患糖尿病6年，在山西医大一、二院治疗，花钱一万多元，血糖只能得到暂时稳定。用此方治疗半月，现已有四个月血糖完全正常。

我吃醋豆治糖尿病确实有效

我自1987年患糖尿病以来，降糖药未少服，但效果不明显。今年3月我在报上看到莱阳市中心医院姜占先大夫推荐的

"醋豆可治糖尿病"的验方后，即给姜大夫去信，不久收到回信，详细解答了我的咨询。

4月28日我开始服用醋豆，5月10日化验餐后两小时血糖15.6（正常值8~9），尿糖（－）。5月17日又化验空腹血糖5.54（正常值3.9~6.2），尿糖（－）。17日到现在我每天三次自己验尿糖均（－）。

之后我还将自己泡制的醋豆赠送给了三个病友。是姜大夫解除了我多年的病痛，我打算以后长期服用醋豆。

荐方人：江苏无锡丽新路三弄87号　　徐德兴

<h2 style="text-align:center">吃醋豆使三个加号
的糖尿病离我而去</h2>

我和老伴都是离退休多年古稀的人了。在岗年代，由于工作紧张劳累，积劳成疾，到老年多种疾病缠身。常年看病吃药医治不好，而且病症有增无减。我于1985年染上了乙肝，常年吃药未愈，后来又患肩周炎、风湿症、胆囊炎、糖尿病等，越吃药病越多，越吃病情越加重，到1994年底检查乙肝三个阳性，糖尿病三个加号。我老伴也于1992年患上类风湿、冠心病，几年来无论是大医院还是专家门诊、个体医生诊所到处看病求医，后来类风湿见好，冠心病不愈。平时为看病所花的交通费、挂号费一年计算上千元。虽然国家承担一些药费，靠劳保工资生活，经济负担也很重。

后来看到《老年报》报道"小黑豆治大病"的文章，当时我很高兴，立即翻阅历年的《老年报》装订本，发现1993年以来都有报道。我立即在市场买了500克豆和两瓶醋，按照介绍的方法配制和服用（共花14元钱）。可老伴不用，她说吃名药"心血康"、"丹参"、"山海丹"多少剂，几千元的药都不好，吃几元钱的醋豆就能见效？她不用。我用半个月后，首先感到夜间睡眠质量好了，我中断了到医院开药服用，每日早晨起床后专吃醋豆，三个来月逐渐感到能吃饭了，也有劲了。老伴见我服豆有效果，她也减少服药开始服用"醋豆"，她服15天后感到夜间睡眠好了。从此我俩一直坚持每天服用。现在，我已服用八个多月，老伴已服用五个来月。在服用期间我未服任何药物，老伴也很少服药，服醋豆的效果很理想。我眼不黄了，糖尿病的三多现象消失了，能吃、能睡，身体有劲了。老伴也恢复得和患病前一样，心脏的跳动正常，身体也胖了，每天照常干活、晨练，病未再犯。我俩的气色人家都说年轻十年。一年来我俩吃黑豆1.5千克，米醋6瓶，计花钱30元，仅用全年看病挂号费五分之二。为了巩固已取得的效果，我俩打算今后冬春季节继续服用。

经过一年多的实践，功效很好，现在是红光满面，体重增加，能吃、能睡、能走，全身有力。

荐方人：黑龙江哈尔滨市道外区集良街6栋4单元5楼3号吴云乡

坚持手脚穴位按摩
治糖尿病有很好疗效

糖尿病是一种内分泌疾病，也是中老年多发病，主要是由于体内胰岛素减少或缺乏，引起糖代谢紊乱所致。糖尿病的典型自觉症状为三多一少：多食、多尿、多饮和体重减轻。

脚部选穴： 15、16、17、13、18、19、39、40。（见图28）

按摩方法： 15、16、17要三穴连按，用按摩棒大头从15穴推按至17穴，双脚取穴，每次每脚每三穴推按10分钟；13穴用按摩棒小头点按，双脚取穴，每次每脚每穴点按5分钟；18、19两穴连按，右脚取穴，用按摩棒大头推按，每次每脚每两穴推按5分钟；39、40两穴同按，用拇指和食、中指捏住踝骨凹处，向上推按，每脚每两穴每次推按5~10分钟。每日按摩两次。

手部选穴： 治疗糖尿病不取手部78个穴位，应采取中指基关节16点穴道的五穴灸方法治疗。治疗前在中指基关节至手腕横纹划一垂直线，分16点穴，治疗时选16点穴道中的1、2、3、12、16五穴（见图29），用香烟灸，将点燃的香烟逐渐逼近穴道，有灼热感时稍撤离一点，如此每穴重复7次。每日治疗两次。入浴前一小时内不宜施治。

注： 有关按摩工具与按摩法，请详阅本书附录六。

验例： 吉林省大安市安广镇离休干部周航同志谈体会

我老伴于1987年得了糖尿病，三年不断治疗，时好时犯，全身无力，夜间排尿6~7次，并合并尿失禁和尿路感染。看她十分痛苦的样子，家人非常焦急。在多方求医无效情况下，喜得此方，我决定给老伴按摩试试。为了检查效果，按摩前陪老伴去医院进行了化验，化验结果是：尿糖四个加号，血糖320。从6月20日起，我按按摩处方按摩有关治疗糖尿病的穴位，并配合服用中药制剂"消渴丸"。一周后，尿糖降到两个加号；二周后，尿糖只剩一个加号，夜间排尿降到2~3次；三周后，尿糖阴性；到9月20号已经坚持三个月，经医院化验，尿糖阴性，血糖降到150，排尿正常，尿路感染痊愈。现在我老伴做饭、洗衣服、做棉衣什么家务活都能做了，全家人非常高兴。

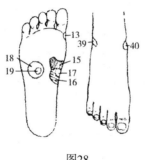 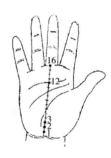

图28   图29

内分泌系统疾病

肥胖症

吃醋豆减肥可收到满意效果

用清水把黄豆洗干净，晾干，放入锅内炒20~25分钟，注意不要把黄豆炒焦了，炒成金黄色效果最好。把冷却的黄豆放进器皿，最好是洗一个广口密封的瓶子，把豆装进瓶中（装半瓶左右），用醋加满，密封放入冰箱，一星期后可以食用。早晚各吃5~6粒，一个月后就会收到令你满意的效果。

我的哥哥原来体重95千克，经用此验方后，体重减少到70千克。

荐方人： 河南长垣县丁栾镇段庄　翟高云

用"七天蔬菜减肥法"可减重5千克

随着社会发展带来的物质丰富，近些年来市场上好吃的、好喝的随处可见、随时可买，真像群众说的天天都在过年，加之年龄增长。因此，我的体重由56千克逐渐增加到80千克，有

241

人说我"发福了"。同时，因为肥胖不能长时间下蹲，干点稍重的活或跑步稍快就冒虚汗、气喘等毛病也困扰着我。到1997年10月21日，体重竟然高达96千克。

至此，更坚定了我减肥的决心。经过几天准备，按北京友人介绍的方法，开始了"7天蔬菜减肥"：头3天只吃萝卜、白菜、芹菜等蔬菜，不食油脂；第4、5天，每顿加上少量瘦肉；第6、7天，每顿吃50~100克米面食，仍以蔬菜为主。在此期间如有饥饿感，可加食干鲜水果或果脯、瓜果罐头等。

经过"7天蔬菜减肥"，到1998年1月3日上午，体重降至91千克，7天体重减少了5千克，腰围缩减了约3厘米。过去，我上到四楼即气喘吁吁，现在，上到五楼也不怎么气喘了。

我初步尝到了"7天蔬菜减肥"的甜头，今后将适当控制饮食，加强体育锻炼。适当时候再进行一两次减肥，使体重保持在80~85千克左右，防止心脑血管疾病及因肥胖而伴生的疾病，欢度幸福晚年。同时，我乐于将这一经济、方便的好减肥方法，奉献给希望减肥的朋友们。

荐方人：河南漯河市建设路33号院　刘松盛

引自：1998年第4期《老人春秋》

用山楂泡茶饮减肥效佳

我老伴今年72岁。我们这个生产队有300多口人，属她最胖，平常走路都不方便，减食也不生效。今春听一个亲戚说用山楂泡茶喝可减肥。于是抱着试试看的想法，买了1.5千克山楂，开始泡茶喝，喝了一个多月觉得有效。现在已喝了四个月。平常不见面的人一见惊奇地说："你现在怎么瘦了。"老伴自己感觉行动各方面利索多了。

注意： ①平常用的茶杯，每次可泡山楂片20多片。冷天泡一次喝两天，热天泡一次用一天，每次最后把山楂吃了。②不能间断。每天不定量，想喝就喝。最好有意识地多喝点。③没有啥禁忌，谁都可用。

荐方人： 河南偃师县顾村五队　曲海岳

喝霜后桑叶茶一年
可减体重16千克

我今年57岁，是水利技术干部。一年前曾患肥胖病，体重达到90千克，却没有一点力气。手脚麻木、心悸气短、盗汗，相貌变丑陋，运动不方便，甚至连上楼梯也有困难。我到处求医，收效甚微。正在无奈之际，偶然听到一个民间流传的故事：古时候一肥胖病患者，听了医生的话，吃霜后桑叶而痊愈。我想：反正花不了什么大钱，不妨试试。因此，就在霜降后，即10月份，当桑枝上的秋桑叶还剩余1/3时，托四位农村朋友摘采、晒干、收藏，然后用来当茶饮服。

具体服法是：每晚用1杯冷开水浸泡5克左右的干桑叶，第二天凌晨空腹服下，再冲冷开水浸泡，白天当茶饮，傍晚把桑叶渣倒掉后重新浸泡，来日饮服。如此循环往复一个冬春，奇迹出现：盗汗去除，体重减轻，身体恢复正常。原来每在晚上都要汗湿被褥，尤其是晚餐喝酒以后盗汗特别多，可吃桑叶茶近一年后的今天，竟一点盗汗也没有了，就算晚上饮了酒也无盗汗。体重由90千克减到74千克。旁人十分惊奇，问我治好肥胖病秘诀。我回答是：霜后桑叶当茶饮。

话虽这么说，根据何在又不太清楚。为此我最近常跑图书馆，从医书中寻找答案。古代医学名著《本草纲目》中写着，秋后经霜打的桑叶为"神仙叶"，并注明桑叶主治除寒热、出汗，汁可解蜈蚣毒。煎浓汁饮，能解除脚气水肿，利大小肠。炙熟煎饮，代茶止渴。经霜桑叶研末，末汤饮服止盗汗。

中国农业科学院蚕桑研究所，对桐乡青桑树品种桑叶的营养及保健作用进行测定分析，结果：内含水分75.22%、粗蛋白质4.18%、粗碳水化合物16.92%，另外还含有多种氨基酸。这些物质都有助于身体健康，尤其是粗蛋白质及粗碳水化合物有利于消除肥胖，解除脚气、水肿和盗汗。

荐方人：浙江桐乡市水利局　　吴健生

常服荷叶汤对减肥有效

荷叶汤治肥胖病是行之有效的，许多文献资料都有介绍。方法是每日用干荷叶15克（中药店有售），鲜的50克左右，煎汤代服，两三个月后体重可显著降低。

荷叶是睡莲科多年水生草本植物，莲的叶片，味略带苦涩，性平，清香、可口，是解暑、解郁、止血的良药。其成分含有莲碱、荷叶碱、杏黄罂粟碱、栅皮素、荷叶黄酮甙等多种生物碱，以及树脂、鞣质等。据药理试验，荷叶浸剂和煎剂在动物试验中，能直接扩张血管，降低血压。荷叶有清香气味，易被人们接受。

验例：广东封开县江口镇曙光路14号401房聂建雄，当地居委会吴先生得知他有"神方"便找上门来要求减肥，因为吴先生太胖了。用此方治疗，仅60天的时间，吴先生的体重由87.5千克减到81.5千克。

练桥式减肥功一个
月可减重2千克

江南水乡多桥，道路平坦。东坡居士在练功之余，可能"望桥生义"，拿自己的身体比作横架在水上的桥，从而创出了"桥功"的四种动气功。

桥有多种，有拱有平。但江南的桥都以弧形拱桥居多。东坡动气功中的桥功，就是将自己的身体仿效成拱形半圆的桥，导引真气，充实腰肾。

内行说：真功夫常常不中看，中看的不一定是真功夫。

桥功没什么看头，却是有益身心的真实功夫。练法十分简易，然而初练时颇为吃力。喜健美之人，练桥功三个月后，腰围可减少13厘米，比以前"缩"了许多。正是基于此，一些腰大十围、啤酒肚的男士，对此功均感兴趣。桥功的练法要采取仰卧姿势，不用枕头。

卧时，双手（拇指向外）分别托着腰的左右侧，两个膝头

245

向上竖立, 弯着双腿, 要求脚跟尽量向臀部靠近。然后把力量集中腰部, 由双肩和脚着力, 把腰臀上抬, 同时提肛吸气, 将身体抬起, 像座拱桥之后, 呼气放肛, 重新躺好, 然后反复地练4~8次。呼吸速度应和动作配合, 大约每分钟12~16次为宜。

验例: 山东威海市毛纺织厂于丽华按此桥式减肥功习练了一个月, 就见了减肥效果。她原来肚子比乳房还高, 经过练此功, 减重2千克, 这回肚子下去了。

用揉腹法减肥也有效

3年前, 我开始练习揉腹, 坚持不懈, 竟使腰围从100厘米减为90厘米, 体重也减轻7千克, 腹部不再凸出, 活动灵便自如, 揉腹减肥, 效果良好, 简便易行。其揉法: 晨起前, 平卧床上, 先用右手从左到右, 再用左手从右到左, 后用双手从上到下各揉200次, 手法不轻不重, 不慢不快, 约10分钟即可。

荐方人: 安徽中医院老干部处　黄盛凡

用刷身法一个月
可减重3千克

为了使您的体型苗条动人, 这里向您介绍一种简便的减肥方法。

请您到商店买一把棕毛整齐平坦的普遍刷鞋刷子, 每天早、晚用它刷身各一次，20天以后，即可收到明显的减肥效果。

具体方法是：

1. 刷背。从脖颈开始，沿脊柱纵向刷至腰部，刷15次，用力要适当重些。然后刷脊柱左侧背部，再刷脊柱右侧背部，直至刷遍整个背部（刷法同前）。

2. 刷胸腹。从下腹部开治，沿人体前面正中线向上刷至脖颈，刷15次，用力要轻些。然后刷腹胸左侧，再刷右侧，直至刷遍整个腹胸部，刷法同前。

3. 刷上肢。从左耳下开始，沿脖颈左侧和左臂外侧面（伸侧面）刷至手背，刷35次，用力要适当重些；再从左手掌开始沿手臂内侧面（屈侧面）刷至腋下，刷15次，用力要轻些。依同法刷右臂。

4. 刷下肢。从左腿外侧大腿根开始，沿大、小腿外侧面刷至脚背，刷15次，用力要适当重些，依次刷遍整个大、小腿外侧面；再从左脚掌开始，沿小、大腿内侧刷回大腿根，刷15次，用力要轻些，依次刷遍整个小、大腿内侧面。依同法刷右腿。此外，在脂肪丰厚的臀部、大腿根等处，可以再用力刷50~100次。

此法具有通经络、活血脉作用，从而促使机体自行调解，使体内脂类代谢日趋正常，达到减肥目的。

倘您能认真地依法做下去，您就会为此法的奇效赞叹不已。

注：我施行10天（极认真）后，初见成效，待一个月后，减重3千克，且食欲增，睡眠香，气色转好。

荐方人：辽宁沈阳市卫生防疫站　程少岩

体瘦症

常食桂圆肉瘦人能变胖人

过瘦而欲胖者，可剥取上好桂圆肉，每日约10克，分三次食之，一月后，自然奏效。

验例： 有妇人黎氏者，瘦小殊常，后有戚人教以日食龙眼肉，并于三九（即冬至后）内用之，后果肥。

辽宁鞍钢南部机械厂福利科冷库尹奉玺用本条方使本科女工徐雅芬（22岁）一个月正好增胖2千克（原来身体特瘦）。

浙江临海市双港乡中学洪方法用此条方使一位19岁瘦弱青年由45千克增加到49千克。

广东封开县江口镇曙光路14号401房聂建雄今年已18岁，体重才42.5千克，曾四处求医，花钱1000多元，身体仍然瘦小。自买回桂圆服后，两个多月使体重增加到44千克。

口渴症

用泡沫枕头可治愈"口渴症"

《晚霞报》2月10日载李南中《口渴已好转》一文使我有所感触。我的"口渴"已拖延10多年，于1996年8月31日去县医院检查拍片确认为"颈椎5、6、7前缘增生"。听放射科一大夫说"枕头睡矮点可以缓解",我便回家找了一块5厘米×6厘米×40厘米的软泡沫做枕头,结果一年后"口渴"不药而愈。

荐方人: 四川中江县邮电局　高志华

引自: 1998年3月3日《晚霞报》

口干症

枸杞蒸鸡蛋治口干症真有效

我是一位退休教师,曾被几种小毛病困扰,而后来都被我用土法治愈了。

我头上曾生许多小颗粒(有点像脂溢性皮炎,但不发痒),头发、胡须、眉毛里长得最多,经多次诊治擦药未愈。后来,无意中,我用皂角水洗头,竟全好了。已一年时间没再发。

还有,我晚上睡觉醒后,感到口干舌燥,很多时候,就连牙缝和喉咙里都是干的,常深夜起床喝水漱口,多次服药都无效,十分苦恼,后听人说,服用枸杞能治,引起了我的思考。我以枸杞蒸鸡蛋吃(每早服用15~20克左右),真的见效了,不到一个月口渴减轻了许多,两个月后基本痊愈。

荐方人: 四川金堂县教工休养所　贺焕之

甲亢病

服醋蛋液能使甲亢明显好转

我今年60岁, 13年前得了甲亢病, 不到一年时间, 体重由78千克降到50千克, 还得了心率过速、心绞痛, 纤颤很严重, 全身不消停地哆嗦, 身体弱得风一吹就站不稳。后经天津第一中心医院同位素科治疗, 病情虽有好转, 但全身哆嗦症状一直没好, 我内心的苦恼无法形容。

后我用山西陈醋泡鸡蛋服用, 一直坚持至今, 效果很好。我确信, 醋蛋是多种疑难病症的克星。如今我不仅心脏病好了, 全身不哆嗦了, 而且体重又增加到62千克。更令人称奇的是, 我的头发现在从根部由白往黑变, 莫非要返老还童了? 我现在浑身有劲, 精力充沛, 家里家外的活计都能干。

荐方人: 天津市宁河县芒台镇居委会离休干部　肖井忠

浮　肿

羊肉煮菟丝子是治
重症浮肿一绝招

配方及用法: 用黄豆地里黄丝子 (也叫菟丝子) 和羊肉一起煮熟吃, 吃饱为止, 不计量, 第一天吃了, 第二天就消肿。

验例：农民宋文章，男，54岁，患浮肿病8个月，曾多次求医无效，而且越来越重，像是要裂开似的，后用此方一剂痊愈。

荐方人：辽宁建昌县巴什罕乡西卜洞中队　张海莲

醋蛋治小腿浮肿
可有明显效果

我母亲现已服了3个醋蛋，脑血栓病症有了好转。在服用之前，我母亲从小腿到脚部明显浮肿，服醋蛋后逐渐减轻，现已基本消肿。服醋蛋前我母亲因血压高，经常头晕，服用一个醋蛋之后就感觉头清目爽，不迷糊了，现在血压也趋于正常。原来我们全家人最头疼的是我母亲的精神状况非常坏，有时忧郁，有时烦燥，服用醋蛋之后，我母亲脾气也变好了。

荐方人：河南省安阳市东大街192号　刘彦忠

251

畏寒症

畏寒怕冷症喝枸杞
酒可解决问题

我多年来怕冷，数次上医院诊断，始终未找到病因。数年来，怕冷至极，冬季离不开烤火。夜间两床棉被压身也不感到暖和。和人握手，对方感觉我手犹如冰块。对此，我灰心丧气。见报载一读者，也有如此病症，他用枸杞泡酒，泡半月之后开始服用，每天晚饭前喝30克，3个月后见效，怕冷解决了，体质增强了。

我步其后尘，用枸杞泡酒，早晚饭前各喝一小杯，约25克。我耐心等待3个月后见效。殊不知，一个月后，就不感觉怕冷了，似乎力气增加了许多。往年进秋，两床棉絮已压身，可今年至今只盖一床被子，还未感觉夜冷。因而生活有了信心，工作劲头倍增。我请教医生，说是因为肾阳虚，体弱怕冷。肾是人命之根，枸杞有补肾壮阳的作用，喝枸杞泡酒，壮阳健体。

荐方人：贵州黔东南州地方志办公室　兴波

血液系统疾病

贫血病

喝醋蛋液能治好贫血、低血压等多种疾病

我今年63岁，战争年代留下了腰腿疼病，严重贫血、低血压，每到夏秋两季就犯腹泻病，耳鸣、头痛、失眠经常发作，使我痛苦万分，苦不堪言。我喝醋蛋液已有七年多了，醋蛋治好了我多种疾病。其方法简单，我用四个罐头瓶，每个罐头瓶放一个鸡蛋（红壳白壳疗效一样），而后倒上九度米醋，用塑料布封口，一星期后，打开盖，见鸡蛋变成透明体，用小刀尖挑破，放上白糖50克，用少量开水冲成乳白色；用另一个杯倒入三分之一，加红糖少许，用开水冲成一杯，加蜂蜜效果更佳，一个鸡蛋液分成三份，早、中、晚各一杯。如果感到量大，可以减少早、中两次，只晚睡前服一次。但要注意一件事，就是病好后，还要长时间喝，贵在坚持。七年来，我未进医院一次，这就是醋蛋液的神奇功效。

荐方人：黑龙江齐齐哈尔市建华区北郊街39-3信箱　援朝

253

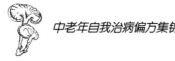

缺铁性贫血服阿胶
鸡蛋可治愈

我曾患缺铁性贫血，血色素降至63克/升，自感头晕目眩，四肢乏力，面色苍白，舌质红淡，脉弦数。自用阿胶10克捣成细末，同鸡蛋一个打碎置小碗内，加黄酒、红糖适量，搅拌，加水少许，隔水蒸成蛋羹，每日服一次（经期或大便溏薄时停服），连续服用30天后，自觉症状明显好转。再服30天，血色素升高至102克/升，脸色红润，体重增加，症状消失。

阿胶调鸡蛋，方法简单方便，能治贫血，并适应妇女冬季进补。

荐方人：浙江省温岭市第一人民医院　金安萍

本方治再生障碍性贫血有效

配方及用法：冬虫夏草30克，丹参30克，熟地30克，鸡血丁30克，黄精30克，菟丝子30克，枸杞子30克，巴戟天30克，首乌30克，当归30克，紫河车60克，海马30克，獭肝30克，鹿茸6克，鹿角胶30克，阿胶30克，香砂仁15克。以上17味药共研面炼丸，每次服一丸，每日二次，每丸6克。

忌：冷、硬、腥等刺激性的食物。

荐方人：辽宁鞍山市铁东区光荣街24-21号　吴长茂

验例：此方是由天津血液病院提供的，并用此方治好了旧堡区印刷厂一位患再生障碍性贫血的工人。

鼬鼠散治再生障碍性贫血效果很好

主治: 再生障碍性贫血。

配方: 活鼬鼠1只。

用法: 笼盛之, 勿予食, 待3日其粪排尽后杀之, 剖其皮不用。将整具鼬鼠清洗, 置新瓦上, 以桑木或麦秆作燃料烧火焙至焦黄, 研末。每服3克, 一日3次, 温开水冲服。不发热者, 亦可用黄酒冲服, 则疗效更佳。

疗效: 17例患者中, 单用此方1年内治愈者11人; 配合其他药物治疗1年内获痊愈者4人; 效果不明显者2人。

按语: 鼬鼠, 俗谓黄鼠狼是也。

荐方人: 河南省方城县中医院副院长　郭德玉

引自:《当代中医师灵验奇方真传》

血友病

芒硝外敷治血友病屡用屡验

主治: 血友病。

配方: 芒硝500克。

用法: 上药捣碎, 以冷水调之, 敷于患处, 3小时后换药再敷, 如此反复, 昼夜兼程。

疗效: 用上方治疗一例17岁男患者, 结果患者24小时后血肿大消而痛止。以后该患者, 每于皮下血肿疼痛即用此方, 屡用屡验。

荐方人: 河北省唐山市开滦矿务局赵矿医院　程广里

引自:《当代中医师灵验奇方真传》

泌尿系统疾病

肾 炎

肾盂肾炎用此食疗法能治愈

我老伴于十年前患慢性肾盂肾炎较重，经多处求医寻药不见好转，后得一食疗方治愈。

配方及用法：每日早晨取红皮鸡蛋两个，洗净各凿一小孔，再取白胡椒14~16粒（擀碎），分两份分别填入孔内，用点稀面封好口，置于碗中蒸熟即成。每日早饭前、晚饭后各食一个。适合慢性较重的肾盂肾炎。一个疗程两个月，不能间断。

主要功效：健肾、止尿痛。

荐方人：辽宁省沈阳市皇姑区陵东街12号北陵干休所　中富

引自：1998年4月7日《晚晴报》

猪尿泡茴香籽熬水
喝能治好严重肾炎病

配方及用法：茴香籽15~25克，猪尿泡一个（内带尿）。将茴香籽装在猪尿泡里面，挂在阴凉处风干（最好经过一个夏

257

天）。用时，用水煎熬，喝水，每剂熬三次，1~3剂彻底治愈。

验例： 高元良老母亲得肾炎病四五年，吃药、住院都未治好，后来用此方，仅吃一剂，肾炎病就彻底痊愈，从未复发。

荐方人： 辽宁阜新市站南大伙房牙科医师　高元良

猪胃大蒜煮烂吃
治愈23位肾炎患者

我有幸搜集到一则民间治疗肾炎的特效单方，经临床验证，效果十分显著。

配方及用法： 猪胃1个，紫皮独头大蒜7头。将猪胃洗净，紫皮独头大蒜剥皮放猪胃内。将胃放锅中煮至熟烂，吃肉蒜，喝汤，一次或多次吃完均可。

我将此方介绍给23位患者，用后无一不灵，轻者服一个猪胃即愈，重者亦没有超过4个猪胃。

荐方人： 安徽蒙城县坛镇邓桥卫生室　王影

引自： 广西科技情报研究所《老病号治病绝招》

蜈蚣鸡蛋治愈慢
性肾炎已显大效

配方及用法： 蜈蚣1条，生鸡蛋1个。将蜈蚣去头足焙干为末，纳入鸡蛋（先打1个小洞）内搅匀，外用湿纸及黄土包裹煨熟，剥取鸡蛋吃，每日吃1个。7天为1个疗程。如病不愈，再服一至数疗程（两疗程之间相隔3天）。

疗效：治疗36例，治愈35例，其中用药2个疗程治愈者18例，3个疗程治愈者12例，4~6个疗程治愈者5例。无效1例。

引自：1979年第8期《中医杂志》（1981年广西中医学院《广西中医药》增刊）

验例：湖北黄冈县溢流河乡政府郭永延同志，患慢性肾炎病长达21年之久，曾住院治疗花费近万元。前年一位部队战友寄来这一药方，花费不足50元病已痊愈。

四川叙永县新隆中学九七级二班曾祥勇用此方治好了一位肾炎患者。

辽宁绥中县前所镇杨家村杨亚河用此方治好了同学父亲三年之久的肾炎病，原来脸、脚都浮肿，现在恢复正常了。

吉林梨树县金山乡大城子村三社李坤用此方治好了他舅母的肾炎病。

此方已治愈200余例急、慢性肾炎患者

配方及用法：老生姜500克，大枣500克，红糖200克，黑、白二丑各35克。将生姜去皮捣烂，取汁。红枣煮熟去皮、核。二丑研碎成面。四味同放入碗内拌匀，放入锅内蒸一小时后取出，分为9份，一日3份，每次1份。连服二剂即可见效。服药期间，严禁吃盐。

注意：①服时均匀嚼烂。②禁酒、高脂肪及对胃有刺激的

食物。③服用此药停用其他中药。孕妇禁服。

此方由商城县丝棉织厂姚明轩介绍，已治愈200余例急、慢性肾炎患者。

荐方人: 河南商城县广播站　杨传启

验例: 内蒙古扎赉特旗二轻局屈振清用此方治愈了患严重骨炎要考大学的学生。

蝼蛄鸡蛋火烧吃
已治愈四位肾炎患者

配方及用法: 蝼蛄(不用药杀死的)3个，鲜鸡蛋1个。把蝼蛄弄死，放在瓦片上焙黄焦，研成粉末，装进一个鲜鸡蛋里，用红黏土泥包裹鸡蛋(泥厚约半厘米)，放炭火中烧熟吃，每天1个，连吃10个。

说明: 蝼蛄，又名拉拉蛄、天蝼，俗名土狗。《本草纲目》记载，蝼蛄，气味咸寒，无毒。主治水肿、头面肿，利大小便，通石淋，能治十种水病、大腹水病、石淋作痛、小便不通。

荐方人: 河南中牟县郑庵初中　郑学写

验例: 郑庵乡大粉店村李老妞、黑牛张村徐秀梅、后杨村李秀花三人曾患肾炎，初起经医院治疗，病见轻，但未根除，后用此方治愈。

辽宁朝阳县北四家子乡谢杖子村解海秋用此方治愈了一位经多家医院医治无效的肾炎患者。

用商陆、泽泻治肾炎效果甚佳

配方及用法: 商陆、泽泻各25~50克,生韭菜20~300克。用清水浓煎温热服。上药为成人一日量,小儿按年龄酌减。

注: 急性肾炎可单用上方;亚急性肾炎于方内加茯苓皮50克,五加皮25克;慢性肾炎加黄芪50克,木瓜25克;营养性浮肿加薏米100克。

疗效: 服4~10剂即可愈。

荐方人: 福建沙县某大夫

验例: 广东电白县下洞镇待业店韩剑用此方治愈了几个大医院都未治好的肾炎患者。

261

牛蹄角质片熬水喝
治慢性肾炎效果也好

配方及用法: 牛蹄(主用牛蹄的角质部分)一只,除去泥土,用利刀切成薄片。用四分之一的牛蹄,加水三碗,水煎,煎至一碗水时,去渣温服。隔日一次,晚饭后服。

荐方人: 河南滑县王庄乡大柳村医生　张尚兴

验例: 王某,女,患慢性肾炎,用此方三次而愈。后又给其他几名肾炎患者用此方,其效果也好。

花生仁大枣鸡蛋同煮吃治肾炎有良效

配方及用法： 花生仁50克，大枣适量，鸡蛋2~3个。大枣、花生仁煮熟后，再打鸡蛋将其炖熟，一次将鸡蛋、大枣、花生仁连汤吃净，一日一次，或间日一次。

验例： 下治乡韩龙介同志，年轻时患肾炎，每年冬、春坚持服此方，现年已六十从未复发，身体健康。

陕西洛南县城关镇陶川小学田雨用此方治愈了一位青年的急性肾炎。

荐方人： 河南济源县下治乡西岭村　陈立新

肾炎浮肿

肾炎浮肿用本方治可痊愈

我老伴患浮肿病达五年之久，四肢乏力，食欲不振，去年下半年病情加重，腹部肿大，曾多处求医，均不见效。

正在危难之时，看到报刊登的治肾炎、浮肿一方，立即依照方法制取：取0.5千克重的鲜鲤鱼或鲫鱼一条，弃除内脏洗净后，将大蒜瓣5克塞入鱼腹，然后再将用水浸泡好的赤小豆洗净填满鱼腹的空隙，放入锅中，隔水蒸熟，趁热可蘸糖、醋一天内吃完，连吃5~7条（即5~7天）。她仅服用了6天，老伴病获痊愈。至今三个月病未复发。老伴渐渐康复了，不但能操持家务，而且可做些轻微的农活了。

荐方人： 河南汝阳县三屯乡东保村　张九仙

引自： 1998年3月10日《老年报》

此民间流传验方治
肾炎浮肿一剂能痊愈

河南省公安厅离休干部王振标的外甥20年前得了肾炎浮肿，后用开封流传的验方一次治愈。20世纪80年代，河北丰县老王妻侄女家10岁的男孩也得了肾炎，从头到脚肿得厉害，经过一年多的中医治疗，花了很多钱也未治好。来到郑州等待住院治疗期间，老王又让妻侄女采用此法，结果10岁的男孩也是一次治愈，高高兴兴地返回原籍。

配方及用法： 买一条250克左右重的鲫鱼，开膛洗净后鱼肚里放茶叶50克，黑矾6克（不加盐），将鱼放在盘中入锅蒸熟，于晚饭后一次吃完。接着喝浓茶水，于两小时后开始大量排尿，一夜排小便无数次，身上的病毒随着尿逐渐排出，次日浮肿消除，肾炎即愈。

荐方人： 河南郑州市顺河路5号1号楼36号　李东华

尿毒症

巧治尿毒症前期妙法

去年3月，在浙江省临海市中山路216号，冒出了一家"蒋焕潮非药物老年保健咨询服务部"，老干部、老工人和老农民接踵而来，门庭若市。

这家服务部的合办人，原任台州地委老干部局副局长。在职时，他分管离休老干部保健工作12年，采用非药物保健疗法治愈了不少老年疾病，积累了一些治疗经验。前年1月，他退休之后，不愿享清福，仍是整天忙个不停，亲自栽培无花果，送给患有大便秘结疾病的老同志栽种、服用。他还以饮食疗法使一个尿毒症前期患者转危为安。病人叫罗宝素，是个退休女工。她住进台州医院后，不思饮食，经常呕吐，尿量减少，嘴唇和全身都发出热毒瘰，浑身不舒服。蒋焕潮针对罗宝素尿毒症前期的症状，开了一剂药膳：一条大鲫鱼拌250克葱、3块生姜，加上黄酒、酱油、醋、红糖及少量盐，煎烧半小时，送到医院给罗宝素食服。翌日，罗宝素尿量逐渐增加，呕吐也止住了。可是已有11天没有大便，肚皮胀得难受。老蒋又针对便秘，将5颗干无花果，加上适量的浙江省白糖，煎煮半小时，送到医院，叫她饮服。下午，罗宝素大便就通了。接着，蒋焕潮嘱咐罗：用白糖冲调藕粉，每天上午午及晚上当点心饮服。此后，她每天大便一次，饭量增加到每餐吃一碗面条，热毒瘰全部消失。春节前，罗宝素出院在家休养一个月后，到临海中医院做彩色B超复查。复查结果，原来双肾脏的溃疡处已经结痂，底片上只见疤痕，不见溃疡。中医院的医生和护士们惊奇地说："肾脏保住了。尿毒症前期患者康复得这么快，真是奇迹！"

（葛品龙）

尿毒症用此敷脐
疗法治也有效验

敷脐疗法是历代中医的一个有效的治疗方法，因为脐部表皮角质层薄，且分布丰富的血管网，药物易穿透，直接进入血液中而发挥药效。尿毒症呕吐不易服药，用敷脐、保留灌肠不影响药效，近来文献报道采用敷脐法治疗尿毒症有明显的效果。

敷脐中药方： 生大黄、益母草、黄芪、车前子、生牡蛎、淡附子各30克，炒枳壳10克，共研细末混匀制成丸，每丸3克，每次用一丸敷脐，外用胶布固定，每3~4日换药1次，8周为1个疗程，可持续连用4~5个疗程。此疗法对尿毒症脾肾气虚、脾肾阳虚、阴阳两虚型，均有效验。

荐方人： 南宁市淡村路广西医大三附院　　王书鸿
引自： 1998年5月21日《老年报》

265

双向调节复肾汤治慢性肾炎尿毒症很有效

主治: 慢性肾炎、尿毒症。

配方: 黄柏、大黄、黑丑、杏仁、干姜、桂枝、远志、公英、丁香、甘草、五味各10克,生地35克,知母20克,枸杞50克,黄芪、党参、白芍各15克,柴胡5克。

用法: 上药水煎服。服1剂小便通者减大黄,加黄芩10克,瞿麦15克。服8~10剂可愈。但本方的剂量不可随意加减。

按语: 本病之机理,我认为关键在于外邪侵袭,日久未愈,而致肾之脉络郁闭,导致气化不行,气血不得宣通,使肾失去了主水等重要功能,缠绵日久,肾之阴阳俱虚,脾失温煦运化功能。治宜通达肾络之郁闭,清肾之郁热,补肾之阴阳,健运脾胃,兼补血强心,利水渗湿,方可奏效。将肾脏病分型为:肾病侮脾型、肾病传心型、肾病及肺型、肾阳虚型、肝肾阴虚型、肾病兼表证型、心脾肾同病型(腹胀如鼓、纳呆不食为肾病伤脾之明证,心悸气短呼吸困难乃肾病传心证,眩晕、呕吐如坐舟中乃肾病传肝之故等)。多年来治愈病人无数。近治一患者,男,40岁。因浮肿、无尿6天,前来就诊。患者多年经常腰疼。1周前暴食后突然高度浮肿,并有尿闭、恶心、呕吐、腹胀、心悸、眩晕、卧床不起。西医诊为:慢性肾炎、尿毒症,用各种西药不见滴尿,病势日笃。化验室检查:尿常规蛋白(++++)、红细胞(++)、白细胞(+)、尿素氮100毫克/分升以上,二氧化碳结合力30%容积以下。诊见脉弦缓,重按无力,舌苔白而厚腻,腹大如鼓,实危在旦夕。急煎上方一剂而在当晚10时许小便通利、病减。以上方加减治疗月余而愈。曾追访治愈患者10多名(10~20年)无一例复发。

荐方人: 河北省赵县瓜家庄疑难病门诊部主任　郭振英

引自:《当代中医师灵验奇方真传》

赵艳芳的尿毒症
用此方一月而愈

配方及用法: 兰花草(草本植物,生长在浙江、安徽一带,秋天常开蓝色小花朵),老葫芦根(小孩手掌大的一块,越成越好)。老葫芦根放在瓦罐里加水煎煮,汁越浓越好,将大拇指大的兰花根切成小片(像西药片一样),放在葫芦汁内一起煎煮成一小碗,然后喝汤,一日3次,每次一小碗。

疗效: 患者服药后,泻得快,消毒快,消肿消炎快,治愈率高。

注意事项: ①由于服药后泻得快,一定要让患者多饮水,以防失水。②由于药物对每个患者临床发挥不一样,差异也很大。个别患者服用此方后,将出现恶心、呕吐、流涎、肌内颤动、昏迷、神志不清、呼吸困难等现象,中毒深者将会有生命危险。一旦有这类情况应立即停止用药。③由于此药毒性大,危险性也大,患者必须在医院服用。④此方适用于慢性肾炎引起的尿毒症,有心脏病等并发症的患者禁用此方。

荐方人: 江苏东台市东小巷2号　陈屏

验例: 江苏东台市原种场中学退休教师赵艳芳（女），因慢性肾炎后引起尿毒症，到大医院花去人民币数万元也没有治好，后用此方治疗，每天服药3次，一次一小碗，连服一个多月，病体痊愈，症状皆无。

尿道结石

尿道结石用杉树
脑头治四日可愈

我今年60岁，1980年患尿道结石症，经县市医院治疗无效，每次小便痛得难熬。后经一位老太太传方：用36个新鲜杉树脑头（杈枝脑头也可），加红糖、白糖各100克，用水2碗煎服，连服3~4日，半粒绿豆大的尿道结石就从小便中排出来了，至今没有复发。

荐方人: 浙江东阳县湖溪信用社　王星田

引自: 广西科技情报研究所《老病号治病绝招》

此方治尿道结石有良效

配方及用法: 鸡内金3个，金钱草25克，水煎服，一日3次，治尿道结石有良效。

验例: 本村小卖店王永民于1996年5月患尿道结石，病痛难忍，到乡卫生院出此方，一剂治愈。本村王在林也于同年7月患此病，到市立医院住院治疗几天不效，医院欲采取激光疗法。就在此时，他听说此方能治，随即出院用此方药仅一剂治愈。

荐方人： 吉林蛟河市前进乡卫生院　王琦

肾结石

治肾结石吃木耳效果明显

最近，我的外孙子得病，有尿排不出，疼痛难忍。经医院做B超检查发现，肾里有两块结石，用药效果不大明显。1997年10月9日看到《老年报》第三版上介绍"黑木耳能化解结石"的文章。抱着试试看的心态，经一周时间试用治疗，肾不疼了，尿也排出。经医院复查，结果结石全无，效果非常明显。我们的具体方法是：用鲜白菜、胡萝卜炒黑木耳，每餐一盘菜，一天3次，吃一周多时间，收到可喜效果。

荐方人： 黑龙江铁力进出口公司离休干部　李万生

肾结石用本方治也很见效

肾结石是山区人们的一种常见病，结石脱落卡住尿道后而形成泌尿系统结石。这种病发作起来，使人痛苦难忍。我患有此病，在半年多时间内反复发作，弄得我疼痛难忍，焦头烂

269

额。到专治结石病的医疗部门诊治, 要价太高, 一般家庭难以承受。后经医疗友人的指点, 采取以下方法自疗, 收到了满意的效果。现已病愈, 未见复发。

配方及用法: 滑石20克, 木通6克, 金银花10克, 车前草12克, 金钱草15克, 海金沙15克, 瞿麦10克, 泽泻10克, 萹蓄10克, 甘草10克, 生地10克。上药水煎服, 一日1剂, 分3次服。连服5剂为一疗程, 一般经2~3个疗程, 肾结石病可愈。

辅助治疗: 在进行中药治疗的同时, 每天大量饮水, 并在楼梯上或平地上多跳动, 促使结石化小和排出。

荐方人: 湖南洪江市农技中心　谢长文

引自: 1997年第10期《农家科技》

膀胱结石

吃南瓜子能使
膀胱结石排出体外

去年7月份我住院治病, 经抽血化验, 结论为: 血脂、血糖偏高。医生叫我饭不要吃饱, 可买些南瓜来煮吃。我即照医生的嘱咐, 买南瓜来煮了当菜吃。因是老南瓜, 瓜子很胖, 我就将瓜子取出晒一下, 当零食吃(将生南瓜子皮剥掉, 嚼细瓜子仁后咽下)。每天大约吃100克, 分3次吃完, 每次间隔时间约4小时。才吃了几天, 总共有350~400克老南瓜子, 就感到小便比过去流畅, 而且先后从膀胱里排出结石5粒。在我吃南瓜子期间, 没有任何不良反应。但由于体质不同,每个人效果不可能一样。

荐方人: 云南峨山县委办公室信访办退休干部　马文学

巧食核桃肉治膀胱结石症可奏效

我今年74岁了,十多年前患膀胱结石症。结石为1.4毫米×0.6毫米。后经人推荐服用核桃肉加白糖的偏方后,9天即见尿液中或多或少有乳白色溶解物排出。连续服用270天,感到症状消失,已基本痊愈。

配方及用法: 核桃肉(又名核桃仁,山核桃、家核桃均可)100克,用豆油炸酥,加适当白糖,混合捣成乳制剂或膏剂。一天分2次吃完。连续服用,对于泌尿系统结石均可奏效,分期排出,直到症状消失。

荐方人: 黑龙江克山县涌泉乡勤劳村　王明玉

引自: 1997年9月18日《老年报》

271

尿　频

严重尿频症用按摩法治也有效

我今年70岁,近几年来我的尿频症更加严重(每夜少则3~4次,多则5次以上)。到了冬天,哪怕睡得最香甜时,都被尿液胀醒，迫使不得不从暖烘烘的被窝里起来排尿，顿时寒战加咳嗽，再钻进被窝里，很久暖不热；尚未熟睡时，尿液又迫使非起床不可。故此，深感苦恼。

我从街邻手里借来一本《针灸学》，从中偶然看到治疗尿频一方，当晚采用按摩方式，此夜大见奇效，由原来的5次减少到2次，连试几夜，均是1~2次。把此法介绍给几位老同志，他们试用后均感效果极佳。

具体做法：凡尿频者，用自己的食指、中指并拢为一寸，放在肚脐下边沿处，量三寸即"关元"，接着再量一寸入"中极"穴。用双手的食指、中指并拢，各按一穴位上，先顺时针方向，按摩80~100转；再逆时针方向，按摩80~100转即可。用力轻重要有点压迫感，否则达不到理想效果。

注意：①夜晚休息时仰卧床上，两腿并拢伸直。②初按时可坚持三四个夜晚，以后可以间断。根据自身情况，灵活掌握。③手指所按住的穴位要固定，不要左右上下挪动。④此法男女皆宜。

荐方人：河南光山县长镇乡长镇街40号　陈家胜

引自：1997年第四期《老人春秋》

杜仲治尿频腰疼效果很好

我退休后患尿急、尿频，曾用玉米须煮汤饮服，效果很好。但到冬天无玉米须，我就用500克白酒，泡30克杜仲，浸泡24小时以上，每次服酒30克，效果很好。另外我过去腰膝疼，喝了药酒后,也很有效。《本草纲目》介绍:"杜仲为补肾壮腰脊之药物,可补中益气,治腰膝疼及小便余沥。"故杜仲药酒对此病有效。

荐方人:北京三中退休教师　张济川

尿失禁

白芷煎汤治老年尿失禁效果显著

我曾是解放军华东军区第四陆军医院第五病区的军医,在一次对外门诊看病时,遇到一位78岁高龄老人黄某。他退休前是苏州市某厂的技术干部,1950年初春之际得了小便失禁症,严重时成天提不上裤子,到严寒的冬天还不时地夹着个尿壶,痛苦极了。经过苏州、上海各大医院多次诊治,共用去医药费五千多元,未见效果,多次来我院门诊求治,也无显效。他自认为没指望了,哭过好几次。

一次,他的亲家公来看望他,告诉他:"中药白芷煎汤喝,喝时适量加些糖,能治此病。"他抱着试试看的心态,买了一元钱的白芷(10克左右),分成5小包,分5次煎服,一天内服完。哪知各大医院医生都束手无策的病症,竟然好了。老人非常高兴,特地来我院第五病区告诉我这味单方治好了他的病。后来,我在临床工作中治好了三位小便失禁的老人,都证明了单方中药白芷治疗老人尿失禁效果确实不错。

坚持手脚穴位按摩
可很快治愈尿失禁

排尿失去意识控制，尿液从膀胱自动流出，称尿失禁。可分为：真性尿失禁、假性尿失禁、中枢神经系统器质性病变或功能障碍。尿失禁多为虚证，因肾气不固、膀胱气或脾气下陷所致。多见于妊娠、生育过多的妇女和年老体弱者。

脚部选穴： 22、23、24、50、51。（见图30）

按摩方法： 22、23、24三穴要连按，用按摩棒大头从22穴斜推按至24穴，每次每脚每三穴推按5~10分钟；50、51两穴要连按，用食指关节角从51穴推按至50穴，双脚取穴，每次每脚每两穴推按10分钟。每日按摩两次。

手部选穴： 69、70、71、4。（见图31）

按摩方法： 69、70、71三穴要连按，用食指关节角从69穴推按至71穴，双手取穴，每三穴每次推按5分钟；4号穴点用单根牙签反复扎刺，双手取穴，每次2分钟。

注： 有关按摩工具与按摩法，请详阅本书附录六。

验例：

黑龙江哈尔滨市读者吴融同志谈体会：我患有尿频的疾病，特别是夜间睡眠时，因尿频而整夜失眠，久治不愈。自购《手脚穴位病理按摩法》后，制了梅花针刺激按摩手部4号穴点，每手每穴刺激3分钟，每日刺激3次；同时用按摩棒按摩脚50号穴点，每脚每穴自下向上推按5分钟，每日推按3次。按摩两天后就见了效, 夜间不再尿频了。为确保痊愈, 我坚持按摩一个月, 现已痊愈。

吉林农业大学退休干部薛宝的体会: 我们农大有一位离休老同志患尿失禁, 按手脚穴位按摩法, 经我施治一周后好了。

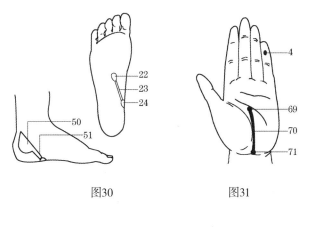

图30 图31

尿 闭

蟋蟀(蛐蛐)治尿不通有良效

我是瓦房店市东岗乡敬老院的老人, 叫陈贵武, 今年85岁。在1992年秋得了个小便不通的病。在复州二院住了两次院均不见效。第一次导尿, 第二次通过手术开刀安上导尿管, 痛得受不了, 我实在遭不起这个罪, 说什么也非要回到敬老院不可。就在那天敬老院服务员说,《辽宁老年报》三版有一偏方治小便不通, 可治我的病。没等我回敬老院, 几位服务员到后山找了一下午找到了三只蟋蟀，焙干研末，我用白开水冲服，不到20分钟，连导尿管都顶掉了，病也好了，真松快！少花钱，少遭了罪！为治我的病，敬老院花了600多元没能行！擎等着死的人，偏方却把我的病治好了！

荐方人：辽宁省瓦房店市东岗乡老干办　赵玉庚代笔

单用田螺治癃闭真灵

1994年3月，我患了"癃闭"，出现尿频、尿急、滴沥不畅的毛病，经B超检查，前列腺已达5.8厘米×4.5厘米，成为Ⅱ度肥大，质硬。虽经中西医的多般治疗，但总是预后不良，反跳不休，有时甚至发生尿路阻塞，只得靠插管导尿，弄得心神不宁，狼狈不堪。到5月，幸遇我的一位老友（退休中医师），推荐一个小方嘱我试用，我如饥似渴地虔诚照办，不到半月，果然奇迹般痊愈。对此，我曾万分感激，3次登门致谢，以酬人间真情。

具体方法：取大田螺1只，剥壳后，连屎带肉，加食盐少许共捣如泥，敷脐上，外贴麝香止痛膏1张，每敷60分钟，隔天换药1剂。3剂后症情大减，5剂痊愈。为巩固疗效，共用8剂停止，至今半年多未复发。

三点说明：①田螺敷脐时间可否延长？从实践看，如能敷至第二次换药时其效果更佳。但应洗净肚脐再敷第二剂。②田螺，无论稻田、山塘、水库和溪河所产，只要无毒可食者皆可采用。大螺可每剂用1个，过小者用2个，多用也无妨。

③必须用鲜螺治疗。

荐方人: 四川内江市东区物资局　唐琪

鲜葱白加白矾捣
烂敷脐治尿闭很灵

我老伴今年66岁,年老多病身体很不好,主要的病是心脏病,在前年住院时,检查又说她患有严重的糖尿病。

去年3月份一天晚上,她又犯了病,把她折腾得在床上乱滚,坐着不行,躺着也不行,肚子越憋越大,上厕所蹲着不但不排尿,反而还往上抽,把我急得团团转。我想这一定是不能排尿所致。于是,我就把在旧书摊上买来的一本《中草药土单方汇编》找了出来,急忙把书翻到了小便不通一章节,一验方写着:鲜葱白、白矾各25克,用法是共捣烂,敷在肚脐上。

我马不停蹄,立即将这两样"药"找齐,放在曾经用过的捣蒜缸中,捣成糊状,平摊于纱布上,下面托上薄塑料布,敷在老伴的肚脐上。真灵,不大一会儿(约有半个小时),她去厕所小便顺利地排下了,病好之后至今未犯。

荐方人: 辽宁沈阳市沈河区朝阳街240号　高金生

排尿困难症用艾灸法可治愈

近两年,我患了排尿困难症,深感痛楚。我也曾拜访过泌尿科专家,做过膀胱镜等检查,未发现特殊病变;也曾服过一些药物、泡热水浴等，疗效不明显。正在惶惶不安之际，老友劝我采用艾灸疗法。

我采用的方法是艾条灸疗和热水坐浴联合使用，以艾灸为主。

具体做法： 点燃艾条（苏州产温灸纯艾条），分别灸自己的中极穴、曲骨穴、关元穴，每个穴位灸5分钟，每天1~2次。灸至穴位皮肤发红、发热为度。配合热水坐浴，水温39℃左右，自我感觉舒适即可，每日1~2次。

经过以上治疗2周后，病情开始好转，排尿较前顺利、通畅。再继续治下去约月余，排尿困难基本治愈。

小小艾条灸在短时间内竟治好了我的顽疾——排尿困难。少花钱、无痛苦、疗效高。

荐方人： 河南郑州市康复后街河医大家属7号楼 孟令韬

引自： 1998年第4期《老人春秋》

乳糜尿

喝醋蛋能使乳糜尿消失

我是患有多种病的老病号，有支气管炎、肺气肿、肺心病、肺结核、萎缩性胃炎。前几个月，又新增加了牙痛和小便末尾带蛋白尿。

看到醋蛋液的介绍后就开始吃，现在已吃完几个醋蛋液，吃后支气管有些好转，胃的消化力有少许好转，对牙病有效。

但对以上三种病都没有治本，只是有些好转，唯一好的就是小便带白治好了，从吃醋蛋就不见了。对肺结核、肺心病的疗效不知如何，因没做检查。没有发现任何副作用。

荐方人：湖北省宜昌市粮食局　王金锁

生山楂泡水当茶
饮治乳糜尿效果好

近年来，我用生山楂治愈乳糜尿患者16例，治腰部岔气18例。

四川石柱县悦来区桥头乡瓦屋村刘承中，43岁，患乳糜尿19年，尿如淘米水，食肉后加重。1986年，我遵嘱备生山楂1.5千克，每天用100克泡开水当茶频服，服药期间忌食油腻和刺激之物。服药完病已愈。

（邓朝纲　邓崇容）

阴囊湿疹

蛋黄油治阴囊湿疹五天可愈

配方及用法：鸡蛋一个，煮熟。将熟鸡蛋黄放勺内用文火熬出油，用鸡毛揩擦患处，每日早晚各一次，连擦四五天即愈。

疗效：方明春患阴囊湿疹，昼夜抓挠出血，十分痛苦，用此方一治即愈。

荐方人: 河南光山县孙铁铺乡屈岗村　方明魁

遗精症

桑螵蛸治遗精症极为有效

遗精是男性多见的一种病,对身体健康不利。1970年我犯此病甚为苦恼,后从中草药图谱中学到了桑螵蛸治遗精病良方,我用它治疗,获得了满意的疗效。后来,我又将此方介绍给几十位遗精患者治疗,个个痊愈,无一人复发。

"桑螵蛸"别名螳螂子、刀螂子、团螵蛸,生于桑树上,秋末至来春均可采收。将采下的桑螵蛸去净树皮,放在蒸笼中蒸死,取出晒干备用。

用法: 干桑螵蛸研末,早晚用盐汤各送服1次,每天服5~10克,连服2~3天即愈。

荐方人: 四川省仪龙县双庆乡金子村　周光庆

引自: 广西科技情报研究所《老病号治病绝招》

刺猬皮散治
遗精11例均获痊愈

方治: 肾虚、精关不固引起的遗精。

配方: 刺猬皮100克。

用法: 将刺猬皮焙干研细末, 分为7包, 每日1包, 甜酒汁兑服。

疗效: 治疗患者11例, 均获痊愈。

按语: 本品其性收敛固涩, 适用于肾虚、精关不固引起的遗精, 对阳火旺盛、梦遗患者则不适宜。

荐方人: 湖南省丰澧县中等卫生职业技术学校副主任医师 胡达坤

引自:《当代中医师灵验奇方真传》

阳痿症

中药冲剂治老年性阳痿一用就灵

主治: 老年阳痿。

配方: 白糖500克, 熟猪油150克, 炒黑糯米1000克, 黄精100克, 臭牡丹根50克。

用法: 将三味药烘干研极细末, 再用罗筛筛过, 把白糖和熟猪油溶化加入药内拌匀、备用。空腹内服, 日服3次, 每次约50克, 用温开水冲服。

疗效: 此方属彝族祖传秘方验方, 用之则灵。经临床试用, 服用1剂见效, 3剂痊愈。

荐方人: 贵州省仁怀县政协　王荣辉

引自:《当代中医师灵验奇方真传》

吴茱萸、细辛敷脐
治阳痿效果也很好

配方及用法: 吴茱萸30克, 细辛10克, 共为细末。用上药适量, 加温水调成糊状, 每晚睡前敷于脐部, 用胶布固定, 晨起取下。治疗期间忌房事。

疗效: 11例全部为门诊病人, 病程3个月至4年。阴茎不能勃起者6例, 举而不坚者5例, 均不能完成正常性生活。部分病例均系经多种中西药物治疗无效者。11例经治疗后痊愈, 好转3例, 无效1例, 总有效率90.91%。

验例: 张某, 53岁, 1991年6月13日初诊。形寒肢冷, 小腹拘急, 性欲低下2年余, 阳事举而不坚, 且不持久, 同房每每不能入巷, 渐至萎软不用, 甚为苦恼。曾服男宝、海马巴戟丸、三肾丸等补肾壮阳药物, 毫无改善。诊见舌淡红, 苔薄白, 脉细弦。邪袭经络, 肾窍郁闭, 宗筋失用。嘱其用吴茱萸、细辛依法敷脐部。1周后阳事渐兴, 2周后性欲增强, 阴茎勃起及房事均恢复正常。随访1年未见复发。

朱某, 28岁, 1990年3月18日初诊。患者结婚2年余, 近4个月阴茎临阵不举, 偶有勃起, 举而不坚, 经多方求治, 收效甚微。诊见舌质淡, 苔薄白, 脉细无力, 嘱其用吴茱萸细辛敷脐, 5日后阴茎勃起亦能入巷, 依法治疗10余日, 阳事大兴, 性功能完全恢复。

体会：阳萎是男性性功能障碍的一种表现。方中吴茱萸辛苦性温，功能温中散寒，是外治良药；细辛辛温，具走窜之性，通窍活络之功。我临床体验凡属寒邪外袭，肾窍郁闭，宗筋失用之阳痿，用之疗效颇佳。所治之病例均未发生任何不良反应，疗效可靠。

荐方人：吉林省肿瘤医院　冷长春等人

引自：1997年第3期《中国民间疗法》

用揉脐壮阳法
治阳痿屡用皆效

配方及用法：淫羊藿52克，蛇床子36克，蜈蚣15克，冰片9克。上药共研细末，用时取适量药物，捣葱汁将药搅匀，至药粉湿润即可，再将药物纳入脐中，然后用双手拇指交替揉按脐中，睡前与晨起各做1次，每次揉按10~20分钟，月余始效。

主治：用于阳痿不举或举而不坚，滑精早泄等性功能低下者。亦用于宫寒带下、腹冷腹痛。

注意：使用本方如时有恶心、腹部不适宜暂停，脐中破溃者忌用。

疗效：数年前，一友人对我说起腹冷，阴举不坚之事，欲求一方以治之。我便以此方为之治愈。其后屡用此方，皆效。

荐方人：黑龙江佳木斯市中医院　王克非

引自：《亲献中药外治偏方秘方》

起阳汤治阳痿
不举服两剂可愈

配方及用法： 人参15克，白术30克，巴戟天30克，黄芪15克，北五味子3克，熟地60克，肉桂3克，远志3克，柏子仁3克，山茱萸10克。以上10味药水煎服。

此方有很好的疗效。我用此方给一位朋友治疗，两剂即愈。

荐方人： 安徽太和县人民政府值班室　张守田

前列腺炎

马齿苋治前列腺炎一周即愈

方法： 选新鲜马齿苋500克，洗净捣烂，用纱布分批包好挤出汁，加少许白糖和白开水一起喝下，每天早、晚空腹喝，一周后即愈。此方还能治肾小球肾炎。我的小孩就是服此方一个夏季，治好了10年的肾炎，至今已20年未再犯。

荐方人： 北京南礼士路头条1号10号楼1门14号　王秀山

按摩会阴穴治好了前列腺炎

我于去年9月，突然出现尿急、尿频、尿疼、尿滴沥。经医生诊断，说是前列腺炎病，让我先后服用多种药物；还按报纸上的介绍，服用过三七粉、西洋参等，症状一直不减。今年春节后，军分区干休所的一位医生告诉我按摩会阴穴可治疗该病。从那时起，我将药全停了，按照他说的办法，每早大便后坐在坐便器上，用左右手的中间三个指头，分别顺时针和逆时针各按摩100~120次。说来也怪，病情慢慢有些缓解，到目前为止，上述症状已消失，转为正常。现在，我仍然坚持每天早晨按摩，以防止复发。

荐方人：建设银行河南驻马店地区分行　张焕宇

按摩肚脐两旁
也能治好前列腺炎

我1994年患前列腺炎，经医生检查需做手术治疗。因春节故迟迟未做。不久我二弟介绍用按摩法治疗，如法行之，月余而愈，至今未复发。

方法：呈仰卧姿势，先将两手搓热，放在肚脐两旁，向下按摩120次，每日早晚各按摩一次，以病好为度。

荐方人：河南镇平县彭营乡政府　孙在东

黄连素片治慢性
前列腺炎效果显著

前列腺炎是男性的常见病、多发病，尤其是中老年人，更易患此病。如用药物治疗，一般首选抗生素，但长期使用会产生不少副作用，其病亦不能断根。

本人在半年前试用中成药黄连素片内服，效果十分显著，使20年的慢性前列腺炎症状基本痊愈。原来的尿频、尿急和腰酸等情况随之消失。使用黄连素的另一特点是费用低，服用方便，并且对胃炎、肠炎和其他感染同样有兼顾治疗作用，不失为一举多得的"秘方"。

荐方人：江苏如东于港竹寰八组　康泰高

前列腺肥大

前列腺肥大症喝
桃树叶水症状可消失

我患前列腺肥大病三年多了，白天症状好些，到夜晚排尿憋胀疼，排尿细长又淋漓不净。

1996年夏天得一方：土桃树叶熬水喝。每天晚上熬20~30片鲜叶子水，秋冬熬干叶，一次喝多半碗，经2个多月治疗，就有明显好转，原来症状基本消失。坚持服用8个多月，现在我排尿时没有不舒服的感觉。

荐方人：河南安阳市铁西区老干部局　白凤昌

引自：1997年第9期《老人春秋》

用云母片可治
前列腺肥大病

我1993年小便难解。经检查，是前列腺炎。服了前列康等药物无效。1995年复查，前列腺已肥大如鸡蛋。医生说，服药既然无效只好动手术。我年已75岁，对动手术想得很多。同病房的老同志杨经学向我介绍了一景颇族老人用云母片和绿珠叶根混煮当茶饮，治好了他岳父比我还严重的前列腺肥大症的经过。我即按他介绍的方法试服，服了一个月时间，我的前列腺肥大病好了。

配方及用法：云母片25克，绿珠叶根多少不限，混煮约半小时，分3次服。连续3天共服9次后换新药。景颇族老人说，按此服半月后，如效果显著再继续服，即可痊愈。否则停。

注：云母片又名千层石；绿珠叶根又名鸡素子果，果大如小佛珠。

荐方人：云南潞西县城郊乡广母小学退休教师　冯才隆

287

服本方6剂可
治愈前列腺肥大病

我是一名退休教师，患有多年前列腺肥大，尿频、尿急、尿痛、尿线细。3年前多次犯病，小便不通多次导尿，造成生命危险。一次一个偶然机会经人介绍，中国医科大学（北京硕士）樊正伦来沈阳传授了此配方，经服6剂药，我病痊愈，3年没犯过一次病，现在和正常人一样。

配方及用法：熟地40克，山茱萸20克，山药20克，丹皮15克，泽泻15克，制附片10克，肉桂10克，车前子10克，牛膝15克。水煎服，日服2次。

荐方人：辽宁抚顺县救兵乡虎台村　贾明坤

南瓜子治前列腺
肥大有治愈效果

1997年4月20日，丹东市丝绸二厂离休干部李清芳给《辽宁老年报》编辑部来信述说自己患前列腺肥大，苦不堪言，而所在企业连年亏损，开支困难，更谈不上报销医疗费了。因此，请求编辑同志给他介绍一些不花钱或少花钱的偏方。他最后说："编辑同志，我向你求救，因我别无他法。"编辑、医生周丽慧读了这封来信，深夜难眠了。她翻阅了《偏方大全》，从中找出几则治疗前列腺肥大的偏方。4月29日，她将几例可治疗前列腺肥大的偏方寄给了李清芳。李老收到信后，试验了几个。最理想的是用南瓜子治前列腺肥大，经过试用一个月，病情已大见好转，同时配合热敷前列腺部位30分钟，现已痊愈。

治疗方法：每日晚饭前或饭后一小时左右，拿100克生南瓜子去皮吃完。睡前烫完脚，用医用输液瓶装约80℃热水。然后半仰卧在床上，把热水瓶立着，紧贴在会阴、尿道部位放好，用两大腿根夹住（开水太热可用毛巾垫一下，温度合适时去掉毛巾），热敷30~60分钟，拿去热水瓶就睡觉了（热敷时可看书或电视）。做过10天左右已见效，一个月后尿急尿痛已消失，尿频次数由治疗前的1.5小时左右一次恢复到目前的5~6小时一次。停止治疗后有反复，后又以上述方法治疗一个月恢复正常。

附: 南瓜子即倭瓜子、白瓜子。

引自: 1998年1月21日《辽宁老年报》

南瓜子治前列腺增生确实有效

我已年近7旬，身患前列腺增生10余年，平时尿急、尿频、尿痛、尿线细，排尿困难，苦不堪言。虽经中西医多方治疗，效果都不显著。后见报上介绍服食南瓜子可治此病，我即按方每天吃50克左右（生、熟均可），从去年夏天坚持至今，以上症状基本消除，小便恢复正常。俗话说"偏方治大病"，确有道理。

荐方人: 安徽蚌埠职教中心退休教师　董劲秋

吃南瓜子能治好老年前列腺肥大

《晚晴报》第906期3版刊登我写的《再谈吃南瓜子可治前列腺肥大》一文后，全国各地患者上百人来信询问有关问题，现再做如下说明。

一、此方不是家传，而是在报上看到的。我个人的周围一些老友试过后证明效果明显，而且几年后再没复发，而后才通过报纸推荐给大家。

二、吃南瓜子只治前列腺肥大，不治前列腺炎。

三、每日服南瓜子50~100克，一次性吃完（不是零吃），饭前饭后均可。原则上不忌口，喝水照常，但不能喝酒，尤其是不能多喝酒。

四、每个人身体条件不一样，有的吃二三个月就好了，有的吃四五个月才见效。这东西多吃没副作用，可以吃到症状消失为止。

荐方人：山东淄博市机械局离休干部　吴明玉

引自：1997年9月17日《晚晴报》

用敷脐疗法治
前列腺增生效果很好

我患前列腺增生症已6年，经常感到排尿困难，夜尿多难以入睡，曾到处求医疗效不佳。

我看到1995年7月13日《老年报》刊登"脐疗可治前列腺增生"之后，便依照方法治疗了两个多月，症状基本消失。

现将脐疗方法介绍如下：

配方及用法：王不留行150克，天竺黄、虎杖、土贝母、没药各100克，蜂房50克，将上药用4000毫升水浸泡2小时，煎30分钟后，取滤液；然后再加水复煎一次，两次滤液混合，浓缩成稠液，加益智100克，烘干压粉，装瓶备用。每次取药0.3克，放入肚脐中，上压一干棉球，用胶布固定，24小时换药一次。用药5天停2天，2周为一疗程，连续治疗1~4个疗程。

荐方人：山西省永济县　孙生德

手脚穴位按摩法可
治愈老年前列腺肥大病

前列腺病是中老年男性多发病，临床有急、慢性之分。急性期症状是：尿频、尿急、尿痛、终末血尿，会阴区、腰骶部、大腿内侧不适感；慢性期症状是：尿后滴尿、有分泌物渗出、下腰部酸痛、性欲减退、遗精等。

脚部选穴：22、23、24、50、51、39、40。（见图32）

按摩方法：22、23、24三穴要连按，用按摩棒大头从22穴斜推按至24穴，双脚取穴，每次每脚每三穴推按5~10分钟；50、51两穴要连按，用食指关节角从51穴推按至50穴，双脚取穴，每次每脚每两穴推按5~10分钟；39、40两穴要同按，用拇指和食、中指从踝骨两侧凹处捏住，向上推按，双脚取穴，每次每脚每两穴推按5分钟。每日按摩两次。

手部选穴：57、77、69、70、71。（见图33）

按摩方法：57穴用单根牙签扎刺，77穴用拇指、中指强捏按，69、70、71三穴连按，均双手取穴。

注：有关按摩工具与按摩法，请详阅本书附录六。

验例：黑龙江省军区第三干休所周钊同志谈体会

我们干休所将经医院确诊的前列腺肥大患者7人组织起

来，办"脚部穴位病理按摩班"。这7人多是六七十岁的老人，病程最长12~13年，最短2~3年，均在服用前列康、安尿通、中草药、偏方等等，都未奏效。运用脚部穴位病理按摩至今，个个奏效。

何某、张某两病人，按摩前，夜尿次数都在15~20次，不仅影响睡眠，思想也很烦恼。经两周"脚穴按摩"后，夜尿次数明显减少，何某仅2~3次，张某有时仅1次。曲某年已70有余，病情较重，患此病已10余年，采用多种方法都无效，排尿困难，尿呈点滴状。经一周"脚穴按摩"后，排尿不困难了，尿量增加了，次数减少了。杨某、张某等人都在"脚穴按摩"一周后，感到：原先是想尿排不出，不尿又想尿，现在小便不费劲了，次数少，尿量增加了，思想压力小了，情绪也轻松多了。有的同志把药也停了，每天坚持做两次"脚穴按摩"。张志环深有感触地说：通过办班，明白了发病原理，增加了"脚穴按摩"治疗的信心；有了效果，更增强了信心，因此就下决心坚持每日最少两次按摩。这种按摩既简便又有效，无痛苦、不花钱，能普及，是受患者欢迎的好方法。

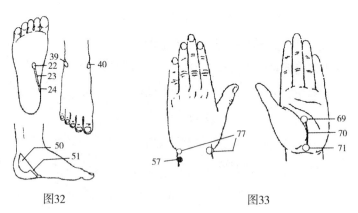

图32 图33

肛肠科疾病

各型痔疮

此项绝招治痔疮无一例复发

配方及用法: 全虫(蝎子)6克,天虫(僵蚕)6克,生鸡蛋15个。全虫、天虫瓦上焙黄,研成粉末,将鸡蛋破一小孔,每个装入药末的十五分之一,搅匀,封好蒸熟,每晚睡前空腹吃一个药鸡蛋,连用15个为1个疗程。

此方简单易掌握,无痛苦,疗效卓著,无任何副作用。

我患的是环痔,内外痔均有,大便时疼痛难忍,并带有许多鲜血。我吃了第一个药鸡蛋,次日解大便时,出现了轻微泻下疼痛,血便没有出现。我连用完15个药鸡蛋,为了巩固疗效,又增加了1个疗程,以后即使遇到便秘的情况,也没有出现过疼痛和血便。经医生检查,我的痔疮已彻底治愈了。现在,我已用此方治愈痔疮患者300多例,均无一例复发或无效。

荐方人: 山东庆云县后张乡王知县村　王学庆

治痔疮有效率100%的中药秘方

河南兴隆县联合医院夏文茂先生, 有一个治疗痔疮的秘方, 疗效100%, 且无副作用。

配方及用法: 麝香0.15克, 马钱子(或马钱子面)7.5克, 冰片、铜绿、白矾(明矾)各1.5克。将麝香、炙马钱子、铜绿、白矾分别在研钵内反复研成极细的面, 混合后将冰片轻研, 制好后装瓶备用。用药时取少量的药面, 撒于痔疮上即可。

不用禁忌食物, 蔬菜、辛辣均可吃。

疗效: 用药后半天即可止痒消除。一般用药2~3次痊愈, 不再复发。若以后发痒时, 马上撒药, 便不出痔疮。

治外痔三法:

1. 皮硝(芒硝)若干, 加火纸放在罐内烧熏患处。

2. 将猪胆3~5个煮烂, 凉凉后抹在患处, 2~3次即可痊愈。

3. 用地鱼(中药锡保科)烧水盛罐熏患处即愈。

验例: 辽宁凌源市北炉乡三胜永村苇子沟李国春用此方治好了他叔叔的痔疮。

贵州湄潭县黄家坝食品站张祥政患痔疮18年, 曾到遵义医院附属医院治疗, 也做过手术, 但都未解除痛苦。自从用中草药治疗后, 取得了很好的疗效, 30多天来, 大便不见血了, 不但喝酒, 连辣椒都敢吃了。

四川泸县立石镇华前十七组代世康用治外痔一小方为亲

戚治外痔痊愈了。此人患外痔两年多，花了许多钱都未能治好，现用此方只花2元钱就治愈了。

用非那根注射液治
痔疮治愈率100%

河南省固始县人民医院陈家忠，经过多年的钻研，采用非那根注射液注射痔核治疗痔疮3156例，治愈率达100%，被河南省信阳地区评为重大科技成果奖。

用非那根治疗痔疮的办法：用含量2.5%非那根注射液，注入痔核隆起最高点的黏膜下，不论痔核多少，均一次注完，一人一次的限量不得超过5毫升。增生痔10天左右痊愈，混合痔、静脉曲张痔一个月左右痊愈。

验例：

一个验方治好500名痔疮患者：我是藁城县北楼乡的乡村医生李兰西，每年都订《农家乐》，并经常用上边介绍的民间验方给农民治病，都取得了较好的效果。1985年4月22日《农家乐》上登了一篇"陈家忠治痔疮手到病除"的稿子，介绍了陈家忠采用非那根注射液注射痔核治疗痔疮，治愈率达百分之百的验方。这时正巧我村董奎京患痔疮多年，久治不愈，在"三夏"大忙期间因劳累过度痔疮加重，疼痛难忍，已3天不能起床了。我按报上介绍的方法给他用非那根注射治疗，当即消除疼痛，七天后就痊愈了。消息传开，四邻八村痔疮患者都找我来治，从去年6月到今年5月底，我共接收痔疮患者500多人，都是用此方治好的，无一例复发。

浙江江山市丰足乡老虎塘村医生毛日祥用此方治疗痔疮患者多人，均痊愈。

山东梁山县韩岗北刘庙村李树峰用本法治痔疮取得很好效果。

我被痔疮折磨50年
仅用猪胆治愈

我是1952年由修筑成渝铁路军工部队转业回乡从事教育工作的，退休多年，现已73岁。被痔疮折磨了50余年，做过两次手术，年年就医治疗都无效果。今年3月看到报道的"猪苦胆治痔疮有显效"后，我就按报上讲的方法，每天喝一个，连续喝了4个猪苦胆果有显效，现在我的痔疮基本痊愈了。

荐方人：湖北英山县吴家山国营林场　张士美

好友患痔疮20年
也用猪胆治愈

我的一位好友，二十年前患有严重的痔疮病，多方医治均无明显效果。后来，别人告诉他猪苦胆治痔疮有特效。他按照介绍只用了一个猪苦胆就治愈了，而且二十年从未复发过。此法简便易行：取猪苦胆一个，将胆汁倒在碗里，一次喝下即可。若一个不愈，再喝第二个。

荐方人: 建设银行河南省驻马店地区分行　张焕宇

椿角蛋菜油治痔疮一周可愈

我患多种痔疮五六年,苦痛难言。医院就医,药费昂贵,不能根治,备受折磨。一次偶然机会得到一方,内服两剂见效,连服一周即愈,十多年没有复发。还另治愈其他病患7人,证明疗效可靠。此方简易实惠,无痛苦。现介绍如下。

配方及用法: 椿角(香椿结的果)去外壳留仁,文火将仁炒脆研细过筛备用。取鸡蛋一个搅拌成蛋花,菜油50克于锅中烧滚,用70克椿角仁粉末与蛋花调和倒入油锅炒至蛋熟,撒上作料热吃,这是一剂量。每剂如此炮制,一日两剂可一次炮制,也可分两次炮制。若一次炮制两剂,余下的一剂须放温热处。一日两剂,早晚各一剂。服药期间无禁忌。

荐方人: 贵州正安县安场中学　夏云和

十年内痔用本方能彻底治愈

配方及用法: 用五朵云100克切碎(全株),酸江草25克切碎,鲫鱼250克,三样共煮不放盐,只吃熟鱼,喝点药汁送服,每天早饭前服一剂,轻者3~5剂痊愈,重者7~10剂必愈。

我本人曾患10余年内痔,解大便时常下血,就是吃此方治愈的。此方还治愈多人。(前面的药量是鲜草量,如用干草品,量可减少一半)

荐方人：四川安岳县李家镇中心小学　周俞全

多年痔疮用冷水
浴肛法治好了

十多年前，我患痔疮，便后出血不止，严重时走路、骑车痛苦不堪。为了免去开刀之苦，我一方面尽量多吃粗纤维类蔬菜，如韭菜、青菜、白菜、地瓜等，以求大便通畅；另一方面坚持用热水于便后洗涤肛部。采取以上措施后，每次大便畅，便后甚觉舒服。有一次，家中无热水，只得用冷自来水洗肛。谁知洗后，竟觉格外清爽。以后，一直坚持便后用冷水洗肛门，一次不漏。这个土办法竟治愈我多年的痔疮、肛裂、便后出血。

细想起来，冷水浴肛有增强肛部血液循环的作用。冷水洗时，肛部肌肉受冷的刺激会收缩，继而又"复原"，如此经常刺激，自然可保持肛肌活力，富于弹性，血流畅通，有利于痔疮痊愈。

荐方人：江苏省如东于港13-7组退休教师　徐亚军

二十年的混合痔用
提肛法彻底治愈

我年轻时患内外混合痔达20年之久。1976年见《体育报》登载"提肛疗法"，我便试习之，两个月后见疗效，半年后经肛肠科医生检查已痊愈。接受我推荐的患者，亦收疗效。现将方介绍如下。

具体方法：提肛就是收缩肛门和周围肌肉。一收一放为一次，初练可做二三十次，循序渐进，逐步增加到六七十次，每天两遍。

荐方人：贵州铜仁市政协　傅顺章

多年痔疮用地锦草
大蒜辫治两次而愈

我患痔疮多年，严重时大便血流不止。虽曾用过一些药物，但疗效甚微。一位朋友偶然介绍一则偏方，仅治疗两次，现已痊愈。此方经一些患者使用，亦收到良好效果。

配方及用法：地锦草（干品20克或鲜品200克），加大蒜辫一个，放在盆内加水没过草药，煮沸10分钟后，用热气熏患处，待药液变温后用其洗患处。下次使用时将药液加热，方法如前。每日早晚熏洗各一次，连续使用3~5天，即可收到明显疗效。

注：大蒜辫，即弃掉蒜头用大蒜茎、叶编成的辫。

荐方人：陕西渭南市计委　曹雄

我的痔疮是喝醋蛋液治好的

一个多月以前，我突然痔疮发病，只好去医院求治。因

299

病情很重，又不愿动手术，于是就打针、吃药、贴肚脐、抹药膏、塞药栓等一齐上，花了一百多元，可是治了一个来月，不见好转，我很苦恼。有一天，见到报上有一则关于"醋蛋液治痔疮"的药方，半信半疑，考虑不妨试试。没想到，这办法还真灵，用药一周竟奇迹消肿了，十天后就痊愈了。真是良药不在贵贱，关键要看是否对症。这次我只花三元钱，病就好了。

荐方人：黑龙江牡丹江军马场老干办　丁迅

我痔疮十年未犯全靠揉捏肛肌法治疗

痔，肛腔血管瘀结所致，若使血管保持畅通无瘀结，则痔无法形成。

方法：每天睡前和起床前，用手揉或捏肛四周的肌肉，轻重自己掌握，到自觉肛门松散舒服不痒为止，时间大致一分钟左右。做起来简便，效果甚好。若长期坚持，可防痔疮的形成和复发。

我以前为痔所困，或一个月、或二十天就犯一次，痛苦难耐。劳累、吃辛辣食物、上火均受此苦。后用此法，十年来未曾复发。

荐方人：河南平顶山焦化公司老干部处　朱金海

我的痔疮用此方
治四次就去根了

我患内外痔多年，严重时出血很多，在炕上一躺半月。村里看疮的老医生崔恒之子把家传验方传给了我，患病时就服此药，连服四次去了根，二十多年未再犯过痔疮病，干重活、吃辛辣食物也都无妨碍。

配方及用法： 当归9克，黄芩7.5克，连翘9克，地芋6克，赤勺6克，白芷9克，蝉蜕6克（去头足），槐胶12克（蜜炙），生地6克，黄柏4.5克，炙草4.5克。上药水煎服。

荐方人： 河北辛集市间房乡枣营村退休干部　刘源海

我患痔疮用醋酸氟
轻松软膏10克治愈

我是从事教育工作的，坐的时间长，得了痔疮，有20多年之久，严重时出血甚多，吃槐角丸虽有效，就是不能除根。有人给我介绍"醋酸氟轻松软膏"，仅用10克就治好了我20多年的痔疮。我外孙女也是这样治好的，今已6年多未犯过。

用法： 3天用一次药。用时可当天夜晚睡前用开水加少许盐洗浴肛门半个小时。睡时将药瓶口塞进肛门内挤药膏（一瓶药膏用3~4次），再用卫生纸贴住肛门，用食、中指揉肛门5分钟或数200次，翻身换手再揉200次。一般用3~4支醋酸氟轻松软膏即可。

荐方人：山西孟津县横水镇红桥村五组　韩志笃

我患混合痔用獾油治
五次果然痊愈

去年春天，我的痔疮病复发，苦不堪言，亲家翁告诉我獾油治疗此病效果很好。我试治五次后，内外混合痔疮果然获愈。至今一年有余，病未再犯。

具体方法：将肥獾肉炼油，装瓶备用。使用时，将獾油放入铁汤匙内温化，然后取一棉球放入油内蘸湿，塞入肛门内；外痔涂抹亦可，每日一次，轻则两次可愈。

荐方人：陕西宝鸡氮肥厂老干办　王瑞生

螺蛳白矾水治痔疮
两三天可痊愈

俗话说："十人九痔。"若用各种药膏无效的话，可在河边或池塘里捞几只螺蛳，将其肚皮剪开，撒点白矾面，过一会儿螺蛳肉就变成一壳清水。用这水抹患处，十分凉爽舒适。连抹两三天即痊愈，而且一般不再犯。这是我多年的切身体验。

荐方人：安徽肥东县三十埠中学　李文

我是这样治好痔疮的

我患了几年的痔疮，经常便痛便血。前些年因外痔发作，先后两次进医院动手术，尽管增加了不少麻烦，但总算外痔治愈。没想到去年10月开始又发现大便带血，且在肛内微有痛感，接着是便痛加剧、便血增多。原欲到医院再次手术，又觉得麻烦，于是我就抱着试试看的想法，依据姜占先医师的献方和我在医院治疗的切身体会，采取自治疗法，结果收到了出乎意料的效果。现把我的自治疗法做一介绍，供同病患者一试。

1. 备足药料：乳香10克，没药10克，冰片2克，凡士林10克，黑木耳250克。

2. 先将乳香、没药、冰片共研成细末，再将凡士林加热溶化成液体，降温后，倒入药末搅拌均匀，制成糊状药膏。

3. 清洗肛门。每天便后用温水加入适量洁尔阴（药店有售）或浓茶盐水泡肛门约15分钟，然后清洗肛门。

4. 送药入肛内。先洗手并擦干，再取脱脂棉把药膏包成2厘米左右直径的膏丸，然后侧卧床上露出肛门，用右手食指将膏丸送入肛内。一般每天换药1次，或根据大便次数换药。

5. 炖吃黑木耳。买黑木耳250克，均分成8包，每天取1包，发涨、洗净后加点猪排骨文火炖两小时以上，放入少许食盐调味，每天晚上一次吃完，连续炖吃。

经过外敷内服、药疗与食疗、内外夹攻的自我疗法，疗效神速，日见好转，便痛、便血也逐渐减轻，到第7天已经痊愈。

荐方人：福建龙岩地区农业银行退休干部　王仁高

肛　瘘

我肛瘘用此方得到了根治

本人患痔疮肛瘘20多年，经多方治疗无效。1985年秋天，一老中医告诉我一家传秘方，经治疗5年来未复发。

配方及用法：干蒜瓣200克，在水边生长的鲜柳树须根150克，水适量，将上两味煎好后倒入脸盆或洗衣盆内，稍凉坐上，让蒸汽熏患部。水稍凉后，用药棉或纱布洗，或者坐入水中烫洗。每晚一次，3日即愈。

荐方人：内蒙古镶黄旗供销合作社　杨德明

引自：广西科技情报研究所《老病号治病绝招》

我朋友患肛瘘10年
用一味瓦松治愈

旧友张君，十年前患多发性肛瘘，曾先后二次住院，开刀三次，然均未能愈。痼疾缠绵，苦不堪言。张君求治于我，我一时亦束手无策，愧对旧友。时隔年余，忽一日路遇张君，追问旧疾，张君欣告："早已痊愈。"说是用土方瓦松治之。我详询治疗过程，深受启发。此后遇患肛瘘者，即取瓦松煎汤熏洗治之，每获良效。几年来几经增删试验，遂成肛瘘熏洗方一张。

兹将方法介绍如下。

配方及用法： 瓦松50克，朴硝30克，黄药子30克。上药放入容器加水适量，然后用火煎煮近半小时，将药液倒入痰盂中（存药可再用），先用药物熏洗肛门部，待药液温热后，再倒入盛器坐浴。每次15分钟，每日二次。一剂中药可连续使用三天。十几年来，用此方治小儿肛瘘50例，痊愈44例。

瓦松又名瓦花、向天草等，民间又名瓦将军。《本草纲目》记载其气味酸平无毒。临床应用具有明显清热解毒、活血化瘀、生肌敛疮之功。该药生年久瓦屋之上，或山中石缝之中，农村处处有之。用瓦松熏洗治疗肛瘘，不用吃药打针，更无需住院开刀，方法简便无痛苦，疗效可靠，不失为医治肛瘘的理想疗法。用于瘘口有脓性分泌物的近期肛瘘则疗效比较显著，而对病程久长的内盲瘘则疗效较差，可能是药力不易透入之故。

荐方人： 江苏无锡北塘医院　庄柏青

脱　肛

牙膏治好了我的脱肛病

在20世纪60年代初，我就患有脱肛症，在无可奈何的情况下，逐步摸索到一个有效的治疗方法。其办法是：先将肛门熏洗干净，将牙膏挤于指头上，内外涂抹，既凉爽，又舒服，肛门渐渐紧缩。这种方法有解毒、消炎的功效，一经治愈，便有根治的奇效。我的脱肛病用本方法治愈后，至今30多年没有复发过。

荐方人： 安徽青阳县丁桥镇邮电所　吴汉杰

热瓦片蘸鳖血治
脱肛愈后不复发

肛门直肠脱垂（俗称脱肛），是一种夏季常见病。我们部队在南京驻防，不知何故，全连竟有17人患有此病，严重影响了部队战斗力。我当时在连里任卫生员，面对这严重的病情束手无策，只好向警司门诊部求救。警司门诊部的雷医生，向我推荐了下面两个处方：

1. 先找一块瓦片（砖头也可）洗净晾干，然后用火烤热（以手背能承受为宜），再将甲鱼（鳖）的颈部用刀砍掉，将瓦片蘸其鲜血，触及脱垂的直肠，肛门受热刺激后会本能地收缩，顺势托住直肠缓缓送入。

2. 七叶一枝花，取其根茎用醋磨汁，每日1~3次外涂患部，接着用纱布压送复位。

我采用以上方法配合治疗后，全连17人全部治愈，无一例复发。

荐方人： 河南洛阳科技学院副教授　刘世德

引自： 1997年第7期《老人春秋》

脱肛和前列腺膨大用
清凉油治疗有显效

我有轻度脱肛和右侧前列腺膨大的病变。每次大便后，总是肛门口肌肉突出，约十几分钟后方可自动上提复原。同时，大便后总有一部分尿液滞留现象。对此，深感不便和痛苦。后在无意中想到，清凉油有清热、消炎的作用。若把它敷按于肛门处，不也会有理疗作用吗？于是把清凉油抹在手上少许，大便后按在肛门处（按3~4下），果然肛肌突出马上复原。同时，滞留的尿液立即排出，此法在睡觉之前用一下（尿液排出得快，并且彻底），夜间小便的次数由原来的两次变为一次了。此法我已用了两个多月，效果一直很好。

荐方人：河南宝丰县教师进修学校　姚占方

引自：1997年第8期《老人春秋》

粪便自流症

醋蛋液塞肛门能
治好粪便自流症

半年前我得了肛门自流粪液的病，我就开始试用醋蛋外用。每天早上大便后用温盐水洗净肛门处，然后拿药棉球蘸上调好的醋蛋液塞肛门里。晚间临睡前再重新换一次。就这样做了两周痊愈了。现在我的肛门收缩功能恢复得很好，走路、活动轻松自如。

  荐方人：黑龙江齐齐哈尔市二机厂宿舍805栋32号 朱瑞华

五官科疾病

沙 眼

自尿洗沙眼可见奇效

大千世界无奇不有。10多年前，本人患沙眼严重，时有角膜炎，双眸血丝密布。祖母教我秘方，用之，每天早晨用自己第一次小便洗眼，坚持数日，不医自愈。10多年来，一改视物朦胧、泪水涟涟的现象，且看物明亮，水窝眼随之绝迹。现在，写字、看书耳聪目明，爽快惬意。

尿，究竟有何功能，本人无法破译。小时候，只见害"痨病"的父亲，常常用小碗等着接男孩"童尿"，视如珍宝地饮之，说是定神安心补肺。秘方气煞名医。近年来，我把这一秘方教给许多人，有人害眼病，不去看医生，自尿洗眼，效果尤佳。可见，小便的药用价值不可低估，兴许它含有多种抗毒杀菌的成分，可以毒攻毒。近年来我用心实践：手脚划了口子，自尿一冲；皮肤及肛门瘙痒，自尿洗之；脚有疮、裂，自尿泡之，均见奇效。

荐方人：江苏高邮市司徒乡文化站　吕立中

公鸡冠血点眼可治愈沙眼

配方及用法：公鸡冠血适量。取用方法：用浸过食盐的针刺破公鸡冠，让血滴进干净的小瓶内（一次放血够两天用即可）。用小竹棍蘸血，一日3次点眼，一次两滴，点后闭目10分钟，连点15天左右，沙眼即可治好。

荐方人：河南淮阳县曹河乡侯家村　侯新胜

验例：侯同志患沙眼，几年来到处求医，效果不佳。后来本村老中医介绍此方，试点十多日，明显好转。经眼科大夫检查，沙眼基本痊愈。

结膜炎

黄瓜治火眼赤痛有好效果

黄瓜质地细嫩，味道鲜美，是人们喜食的蔬菜品种。同时黄瓜性凉，还有很高的药用价值。如果由于热症，出现火眼赤痛，则可用黄瓜治疗。

用法：将刚摘下的老黄瓜一条，上部开一小孔，把里面的瓜瓤掏出，从孔填入芒硝，填满为止，拿到阴凉处悬挂起来，待到芒硝从黄瓜内渗出，用刀将粉末轻轻刮下，便可作药用了。

将少许粉末点眼，一日3次，晚上临睡前再点一次，如此连用数天，半月则可痊愈。

引自： 6月15日《河北科技报》

验例： 广东封开县曙光路14号401房聂建雄用此方治好了邻村一位农民老汉的火眼红肿赤痛症。

用花椒酒治红眼病两天可愈

江津县东关6队邱林，用花椒酒治疗红眼病效果较好。1989年3月，邱林患了红眼病痛痒难忍。他买了氯霉素眼药水、金霉素眼膏点擦，均不见好转。后又买了病毒灵服药滴眼，仍时时反复。邻居陈大娘告诉他用花椒泡酒可治。老邱买了25克花椒放入250克白酒内泡3天后，用棉签蘸擦眼角，早晚各1次，两天后红眼病就好了。

荐方人： 四川江津县外贸公司　夏忠国

引自： 广西科技情报研究所《老病号治病绝招》

童尿是红眼病的克星

红眼病（又称火眼），传染性很强，给患者带来极大痛苦和生活上的不便。为此今献一个不花钱又能治愈此病的土秘方：入夜临睡前，先用温水洗净脸面后，取10岁以下孩童鲜童尿（待孩童撒尿时，取其中段尿，弃前后少许），擦至患眼眼皮及眼角内外，湿度适宜，而后以右手食指轻揉患眼几下，待患眼用劲紧眨数下后方可入睡，尿自干。次日早，患者自感轻松愉快, 眼正常。如疾患顽固, 只按上述做2~3次定痊愈。

验例: 黑龙江孙吴县正阳山乡正阳村李维芳用此方治好了本村王海常年患的赤眼病, 仅三天退尽。

四川阆中市思依镇木兰乡尖山村八组徐永鸣患红眼病, 用此方后治愈。

四川永川市临江镇高滩乡松树山村四社屈明贵用此方治好了一位女孩的红眼病。

眼前飞蚊症

我用黑豆桑葚
治好眼前黑影症

我19岁时, 两眼不红不肿, 无任何异常, 但看东西时眼前总有一个黑影, 看什么地方, 黑影就出现在什么地方。比如写字, 黑影恰巧出现在要写字的地方; 看书, 黑影就出现在要看的那个字上。那时, 我正上高中, 因不能看书写字, 不得已休了一年学。休学后, 我心急如焚, 就四处打听治疗方药, 终于找到了一个偏方。这个方很简单, 只用黑豆和桑葚, 效果很好。

方法: 先将桑葚熬汁, 去渣; 后将干净黑豆倒入桑葚汁中一起煮, 火不要太大, 使汁完全浸入黑豆中; 最后, 晒干收藏备用。服法是一天3次, 每次用盐开水冲服黑豆100粒。共用黑豆2.5千克、桑葚2.5千克, 服了两三个月, 眼前的黑影已完全消失, 而且感到眼睛也比以前好些。

荐方人: 河南新野县沙堰镇南头　吴甲南

近视眼

天茄棵煮汁浸眼
治近视效果很好

配方及用法: 天茄棵250克煮沸,把煮的汁液倒入广口瓶内,同时把瓶口放在患者眼上(瓶口大于眼睛),抬起头,使药水浸入眼内1~2分钟,一天3次,每5天为一疗程。治一疗程后,休息一两天,再进行第二个疗程。如此反复,四五个疗程可痊愈。

按语: 天茄系龙葵别名,出自《药性论》。有的地区称它黑甜甜。为茄科植物龙葵的全草。我国各地均有分布。味苦微甘、寒、有小毒。功能:清热解毒,散结消肿,利尿,抗癌。副作用可使瞳孔散大。

荐方人: 河南新安县仓头乡云水村眼科卫生所　付优优

验例: 该所用此方经治40余例患者,除高度近视不能根除外,其余大部分治好了。

山东五莲县高泽水西河子村何兆合的同班4位同学,用此方经2~4个疗程,均有疗效。视力均由0.4提高到1.0。

辽宁北票市邮电局刘文萍用此方为她儿子治疗近视眼病,感觉效果很好。

河北河涧市故仙乡宋留村宋金哲自幼患近视眼病,利用此方治疗,视力提高了不少。

本方治青年近视眼很有效果

文日新,男,85岁,宁乡县中医院眼科医师,全国中医科学会名誉会员。他在杏林耕耘七十多年,以善治视网膜脱离、角膜溃疡闻名遐迩。他在日常的眼科接诊时,对久病眼疾,重脾胃调养;新病眼疾,宜活血祛瘀清原疏流,形成独特的治疗方法。他自制的眼药治疗眼疾疗效达95.5%,近视丸销售全国各地。现将他的近视丸介绍如下。

配方及用法:五味子、石菖蒲、远志肉各9克,车前子10克,菟丝子10克,茯神10克,枸杞子15克,生地黄25克,丹参10克,红参8克,红花2克,石决明15克。水煎服,每日一剂,日服3次。

主治:青少年近视眼。养阴明目,利湿化浊。

荐方人:湖南省中医药管理局　谭同来　郭予华

引自:1987年5月5日《湖南科技报》

验例:广东封开县曙光路14号401房聂建雄用此方给3名学生治近视眼,一个月后均有收效,平均下降了100~150度,其中一个还摘下了眼镜。

山西山阴县环境保护所丰继文患近视眼病,自配药丸吃了一个月,现已由原来的400多度降为250度了,原来眼睛看书时间一长就痛,现在连看几小时也不痛了。

辽宁彰武县阿尔乡中学三年二班学生梁继东用此方治疗

后, 视力由原来的0.5提高到1.3。

辽宁沈阳市油脂化学厂杜金原来戴200多度近视镜, 自从服近视丸后, 他的眼睛基本得到了恢复, 也不用戴眼镜了, 再也不眯着眼看东西了。他的好友原近视300度, 经他用此方治疗, 现在也得到了恢复。

辽宁兴城市第二高中石光远自用近视丸治疗他的近视眼后, 视力已明显好转。以前, 只有别人走到眼前时才能看清楚, 有时亲戚朋友离远都不敢认, 现在10米之外的人都能看清楚了。

白内障

家传秘方"三白散" 治白内障有良效

白内障是老年人极易患的疾病之一, 它严重影响老人的视力, 甚至导致失明, 所以积极预防极为重要。

我家的一家传秘方名"三白散", 经过我多年临床施治, 已治愈数百例患者。家父在世时, 曾嘱咐将其献给大众, 以除老年人病痛之苦。"三白散"对于因年老多病、身体虚弱、气血两虚、新陈代谢减退、营养不良或因操心过度而引起的白内障有良效。

配方及用法: 白术、白及、云苓各50克, 研为细末, 经过细筛后, 以10克为一包, 可包制13~15包待服用。主要采取食疗法，即于每天晚饭后、临睡前用制好的"三白散"药粉一包，加适量净水配1~3个鸡蛋煎饼食之。做时用植物油少许，亦可加入少量的面粉和适量食盐，注意药粉要与鸡蛋混和均匀，用文火煎成饼，切不可大火爆煎。

白内障患者若将一剂药粉服完一半后或全部服完后，感到病情明显好转，可继续再服一二剂或数剂，待完全恢复正常方可停药。一剂药粉可服13~15次，即15天为一疗程。初患白内障者一剂药粉服完即可治愈。

注意事项：

（1）服药期间忌食有刺激的食物（如辣椒、大蒜等）和生冷坚硬的食品。

（2）服药期间房事要尽量减少。

（3）正常情况下，一包药粉配3个鸡蛋煎饼，患者如系高血压病人，可在煎制药饼时，一包药配一个鸡蛋煎饼，亦可将大部分蛋黄去掉，光用蛋清。

（4）注意一剂药要连续服完，切忌中途间断。

（5）服药期间除要避免眼睛过度疲劳外，应注意加强营养，供给优质蛋白，注意摄取含维生素B_1、B_2、C、E等较多的食物和动物肝脏（如牛肝、猪肝、羊肝等），也要多吃含锌食物（如苹果、花生、柿子、牛奶、鱼虾、牡蛎及豆制品等）。除通过食物补给外，也可在医生指导下适量服用含上述成分的各种药物，以利延缓老年性白内障的发生。

荐方人：安徽临泉县农牧局　黄子善

手脚穴位按摩法
治疗白内障有良好效果

眼睛里的晶体变得混浊，称为白内障。白内障是老年人多发病，可使视力逐渐减退，最后致盲。目前中西医对白内障均无较理想疗法，西医主张障体成熟时动手术。

据近几年脚穴按摩实践体会，脚穴按摩具有预防和阻止白内障发生、发展的疗效。但需坚持长期按摩才能奏效。

脚部选穴：8、1、3、18、21、22、10、11。（见图34）

按摩方法：8、3、21、22四穴均用按摩棒自上向下定点按压，双脚取穴，每次每脚每穴按压5分钟；1号穴分布在双脚十趾内球尖部，用拇指逐趾捏揉，每次每趾捏揉3分钟；18号穴用按摩棒大头自上向下推按，右脚取穴，每次按摩5分钟；10号穴用按摩棒大头自上向下推按，双脚取穴，每次每脚每穴推按5分钟；11号穴用按摩棒大头自内向外推按，双脚取穴，每次每脚每穴推按5分钟。每日按摩两次。

手部选穴：用香烟灸5、6、9、56、63，每手每穴3分钟，每日两次。（见图35）

注：有关按摩工具与按摩法，请详阅本书附录六。

黑龙江省军区第三干休所周钊同志用脚穴按摩法治疗白内障的体会：

其一，我今年63岁，1944年参加革命，离休前在部队从事医务工作，患白内障已有4年。1992年3月底《老年报》编辑部章丰主编发现我患有白内障，建议按摩脚部8、1、3、18、21、22、10、11八个穴点进行治疗，我按他教的方法进行按摩后，视力明显改善。

其二，脚穴按摩治疗白内障效果到底如何？白内障是老年人常见多发病，病变的发展有一个漫长的过程，最初的晶状体或晶体囊的混浊变化，并不引起视力明显减退，很难加以确定。药物治疗虽可延缓病程，目前尚无肯定方法制止发展，只有拖到成熟期动手术。这种治疗办法，引起不少患者反感，思想压力大，悲观失望，束手无策。因此，脚穴按摩治疗白内障，给患白内障病患带来一线生机。

其三，脚穴按摩治疗白内障能否奏效关键有三：①穴位要找准；②方法要得当；③治疗要始终坚持。一定要按书上病理反射区解剖图找准穴。要始终坚持，这是个毅力、信心和决心的问题。在上两条的基础上，方法要得当，实质上就是个手法问题。经实践摸索，按8、1两穴时，将按摩棒的一端用食指压在穴位上，同时用大拇指压在穴背面，压—松—压，效果较理想。

黑龙江省军区第三干休所刘正英、孙玉清同志的体会：

我们两个老太婆都是黑龙江省军区第三干休所离休老干部的家属。患白内障已三四年了，曾用障明和白内停等药治疗，均未奏效，病情日益加重，视力模糊。4月17日开始，干休所老干部周钊同志教我们用脚穴按摩法治疗白内障，我俩经过20多天的治疗，已经收到很好的效果，眼球胀痛感和发涩减轻，视力明显好转。治疗前我左眼0、右眼0.5，治疗后左眼0.1、右眼0.7；孙玉清治疗前左眼0.5、右眼0，治疗后左眼0.6、右眼0.1。我们都十分高兴。

黑龙江省虎林县云山农场敬老院张加瑞老人的体会：

我是老年白内障患者，到多家医院治疗，都说不开刀不能好，但目前不能开刀，要等双眼都看不见再说。我心情非常苦恼，有时不想再活下去了。我一个孤苦老人，再看不见东西，咋活？今年5月份，按治疗白内障的穴位和按摩方法进行自我治疗，经按摩以后我的白内障逐渐好转，现在能看清东西了。

黑龙江省友谊农场一分场于志英同志的体会：

我今年63岁，是友谊农场一分场九队的妇女。三年前我的视力突然下降，并时常伴随头痛，经确诊为白内障，经多次住院治疗无效，视力一天天降低。

这时，我邻居向我推荐依据脚部穴位病理按摩的道理，光脚走路可治疗白内障的读者反馈，我也开始尝试光脚走路。起初我抱着试试看的态度走，经过几天就有明显好转，于是我欣喜若狂地坚持下来，下雨天我就在儿子特制的沙袋上走，一个月过去了，现在我的视力有了明显好转，头痛也减轻了，于是我又向几个有此病的老姐妹们介绍了此方，她们练后都说有好效果。

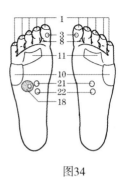

图34   图35

老花眼

王世英老花眼六年用
此方治已摘掉老花镜

河南省安阳县马家乡沙井村农民王世英今年57岁, 看书报戴花镜已六年了, 可是现在不用戴花镜了。秘密何在呢? 原来, 他有个秘方——自制米酒, 也叫黄酒。用小米煮粥加入陈曲(麦曲)制成。米酒内泡入适量党参或生熟地, 每天喝50~100克, 坚持了两年, 现在眼力大好, 看书报不用戴花镜了, 人们说他真是返老还童了。

荐方人: 河南省安阳县　岳建雷

姜腾芳老人用
茶水熏眼治愈昏花眼

山东省掖县苗族姜家村的姜腾芳老人, 21岁起就在村里制笔厂从事笔杆刻字工作。当时老人年轻要强, 每天工作达14~15小时, 别人每天刻三千字, 他每天刻一万八千字。一年后由于用眼过度, 老人的眼睛开始感到疼痛昏花, 以至连5米以外的人物也分辨不清。一位朋友告诉老人一个治疗和保护眼睛的秘方——茶水熏眼法: 把一杯刚刚沏好的浓茶放在桌上, 眼睛似睁非睁地放在杯口上, 同时用手捂住杯口, 以防热气过快散失；过热而无法忍受时，可稍休息，但熏的时间一定要保证在10分钟左右，并要经常做。老人试用此法后疗效显著，现在老人已75岁高龄，但视力很好，看书、写字都不用戴眼镜。

此方已使9位老人甩掉了老花镜

每日早上洗脸时，将毛巾浸在热水中，拧得不要过干，立即折起来趁热盖在额头和两眼处，头稍向后仰，眼睛暂时轻闭，约一分钟，待温度降低后拿开再洗脸。近年来，我在农村将此法介绍给9位老年人试用半年，均出人意料地把老花镜甩掉了。

荐方人：江西上犹县寺下中心卫生院　钟久春

用揉眼和搓脚心法可治愈老花眼

我的邻居老杨，年近八十，耳不聋，眼不花。问他有何妙法能够如此，他说："每天早晚用双手揉眼睛周围和脚心各120次，长期坚持。"我照法揉了三个多月就见效了，眼睛不花了，办公、看书报不用戴花镜了。如今我已70岁了，仍未戴花镜。

荐方人：河南伊川县史志总编室　郭大儒　祁玉梅

我吃生花生甩掉了老花镜

沈阳蓄电池厂74岁退休干部张中山介绍，他43岁时眼睛开始老花，先戴150度花镜，后发展到350度。1982年初每日喝酒时抓约25克生花生米吃，从未间断，1983年冬视力彻底恢复，能看报了，现已11年未复发。

荐方人：贵州江口县农经委　胡定绶

我400度老花眼
吃药黑豆疗效显著

我今年76岁，以往有看书习惯，可是两眼昏花，戴400度的花镜只能看10多分钟，头晕目眩不能支持，只有休息一会儿再看。1993年冬友人介绍，吃药黑豆对眼花、眼昏及眼的小毛病——眼角烂、红都有效，并能增强脑力。我连用一年多，确实有效。现在看书报一两个小时也没事，用250度的花镜也可以。我现在还继续吃着。一般的黑豆咬开里边是黄色，药黑豆咬开里边是绿色，表面看去都一样。关于配制和使用方法以及注意事项如下：

1. 配制方法：先将药黑豆杂质拣去，然后用冷水将豆淘洗净，每500克豆另加50克枸杞子，一并放入锅内用水煮。豆上面约2厘米深的水，先大火煮，后用小火慢煮。没水了豆已熟。500克豆再加100克红糖，拌搅后糖化的水又慢煮到没一点水时即好了。放冷后保存备用。

2. 使用方法：豆、糖、枸杞子都属热性，不能多用，每日早晚各用两羹勺，细嚼后吃了，喝点开水。

3. 注意事项：①要经常用，冷天豆好保存，热天豆可放在冰箱内。没有冰箱可少煮点用瓶子装好放在通风阴凉处。②用一个月即可见效，但应经常服用。

荐方人：河南偃师县顾县村五队　曲海岳

一个月可治愈老花眼的绝招

四年来我用梅花针刺激痛点穴位治好了头晕头痛、腰椎增生、坐骨神经痛、腰脊劳损、风湿性腿痛，没花国家一分钱，我的公费医疗费是零，节省给老病号用。1990年我参加户口普查时，戴350度老花镜才能看字、写字。我从1993年12月1日大胆用梅花针刺激16个穴位，1993年1月1日我不戴老花镜也能看《老年报》了。直到今天已有三年多时间，眼睛一天比一天好，说明眼睛虽不能返老还童，但能返老还壮。

荐方人：辽宁大连市金州区登沙河镇海头村贾家屯　袁杰
对16个穴位的说明：

关于梅花针治老花眼刺激16个穴位的问题，本书编著人曾给袁杰去信请教并得到了如下的满意答复，今献给老年花眼朋友。

关于梅花针制作，就是用3根牙签对齐，然后用橡皮筋扎好。

323

它的科学原理和针灸一样，活血化瘀、疏通经络、调节阴阳，这是中医的理论。按西医说法就是：刺激部位，使其恢复原来功能。

关于刺激16个穴位治好老花眼的方法，这是我的首创，在全世界范围内一个月摘掉老花镜的例子，没有报道。我是在1993年12月1日看到1993年10月21日446期《辽宁老年报》生活副刊刊登吉林赵崇璋《告别老花镜》一文章后，深受启发。他是用手按摩16个穴位1年多时间才告别了老花镜。而我大胆用梅花针刺激16个穴位。直到今天，已有三年之久了，而且一天比一天好。前两年隔三差五还刺激16个穴位，以巩固疗效。1996年根本不用刺激了，不但白天能看小字，晚间在灯光下也能看书了。今天能告别老花镜真是一大幸福！

16个穴位及具体刺激方法：

一天1~2次均可，一次须半小时左右，每个穴位须刺激1分钟，也就是刺激一下3秒钟（数1、2、3），刺激3秒钟后放松一下，接连再刺激。每一个穴位应连续刺激20下。刺激力度以有点痛感并能承受为原则，不要太用力。

在刺激以前应洗手，然后用双手食指、中指、无名指三指并拢，推摩眼眉36下、眼球里外各18下，这是做准备工作。然后，再刺激16个穴位。每天早晚各一次，或午睡后只做一次亦可。

经常按摩不但能摘掉老花镜，一般眼疾如眼屎、麦粒肿等病都去了，头昏头沉现象也没有了，因眼睛直接与大脑相连，又是延缓精神衰老的方法。"眼睛是灵魂之窗"，是否健康,就看眼睛是否炯炯有神,但要完成任务必须有毅力,五分钟热血是不行的。

具体穴位(见图36):

1. 睛明(闭眼时,位于眼内眦上方一分处,靠眼眶上缘)

2. 承泣(眼睛正视时,位于瞳孔直下,下眼眶下缘)

3. 球后(眶下缘外四分之一与内四分之三交界处)

4. 瞳子髎(位于眼外眦角外侧五分处)

5. 攒竹(眉头处)

6. 鱼腰(位于眉毛正中)

7. 丝竹空(眉梢外端凹陷处)

8. 太阳(位于眉梢和眼外眦连线中点后一寸凹陷处)

9. 阳白(目正视,瞳孔直上眉上一寸处)

10. 印堂(两眉之间,两眉头连线之中间点)

11. 迎香(鼻翼外缘中点旁,鼻唇沟中)

12. 人中(人中沟上三分之一处)

13. 率谷(耳尖直上入发际1.5寸处)

14. 颔厌(头维穴至曲鬓穴弧形上的四分之一与四分之三交界处)

15. 百会(头正中线,后发际上7寸)

16. 合谷(用一只手拇指第一关节内侧的节纹,接触另一只手食指和拇指张开的中央边缘部位,再把拇指放在张开上面,这时拇指的指尖接触的地方便是合谷穴)

大部分穴位都在眼骨、头骨凹处,有痛感就是穴位。穴位看不懂,请向当地针灸大夫请教。

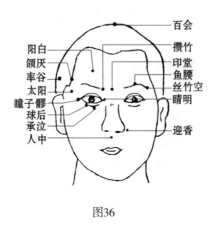

图36

唾液抹眼防老花非常有效

山西省万荣县七庄村有个80岁老人杜学智,从60岁那年开始,每天清晨坚持用自己的唾沫抹眼,不仅没有患过任何眼疾,而且连原来戴过的老花眼镜都扔掉了。就是晚上在灯下看报,最小的字也看得十分清楚。(阿曦)

引自:《老年健康报》

眼昏花吃黑芝麻治有好效果

人步入中老年,因肝肾逐渐虚弱,容易发生眼睛昏花。内经云:"视物不明肾气衰。"就指出了眼睛昏花的致病原理。

黑芝麻有补肝养血之功效,常吃可以补益肝肾。吃法是:将黑芝麻炒后研粉,早晨起床后和晚临睡时,各服一汤匙(约

20克）。1980年初，我年逾50岁时，眼睛视物逐渐昏渺，不得不借助老花镜写字、看报。之后我经常吃黑芝麻，两年后不再戴眼镜，眼睛保持明亮，直到现在已有13年了。

荐方人： 四川石柱县桥头卫生院　邓朝纲

二目昏花用搓
脚心法可以恢复正常

凡患有二目昏花者，不论老少都可用。每晚临睡前脱去鞋袜，用手搓脚心，两脚都搓，每只脚搓100下。在早上要起床时还是同样进行。天天如此，不要间断，若揉搓两个月，效果很好。

我是老花眼，整天二目昏昏沉沉，经过两个月的揉搓脚心，两眼大有好转，现在不戴眼镜能写信、看报纸。

荐方人： 河南遂平县张店乡青石桥村　刘承伟

327

迎风流泪

用猪蹄冰糖能
治好迎风流泪症

迎风流泪是中老年人的一种常见病。它虽无致死之虞，却令人十分痛苦。去年，我的两只眼睛先后迎风流泪，一天到晚，泪流满面，令人不安。当时，我去县医院，先后接受西医和中医治疗，不仅没有奏效,反而日趋严重,后来竟连看报、阅文、写字也难以进行了,严重影响了工作和生活。今年2月初,我因公出差,在乡下听一老农介绍,用冰糖炖猪蹄治疗迎风流泪有奇效。我回家后马上试了一试,果然名不虚传,而且至今未有复发。

具体方法:备肥壮的后脚猪蹄7只,冰糖350克。每天用1只猪蹄加冰糖50克,放适量水,置高压锅内煮成稀烂,1次连汤服完,或分早晚2次服。连服7天即愈。如没有根治的话,可再服7天。(林锦全)

引自:广西科技情报研究所《老病号治病绝招》

迎风流泪症用
此按摩法治有效

两年前,我患了迎风流泪症。长期滴眼药水效果不佳。后来,我采用按摩眼部的方法,治好了这个病。

按摩能调节眼部的神经功能,促进血液循环,以达到保健眼睛的目的。

方法:紧闭双眼,先伸直左大拇指背,按摩左眼上眼皮200次,左眼下眼皮100次;然后换右大拇指背按摩右眼上眼皮200次,右眼下眼皮100次。时间约5分钟,每天早晚按摩各一次。按摩的速度,由缓慢到稍快,用力由轻到适当加重,次数由少到逐渐增多。按摩后,要感到双眼有温暖舒适的感觉为好。此方法简便易行,但循序渐进,持之以恒,一定能够收到良好的效果。

荐方人:广西政法管理干部学院 李瀚文

用手脚穴位按摩
完全可治愈迎风流泪症

迎风流泪是老年人多发病。祖国医学认为,肝肾两虚可出现迎风落泪现象;现代医学则认为,是排泄发生障碍,泪道阻塞所致。

脚部选穴:8、22、23、24、18、36。(见图37)

按摩方法:8号穴用按摩棒小头由上向下点按,双脚取穴,每次每脚每穴点按5分钟;22、23、24三穴要连按,用按摩棒大头从22号穴斜推按至24号穴,双脚取穴,每次每脚每三穴推按5~10分钟;18号穴用按摩棒大头推按,右脚取穴,每次推按5分钟;36号穴用按摩棒大头点压,力度要强些,双脚取穴,每次每脚每穴点压5分钟。每日按摩两次。

手部选穴:9、56、5、6、63。(见图38)

按摩方法:9、5、6三穴均分别用单根牙签扎刺,双手取穴,每次每穴刺激2分钟;56、63两穴均分别用梅花针刺激,双手取穴,每次每穴刺激2分钟。

注:有关按摩工具与按摩法,请详阅本书附录六。

验例:河北省保定市热电厂离休干部李文刚同志的体会

手部穴位病理按摩法真有效!我两眼有迎风流泪的毛病,经过每日数次按摩两只手的5、6穴点,两眼不落泪了。

329

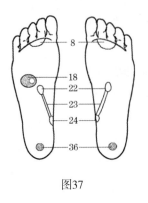 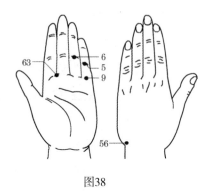

图37　　　　　　　　图38

倒　睫

木鳖子塞鼻治倒睫屡用屡效

配方及用法: 木鳖子一粒, 敲开皮把仁打烂如泥, 用消过毒的棉花少许摊成比纸厚点一片, 放木鳖子粉于棉上少许, 把棉包裹如长条形, 能塞入鼻孔内不胀, 能呼吸, 临睡时纳鼻内, 左眼毛倒塞右鼻孔, 右眼毛倒塞左鼻孔。初起不久者, 放一夜, 天明即愈。而眼毛全倒者, 左右鼻孔皆放药。

疗效: 曾屡用屡效。

荐方人: 经验良方, 王德辅献。

验例: 辽宁清原县湾甸子镇二道沟村王安才用此方治愈一老太太倒睫症。

耳膜穿孔

公猪肉丝加菖蒲
治耳膜穿孔有效

配方及用法： 公猪肉丝200克，菖蒲100克。上两味文火同煮，待肉熟烂后，肉、药、汤同吃。

荐方人： 河南郏县堂街乡政府　王发祥

验例： 王同志前年患耳膜充血、穿孔症，疼得彻底难眠，后用此方，仅吃了5剂，疼痛全部消除，听力恢复。后经医生检查，耳膜充血消除，孔洞缩小且结痂。

贵州黎平县德凤区农技站吴灌木用此方治好了一青年的耳膜穿孔。此人因小时洗澡被水灌进耳内，导致耳膜穿孔，十多年来，流淌黄水，有时浓肿带血，听力减退，到处求医无效。经过此方治疗，再也不淌水了，听力也逐渐恢复了。

中耳炎

中耳炎用明雄白矾可治好

配方及用法： 明雄2克，白矾2克，捣碎成粉末，用香油（或菜油）调均匀，然后用火柴棒缠上一点药棉，蘸上药将棉球放进耳朵内，不要轻易取出，待稍干后取出，这样放进2~3次见效。一般药棉球放进后，有时鼓膜会结上药痂感到不舒服，千万不要乱捣，实在不行用手在耳外揉搓几下。

我患中耳炎几十年，整天脓流不止，西安多家医院都去过，就是治不好。后经用此方，只点两三次，脓就止住了。几十年过去了，我再也没患过中耳炎。我的孩子患此症，也是用此方治好的。

荐方人：陕西西安市西关正街九号　李事斌

韭菜汁治中耳炎效果非常好

1962年，我因游泳两耳进水患了中耳炎。耳道经常流黄水、流脓，多方诊治就是不好。有人告诉我一则单方，按方治疗，效果果然非常好，我只用一次就好了。

方法：鲜嫩韭菜适量，将其捣烂取汁，再用药棉蘸来苏水或生理盐水，将耳内脓水擦净，再将韭菜汁滴入耳内即可。

荐方人：山东冠县一中　蒋春亮

蝎子白矾治中耳炎很有效验

配方及用法：活蝎子一只，白矾一块（花生仁大小）。将蝎子和白矾同放在瓦上用火焙干，研成细末。先用棉花把耳朵里的脓液擦净，用小竹筒把研成的药末吹入耳内，二三天一次。

荐方人：河南宜阳县赵保乡老君洞小学　现通

验例： 现通四五岁时患中耳炎，上高中时，耳内还时常流脓，后用此方治疗，现已痊愈。

云南怒江州地方志编纂委员会和光益的长子患了中耳炎，经常流黄水，用此方三次便治愈了。

猪胆明矾治慢性
中耳炎效果显著

本人左耳曾患慢性中耳炎多年，并经常复发，久治不愈，时常发生耳鸣、头昏、耳道流脓等症状，听力也随之逐渐下降，十分痛苦和烦恼。

有一同学向我介绍此方，我就照着试疗，用药仅4天，耳道内流脓即被止住，用药7天后，耳内完全干燥，就停了药，半个月后耳鸣、头昏等症状也随之消失，后来听力也逐渐恢复。我的慢性中耳炎已治愈3年，至今不曾复发过。这则验方我曾向多人介绍，他们试用后效果也很满意。

配方及用法： 取猪胆一个（猪胆不能破裂，原胆汁要保留在内），在胆上部开一小口，塞入一些明矾（医疗、化工商店有售），使明矾全部浸没在胆汁里，然后用线在开口处扎牢，再把猪胆挂在通风处阴干。经过一段时间，待胆汁干了后，就把胆内的明矾倒出，研成粉末，即成"明矾散"。使用时，用一段空心麦草秆，在麦草秆中放入少许药粉后，叫另一人把麦草管的一头伸进患病的耳道里，另一头用嘴吹一下，把麦草管内的药粉吹入耳道深处，每天吹药2~3次，一直到耳内没有脓液，耳道内干燥为止。

荐方人：浙江余杭县乾元乡万陈村　杜应松

引自：广西科技情报研究所《老病号治病绝招》

此方治中耳炎二三次可愈

配方及用法： 白矾3份，食盐1份，樟脑2份，冰片2份，共为细末，装入瓶内备用。用药时，先将耳中脓液用干净棉花拭净，再将黄豆大的药面撒入耳内，最后，用2厘米长大葱塞住耳孔。每日一次，一般二三次痊愈。

荐方人：河南淮阳县第一农业技术中学学生　陈建辉

验例： 陈建辉小叔陈经明，患中耳炎，长期治疗不愈，后从本乡唐楼村医生胡连毅处得此方，两次治愈。

氯霉素眼药水滴
耳治中耳炎很有效

配方及用法： 贾光奇同志三年前患耳炎、聋、疼、流脓症，该县医院五官科张大夫让他点氯霉素眼药水，每日点3次，每次口服土霉素2片，三天病愈。

荐方人：河南洛宁县河底乡中学　贾光奇

验例： 江苏东台市回灶乡雷西村六组王伯盛的邻居小孩患中耳炎，在医院曾花费600多元没有治好。他按此方只花一元钱就把小孩的病治好了。

广东潮安县东风镇东四村陈富绍的小女儿患中耳炎四年之久,平时流脓淌水,后按此方治疗,现已断根。

辽宁瓦房店复州城第二高级中学二年二班曹德安十年前患中耳炎,曾到过许多大医院治疗无效。他按此方法只滴了两次药水,脓水止住,不疼不痒,痊愈了。

贵州黎平县德凤区农技站吴灌木同事的女儿患有十多年的中耳炎病,长期流脓淌水不止,后用此方法治疗痊愈。

内蒙古赤峰市克什克腾旗巴彦查干苏木红旗霍金城的爱人患十多年的中耳炎,为此病吃药打针花钱无数,按此条秘方只花几角钱,仅用三天时间,就把此病治愈了,他说此法最灵。

新疆哈密市大泉弯乡圪塔井4号胡恒健的邻居患中耳炎23年之久,也是用此方三天时间治愈。

辽宁灯塔县铧子镇后铧子村王长青的邻居患几十年的中耳炎病,用此方治好了。

335

蛇壳治耳流脓效果好

配方及用法: 蛇壳(医用名"蛇蜕")1条,冰片10克。将蛇壳、冰片分别碾成细末,再与核桃油调成液体,装入瓶内保存。为了使用方便,可找一个眼药瓶装入此液,睡觉时向耳内滴入2~3滴。治疗耳部湿疹时,可用药棉蘸上此液涂于患处。此药不仅能治耳流脓,而且对中耳炎、耳流水、外耳道炎、耳部湿疹也具有疗效。

荐方人：陕西陇县　王天福

验例：辽宁葫芦岛市南票区暖池塘乡白枣树沟村李树彬用此方治好了他外甥十多年的耳流脓病，现在听力已逐渐恢复。

耳聋　耳鸣

用"鸣天鼓"法能治好耳聋病

我是个退休教师，原来身体健康，可后来一直头疼，吃药不少，医治总不见效，后来听觉也慢慢失灵。为此，我与老伴之间常因听觉不明发生误会，或者将事情办错引起争吵，严重影响夫妻感情。这使我很伤脑筋。《老人天地》1991年第2期刊载的《九摩一鸣两揉法》一文，介绍了"鸣天鼓"的方法。两年来我一直坚持，受益匪浅。现在头痛大大减轻，听觉也好了。我和老伴说："'鸣天鼓'有功，治好了我的耳聋。"老伴不信，我让她试试，她小声地说话，我听得清清楚楚，并且将她的原话重复一遍。老伴激动地说："不错，你的耳聋果然好了，老天保佑，今后我俩要少吵些嘴了。"我将"鸣天鼓"一法告知了周围上了年纪的人，特别是听觉有问题的人，教他们效法医治耳聋，强调坚持。有个退休朋友做得很认真，上月来信说他坚持"鸣天鼓"也取得了功效，并表示要继续坚持下去。

荐方人：湖北省罗田县白庙河乡汤河村　周天卓

"鸣天鼓"方法介绍:

"鸣天鼓"原为《陆地仙经》中的一种养生功法。具体方法是:于每日早晨起床后或睡前用两手掌摩擦生热,随即将两掌紧按于两侧耳廓,使两耳听不到外界声音而嗡嗡作响为止,其手指并拢贴于头顶或枕部,食指叠在中指上,然后中指用力点弹枕部或头顶部,以听到有鼓鸣音为好。每次弹20~40下,弹毕做深呼吸5次。

该方法有提神醒脑、宁眩聪耳之功效,不仅可作为日常养生保健之法,而且对于中老年人常见的耳鸣、眩晕、失眠、头痛、神经衰弱等病症有良好的疗效。(春贵)

此方治神经性
耳聋耳鸣病均有效

近年来,我双耳患神经性耳鸣疾病,右耳由鸣导致聋,听力严重衰退,与人交谈诸多不便。我多次到医院检查治疗,但一直未能根治好,十分苦恼。真想不到,如今我耳鸣以致耳聋完全消除,听力也恢复正常了。这是怎么回事呢?

多年来,我养成了坚持每天读报的习惯。去年秋天,我看到《人民日报》海外版《健康》栏上介绍治疗神经性耳鸣的配方:灵磁石30克,五味子10克,龙胆草6克,生地黄30克,山药12克,山茱萸12克,泽泻10克,丹皮10克,茯苓10克。水煎服。先将灵磁石煎15~20分钟,然后再和其他药共煎20分钟,即可服用,每日1剂,早晚各服1次,连服7剂,效果很好,耳鸣耳聋病症迅速消失，恢复并提高了听力。至今耳鸣没复发，自觉听力良好，这显示了疗效的稳固可靠性。

荐方人：安徽合肥曙光新村31幢404室　仲冲

用鼓气法能治好耳聋病

我从小患中耳炎，左耳鼓膜穿孔引起耳聋，只有一个右耳管听，可是1985年竟然右耳也聋了。经医院检查，结论是因鼓膜凹陷失去听力。经别人介绍一法，自我鼓气可治耳聋。我照法鼓二三次气之后，果然又恢复了听力。自此以后凡有凹陷，我就自我鼓气。

具体做法：患者首先吸足一口气，把嘴紧闭，然后用拇指和食指捏紧鼻子，用力出气，让气从耳孔排出，用气把凹陷鼓膜冲起，当听到耳内有"咯嘣嘣"响声时，说明起到作用，应续做第二次，同一天再做两次，听力可能恢复。

荐方人：河南南阳市第十八中学　韩廷魁

全掌按耳也能治好耳聋耳鸣病

我今年73岁，前年得了耳聋耳鸣病，住院一个月也未好。后来，吴遵信老师教我方法：两手掌按住两耳，全神贯注集中收腹吸气憋住，按一下松一下，连续做20次，换口气再按，反复做4遍。此法早晚各做一次。半个月见效，一个月病全好了，至今未犯。

我们老年大学有三位同学也得了此病,照此法去做,两人痊愈,一人有好转。

荐方人: 北京市海淀区兰靛厂西门1号96号楼1门　张钟

此方可治老年性各种耳聋

配方及用法: 熟地30克,淫羊藿10克,骨碎补15克,丹参30克,川芎10克,水蛭4克,黄芪20克,当归10克,泽泻10克,石菖蒲10克,磁石30克。其中磁石先煎,每日一剂,水煎2次分服。

此方补肾活血,升清降浊,通窍聪耳。主治老年性耳聋,包括神经性耳聋、药物中毒性耳聋、噪音性耳聋、突发性耳聋、创伤性耳聋等。我父亲照此方服了3剂,耳聋明显减轻,现正继续服用。

荐方人: 河南省南阳市工业南路3号卧龙区矿产资源管理局　刘函鹤

此民间验方治
愈耳聋患者甚多

配方及用法: 取瘦猪肉500克(切丝),豆腐250克,大葱250克,石菖蒲200克。上四味煮在一起,熟后吃肉、豆腐并喝汤。每次适量,一次食不完可分次服,一般连食三剂即获显效。

说明: 本方疗效可靠。因为方中瘦猪肉、豆腐中所含蛋白质为补虚佳品, 石菖蒲、生葱宜气透窍, 四味同煮, 共奏补虚、通窍之功, 故而疗效霍然。

注意:

1. 吃药物过敏的人不可服用此方。过敏者吃后就上吐下泻, 起反作用。

2. 石菖蒲并非有毒中药, 每剂药石菖蒲为200克, 是特殊用法 (服后如有反应, 可以将药量减少或停服)。

3. 此方不要加油、盐及其他作料, 以免影响疗效。

4. 每日早、中、晚三餐饭后服用此药, 食肉、豆腐, 喝汤, 每次适量, 一般一剂药可吃3天。

5. 每次服药前需将药加热后温服。

6. 方中石菖蒲属于芳香开窍药, 久服易泄人元气。一般连服三剂即获良效。服药三剂无效者不必再服用。

7. 体质虚弱的老年人应慎用此方。

有的读者服药后出现呕吐、腹痛、腹泻等, 可能是一次服药过量所致, 或对此药物过敏。

荐方人: 河南南召县板山坪乡华山村　周德昌

验例: 山东莱州市慢性病防治院郭旭光曾用此方治愈10余名耳聋患者, 也未出现不良反应。他曾于1997年第2期《老人春秋》杂志上公开发表了此方。

河南武陟县城关乡郭村王长庚之儿媳耳聋多年, 到处求医服药无效, 被认为患了不治之症。最后试用了此方, 一剂见效, 全家欢喜不尽。

河南南召县板山坪武装部部长之女张某, 8岁时病后患耳聋, 打雷方能听得, 后服此方, 口利耳聪。

内蒙古多伦县大河口乡九号村赵桢患老年耳聋二年多, 别人大声说话也听不清楚, 很苦恼, 后用此方药两剂痊愈。

黑龙江肇州县二井乡卫东村刘永峰, 用此方药治好了他儿媳的耳聋病。

河北承德县三家乡河北村姚志贤因患脑膜炎用药而造成耳聋20多年, 他按此方只吃三次药便恢复正常听力。

广西南宁党委统战部唐爱华之堂弟因患胆囊炎用药而导致耳聋, 过去服过许多中西药均不见效, 他按本方服4剂药后, 现听力比以前强多了。

辽宁绥中县前所镇杨家村杨亚河的同学小时因打链霉素引起耳聋, 几年来四处求医无效果, 他按本方仅服两剂药, 耳听力大见好转。

鸡蛋巴豆能治神经性和链霉素所致耳聋

配方及用法: 取一枚鸡蛋先开一孔, 将巴豆一粒(去皮、去心膜)由孔放入鸡蛋中搅匀, 取汁滴于耳。一日滴2~3次, 连续滴3个月。

按: 此方来自《清官医案》, 对神经性耳聋、链霉素所致的儿童性耳聋均有效。用此药时, 如出现耳内肿痛现象, 应立即停用。

引自:《偏方治大病》

验例：辽宁凌源市三家子乡姑寺沟村二北伞贵强的姐姐耳聋半年多了，用多种药治均无效，她按此方只用一个鸡蛋就治好了。

口服活鼠粉治突发性耳聋有效

配方及用法：活鼠一只，剥皮、剖腹、弃脏，将鼠肉（不去骨）剁成小块，放在新瓦上用小火焙干，碾成细末备用。每天早、晚饭后各服一次，每次服10克左右。将药面放入茶内，开水冲，并捂盖10分钟左右，再少加红、白糖，一次服完。服半个月左右见效，久服即愈。

荐方人：河南鲁山县赵村公社朱楼沟大队　李延章

疗效：本方专治突发性耳聋，对老少皆有效。赵村乡已有几位耳聋患者服此方后痊愈。

坚持手脚穴位按摩可很快治愈耳鸣

耳鸣可由多种原因引起，是听觉功能紊乱产生的一种症状。高血压、神经衰弱、脑动脉硬化患者常有耳鸣。

耳鸣有的如蝉鸣，有的如吹风机响，有的嗡嗡作响，周围环境越静耳鸣越加剧。

脚部选穴：9、1、41、39、40、42、21、22、23。（见图39）

按摩方法： 9、21两穴均分别用拇指推按，双脚取穴，每次每脚每穴推按5分钟；41、42两穴均分别用拇指推按，双脚取穴，每次每脚每穴推按5分钟；39、40两穴要同时按，用拇指和食、中指捏住自下向上推按，双脚取穴，每次每脚每两穴推按10分钟；22、23两穴要连按，双脚取穴，每次每脚每两穴推按5分钟。每日按摩两次。1号穴点分布在双脚十趾肉球尖部，要用拇指逐趾捏揉，每次每指捏揉3分钟。

手部选穴： 用梅花针强刺激4、27、57三穴，每手每穴3分钟。每日数次。（见图40）

注： 有关按摩工具与按摩法，请详阅本书附录六。

吉林省蛟河新站酒厂于桂芝同志的体会：

我患高血压、动脉硬化，引起耳鸣，近年来病情加重。夜间常被耳鸣搅得心神不宁。曾连续服用中药龙胆泻肝丸数盒，也不见效，十分苦恼。看到手部穴位病理按摩法后，我开始按摩手部4、27、57三个穴位，每天按摩数次，至今已有两个多月，收到显效。耳鸣逐渐减轻，头脑清醒多了，使我非常高兴。

河北省保定市第十八中学郑志民同志的体会：

我是退休干部，年老多病，自学习《手部穴位病理按摩法》后，收到意想不到的疗效。

我老伴患耳鸣、痔疮等症多年，久治不愈。用书中介绍的穴位处方对症治疗后，不到一个月的时间就基本痊愈。

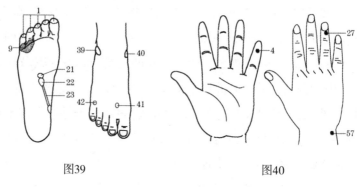

图39

图40

鼻　衄

此方可治好顽固性鼻孔大流血

　　鼻流血曾使我几近丧命。从记事起，我就生活在鼻流血所造成的恐怖氛围里。不论春夏秋冬还是白天黑夜，稍不注意就撞上了，轻时几分钟，重则几十分钟；有时几天一次，有时一天几次。最严重的是1989年7月13日，从15时一直流到23时，长达8小时之久。其间又注射止血敏，又服止血药，又向鼻孔里塞棉球纱布，才好不容易止住。从那以后，我的体重便从68.5千克下降到63千克。我以为这回体重趋于正常，鼻流血也就会不治自愈了。可是我想错了，那稍不注意就点点滴滴地流出来的血液，还是经常搅得我惴惴不安。

常言说: 得病三年会行医。我在服用了许多中西药不起任何作用的情况下, 于1990年9月7日自己上山采了下面这剂鲜草药, 服下以后, 至今已经六年, 没有复发过一回。现将药方献出, 愿能对不幸染有此疾的各位朋友有所帮助。

配方及用法: 大蓟根100克, 白茅根、朝天罐各65克, 倒触伞、岩桑根各45克, 枇杷叶、棕榈芯各30克, 皆为鲜草。煨水服, 直到色淡汤清。若效果不明显, 可连服二剂。

荐方人: 贵州普安县组织部　陶昌武

鼻衄病服本方能得根治

我几年前经常流鼻血, 曾在甘肃省中医院、兰州军区总医院、本厂医院等先后治疗过, 吃过各种药, 也打过封闭针, 还冷冻过, 但都未断根, 只能坚持两三个月, 5年来一直反复流血。后得一民间医生处方, 喝了9剂就好了。至今已两年多没有流过鼻血。

配方及用法: 当归10克, 生地15克, 麦冬20克, 元参15克, 小蓟10克, 黄芩12克, 甘草6克, 菊花10克, 紫草5克, 白芍10克, 侧柏叶20克, 仙鹤草20克, 棕榈炭10克, 白茅根30克, 上药共煎煮。血余炭3克研末用上方冲服。

荐方人: 甘肃兰州手扶拖拉机厂　全彬华

鼻血不止用本方治疗有显效

1986年4月,我患鼻出血不止,险些休克,后经马哲甫大夫诊治痊愈。

配方及用法: 知母15克,石膏50克,白茅根15克,大青叶15克,菊花15克,甘草15克。水煎服。三剂即可痊愈。将此方介绍给其他老年同病患者,也屡见显效。

荐方人: 河南安阳市玉路街30号　许世平

单用此法止鼻血一试就灵

5月7日晚,刚吃完晚饭,我一转身,忽然鼻血流了下来,血抹了一手。就在这时,我猛地想起《农家信使》报一、四版中缝,曾介绍过手掐脚后跟止鼻血法。于是照报上的办法试着做,也真神了,一两分钟后,鼻血止住了。

荐方人: 陕西蒲城县永丰镇刘家沟村　刘杨海

人发灰治鼻衄有效

配方及用法: 用人头发50克烧成灰,吹入鼻孔内,可立即止血。

荐方人: 湖北麻城龟头河乡　鲍明智

验例: 鲍同志常常流鼻血,照此方去做,很有效。后来只要一流血，都按此法治疗。现在，他流鼻血的病全好了。

黑龙江龙江县济沁河乡护林村八屯王万高用此方治愈了一位患鼻痔的青年。

辽宁北镇县罗罗堡乡吴屯村八组徐桂云用此方治好了她弟弟的鼻流血。

湖北黄冈地区富池化肥厂有一位青年患有经常性鼻出血，王千平用此方为他治愈。

血余炭加绿豆面、白土面止鼻血很有效

配方及用法： 头发灰15克，绿豆面20克，白土面25克（系当地白黏土的干细面），将上三味研细过筛后和水为丸。此为一日量，分三次白开水冲服。

说明： 头发灰又名血余炭，具有止血之功效，与他两味配伍，止血作用佳。

荐方人： 河南洛宁县西山底乡张凹医疗室中医　王德生

验例： 李卓云，女，患鼻流血多次，吃药不少，难以根除。其舅父杨荣起老中医给此方，一剂而愈。后此方又介绍给许多患者，鼻血皆止。

上海青浦凤溪叙北鱼塘浩康的堂妹患鼻出血很重，多次治疗无效，用此方鼻血立止。

广东花县新华镇东莞小学林可景用头发烧灰治好了两个流鼻血的小孩。

浙江嘉兴市玛桥乡水产队陈玉红的爷爷流鼻血几天不止,他用此方治疗,一试就灵,鼻血立刻止住了。

用鲜藕止鼻出
血果然灵验

　　我的鼻子经常出血不止,无计可施之时,邻居向我介绍煮藕可治此病。一试果然灵验。

　　方法: 将买来的鲜藕去掉外面老皮,向藕孔中塞入生姜、葱等作料(不用塞满),然后放入锅中煮烂,一日三餐食用,一周后即可奏效。

　　荐方人: 江苏省射阳县新洋乡南三区通用机械厂　王世高
　　引自: 广西科技情报研究所《老病号治病绝招》

香附花煮鸡蛋
吃止鼻血效果好

　　配方及用法: 香附花(土名"棱草花")7朵,鸡蛋4个,红糖适量。把香附花放入锅内,加水一碗半,煮沸两分钟,再把鸡蛋打入,煮3~5分钟后,加入适量红糖,熬至一碗时,待温服下。每天1~2次,连用3~4天即可见效,并可根除。

　　荐方人: 河南三峡市交口乡畜牧兽医站　盛昌秋

　　验例: 盛昌秋兄长,常流鼻血,夏季更甚,多法施治,不能根除。后有一过路先生介绍此方,经用效果确好,几年来从未复发。

三七煮鸡蛋止鼻血可除病根

配方及用法：三七参叶6片，鸡蛋1~2个，清水两碗，一同放在铁锅或砂锅中，煮15~20分钟，凉后一次服下。轻者一次可愈，重者每日一次，连用3~4次就可除根。

荐方人：河南郏县冢头乡西寨村　司少恒

验例：司少恒同村高丘和经常流鼻血，自从吃了三七煮鸡蛋后，病痛根除。

流涕不止

茅根葛花煎服
可治鼻流清涕不止

配方及用法：茅根200克，鲜葛花200克，大葱2棵，无根水（下雨时盆接的水）2升。将上三味药和水一起熬，一次服完，一日1次。

荐方人：河南柘城洪恩任庄马庄北队　马广振

验例：同村一社员，整天流清涕不止，服此方7天病好，头也不晕了。

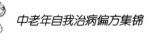

鼻 炎

鼻炎用"锡类散"治效果好

1991年8月，我患了鼻炎。起初，经常流清水鼻涕，到了冬季更甚。由于治疗不及时，发展为慢性鼻炎。其症状：鼻涕伴有浓血，头痛难忍。中、西药皆用过，却不能治本。在无可奈何之下，忽然想到我童年时，母亲曾配制过与"锡类散"同等效果的散剂，给我父亲治过鼻炎，给我治过喉炎，效果很好，可惜秘方失传。我抱着试制的想法，去医院开了1盒（10小瓶）锡类散。请家人将药用管子吹进鼻孔（每次1个鼻孔用药量相当于绿豆粒大小），用药时闭气几秒钟，以防呛着。开始几天早、晚各用药1次，以后每天1次。用药的第3天奇迹出现了：鼻涕减少且血止，头痛也自然消失了。之后我又坚持用药半个月，疗效得以巩固，至今未复发。

此药有消炎、止痛、收敛、生肌之功能。此方曾传多人，均见效果。

荐方人：安徽滁州市东大街19号南谯区人大　　杨其乐

鼻炎用搓鼻法也可治愈

我30多岁即患鼻炎，双鼻经常阻塞，不闻香臭，专靠鼻眼净维持呼吸。在无奈中，我自觉不自觉地以手指搓鼻，以求暂时缓解。孰知，常用此法，竟然对病情有效。现在，我已年逾70岁，仍早晚坚持搓鼻，20余年鼻炎症再也未见复发。

具体方法：以双手中指沿鼻梁两侧，从眼角至迎香部位上下搓动，每次以200下为宜，早晚各1次。搓揉时，勿压太紧，避免搓伤皮肤。常年坚持必有效验。

荐方人：安徽师范大学物理系　陈旭华

鼻炎症用藿香
猪胆土方可以治好

我是一名鼻炎患者，经一位配药40多年的老中医介绍，采用土方治疗，近一个月就把这烦人的病给治好了。

具体方法：取藿香（最好是根部）30克，猪胆5克，分别研成粉末，然后将两者混合，放入3~4颗泡煮熟烂的红枣，共捣烂至黏稠，再搓捏成小丸后服用，每日两次。一般患者服半个月即有效。病情严重者可延长服药时间。（明道荣）

引自：广西科技情报研究所《老病号治病绝招》

苍耳子汤治鼻窦炎大有奇效

我朋友一家四口均患鼻窦炎，有的病史长达七八年，连小孩也患此病。偶遇一中医告诉他用苍耳子煎汤试试看，一试竟然奇迹般地都治好了。

配方及用法：苍耳子10克，用半碗水煎汤口服，一日两次。

时间短的一二次见效,病程长的则多服几次。

荐方人: 江苏射阳县阜余乡宏丰村三组　朱定远

引自: 广西科技情报研究所《老病号治病绝招》

鹅不食草可以治
好鼻窦炎综合征

我患鼻窦炎,久之出现综合征:鼻塞、胀酸、流涕,咽喉常发炎。用鹅不食草粉塞入鼻腔30余日,每日3~5次,每次少许,后用鼻镜检查鼻内炎症消失,困扰多年的综合征全无。

鹅不食草长在房前屋后,夏秋采集全草洗净晒干研成细粉即可用,真是经济有效又方便。

荐方人: 广西恭城县地方志办　肖铭新

患了43年的鼻窦炎竟然用
精盐水点鼻治好了

配方及用法: 精盐50克,开水50毫升。随便配制没有严格要求,病重浓点,病轻淡点。把药棉泡盐水中拿出来塞在鼻孔内20~30分钟,不要仰卧床,淌水流于鼻外,轻者3~5次、重者5~7次治愈,并能根除。不愈者多用几次。

我今年67岁,患鼻窦炎43年,左侧偏头痛,淌黄脓,恶臭异常,特别难受。夏天好一些,冬季易犯。经沈阳二四五医院治疗无效,需手术切除,但是并不保愈。后我自制精盐水点鼻，仅5~7天就治好了我患了43年的鼻窦炎。盐家家都有，少花钱能治愈大病，这真是个好秘方。

荐方人： 辽宁沈阳市大东区204地区123栋25号　宋洪刚

鼻息肉

清凉油治鼻痔和肛痔均有效

鼻痔，又称鼻息肉。鼻中长肉，堵塞气道，患者呼吸不畅，导致胸闷、头昏，甚至出现严重症状。医院常以手术治疗，但常常割而复长，长大再割，循环往复，徒增痛苦。

我说服两位患者，花上一角五分钱，买上一盒清凉油，每日涂搽鼻翼。奇迹居然出现了：一位鼻子已堵塞一大半的患者一周便稳定不长，第二周开始萎缩，第三周渐趋消退，四周已如常人。观察四年，再无复发。另一名患者同样取得了满意效果。清凉油只用了半盒，八分钱治好了外科医生感到头痛的鼻息肉。

清凉油不仅对鼻痔有奇效，而且对肛痔亦有神奇功能。

荐方人： 江苏阜宁县水利农机局　李绍同

验例： 辽宁鞍钢南部机械厂福利科冷库尹奉玺用此方治好了本厂劳资科科长患了六年的肛外痔，仅上药两次痊愈。可见此方有很好疗效。

辽宁北镇县罗罗堡乡吴屯村八组徐桂云用此方治好了本村吕海英的鼻痔。

用此法按摩可以治愈鼻息肉

赵妪，今年84岁。1974年患了鼻生息肉，痰液带血，左鼻孔堵塞不通。曾进行过2次切除手术，而术后息肉复发。患者自用双手中指压在鼻息肉对应外侧，睡前进行轻轻揉搓和按摩100余次，头几周鼻中有脓血样液体流出，1个月后左鼻孔即能通气，脓液逐渐消失，自感轻松，2个月后恢复正常。以后患者仍不断进行自我按摩，至今已11年，未见复发。

荐方人：宁夏食品检验所　赵杰

用手脚穴位按摩法
治鼻炎、鼻息肉均有好效果

鼻炎是中老年人常见病。除上呼吸道疾病引发急性鼻炎之外，最令患者烦恼的是慢性鼻炎、慢性肥厚性鼻炎、慢性萎缩性鼻炎等顽症。肥厚性鼻炎患者鼻黏膜呈红褐色、肿胀，有时分泌黏液脓性物，也有发生息肉者；萎缩性鼻炎患者鼻黏膜菲薄苍白，鼻腔扩大，自感鼻内及咽部有干燥感，往往有臭鼻症。

脚部选穴：6、13。（见图41）

按摩方法：6号穴先用拇指捏揉，后用艾柱灸，双脚取穴，每次每脚每穴先捏揉5分钟，后灸2~3分钟；13号穴用按摩棒小头点按，双脚取穴，每次每脚每穴点按5分钟。每日按摩数次。

手部选穴： 1、3、22、26、42、43、61。（见图42）

按摩方法： 按压42、43两穴点，每手每穴3分钟；用香烟灸1、3、22、26、61各穴点，每手每穴3分钟。每日数次。

注： 有关按摩工具与按摩法，请详阅本书附录六。

湖南省郴州地区化肥厂离休干部罗慎初同志谈体会：

我患鼻息肉多年，先后动手术切除过4次，切而复长，苦不堪言。1992年10月又长大，呼吸困难，打算去医院再受一刀之苦。未入院之前，我抱着试试看的想法，按照《手部穴位病理按摩法》中传授的穴位按压42、43两穴点，用香烟灸1、3、22、26各穴点，并配合按摩脚部6号穴点，每穴点各按3分钟，每天早、中、晚各按摩一次。到第四天，奇迹出现了，鼻孔呼吸自如，到医院一检查息肉消失了。没花一分钱，没吃一片药，治好了鼻息肉，使我异常欣喜！逢人便说："手部穴位病理按摩真灵，治好了我多年的鼻息肉。"

355

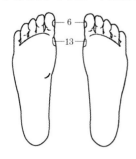

图41

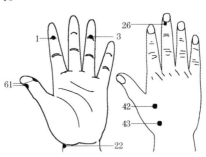

图42

咽喉炎

此方是治咽喉炎绝招

患者坐椅子上，仰头，嘴巴向上张开，用一根竹筷蘸点水，在食盐中蘸上盐，轻轻地在患者咽喉上点一下，令患者闭上嘴，患者会感到很咸，慢慢分数次咽下，轻者一次即愈，重者2~3次，多喝淡盐水。

我家几个人均用此方治愈过，亲属朋友和邻居也多用此方，从不去医院，百治百愈，分文不花。

荐方人：江苏镇江市谏壁布鞋厂　蒋洪顺

服醋蛋液可以治好咽炎病

我是评剧团演员，经常使用的就是嗓子。可我在秋、冬、春三季常患感冒，因咳嗽、发烧而咽喉发炎，严重地影响练功和演出。在醋蛋冲击波的影响下，我也服了醋蛋液，喝完了一个之后即见成效，我一连喝完了4个，既预防了感冒，也治好了经常犯的咽炎。开春以来再没有犯过咽炎，排练演出连唱几段或几个歌，嗓子也不哑了。其次，没有想到还治好我多年的关节炎。六年前我在月子里因用凉水洗尿布，两手腕受凉得了关节炎，经常疼痛，尤其不能用凉水洗碗、洗衣，烤电、贴风湿膏、戴护腕治疗都时好时坏，不能根治。可是为治咽炎吃了4个醋蛋之后，连关节炎也治好了。

荐方人：黑龙江牡丹江市评剧团演员　阎萍

喉咙溃烂用
刺猬炭粉治可痊愈

我有个表弟喉咙先发炎，后溃烂，不能咽食。经人介绍用刺猬皮治疗，两天痊愈。

具体方法：将鲜刺猬皮晒干，放在瓦片上以慢火焙烤成炭，然后碾成粉末，再将粉末吹进喉咙，每次少许，每隔3~5小时一次。

荐方人：山东省牟平县姜格庄镇　林伟民

引自：广西科技情报研究所《老病号治病绝招》

357

我老伴患七年咽炎
用本方竟三天治愈

我老伴患咽炎，症状是嗓子紧，像贴片树叶，声音嘶哑，说话费劲，病顽持久。七年来，总是麦梢黄开始，立秋后渐轻。为治病，请中医，拜西医，远近医院去了不少次，结果疗效甚微。

前年，朋友来家言传秘方。用药后，两天见轻，三天痊愈，至今未再复发。以后此方传递几人，皆药到病除。

配方及用法：干桑木柴500克，开水1瓶，白砂糖50克。将烧成的火炭（桑木）放进盆或锅内后，立即把满瓶开水浇到火炭上，并加盖焖气，待水温时，去渣兑糖，一次饮完，每日1剂。

荐方人：河南南阳市宛城区黄台岗乡高堂村　林齐庆

我的咽炎服此方一剂而愈

我于1990年患咽炎，久治不愈。后得一方，服用一剂即愈，至今未复发。

配方及用法：白砂糖、蜂蜜、芝麻油各500克；八角茴香7个，碾碎；鹅蛋1个，去壳与上药混在一起拌匀，如蒸馍一样蒸熟备服。一日3次，每次3小勺，开水冲服，服完为止。轻者一剂治愈，重者连服两剂即愈。

荐方人：河南镇平县人事劳动局　张伯揆

引自：1997年第4期《老人春秋》

此方可治好长期
不愈的慢性咽炎症

我经常从报上见到一些用中草药治疗疾病的处方，经我综合运用，治好了我长期不愈的慢性咽炎病。

配方及用法：天冬15克，生地30克，玄参25克，党参20克。每天3次，每剂煎3次，连续服4剂。

荐方人：湖北省潜江江汉油田钻井处　李开米

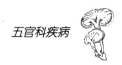

蜂蜜浓茶治咽炎两天可愈

配方及用法：取适量茶叶用开水泡成茶汁，再加适量蜂蜜搅匀。每隔半小时用此液嗽喉并咽下，一般当日可以见效，两天即痊愈。

验例：辽宁大连市金州区大连陆军学院外贸加工厂陈艳华用此方治好了本厂罗兰的咽炎。

手脚穴位按摩
法治咽炎有好效果

咽炎有急、慢性两种。急性咽炎常由上呼吸道炎症引发，咽部有干燥、烧灼感，以后出现疼痛；慢性咽炎起病缓慢，病程较长，咽后壁隆起，颈椎棘突有压痛。

脚部选穴：45、41、39、40、48。（见图43）

按摩方法：45号穴用拇、中指强力捏压揉摩，双脚取穴，每次每脚每穴捏按5分钟；41、48两穴分别用拇指点按，双脚取穴，每次每脚每穴点压5分钟；39、40两穴要同时按摩，用拇指和食、中指从踝骨凹处两侧着力捏住，向上推按，双脚取穴，每次每脚按摩5~10分钟。每日按摩两次。

手部选穴：46、47。（见图44）

按摩方法：用香烟灸46、47两穴点，每手每穴3分钟。如炎症较重，可在46、47两穴位区放置2粒绿豆，然后用胶布粘牢，

359

连敷2日左右。

注: 有关按摩工具与按摩法, 请详阅本书附录六。

山西省汾西县物资局刘庆琪同志谈体会:

我是一个身患多种疾病的老病号。由于不能坚持正常上班, 所以提前退休在家养病, 近几年为治病花去的医药费不计其数, 但见效甚微。1992年冬我意外地买到《手部穴位病理按摩法》, 如获至宝。经反复阅读后, 按书中介绍的方法对症施治, 收到了意想不到的效果。让我痛苦的咽喉炎奇迹般好了, 而且一直没有复发。

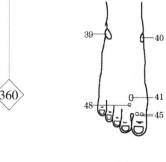

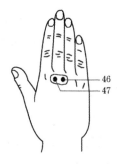

图43   图44

声带结疖嘶哑

声带结疖嘶哑症
用核桃鸡蛋可治愈

16年前, 我因患有咽炎、声带肥厚、声带结疖和声带闭合不全的嘶哑症,经多方求医都未痊愈,一度不得不停止讲课。1981年经老红军舒宝庆介绍,用核桃煮鸡蛋的单方治疗确实有效。

配方及用法: 7粒核桃,2个鸡蛋。将核桃连壳连肉锤碎加水与鸡蛋一起煮,鸡蛋熟后再将蛋壳打碎用文火煮。然后吃鸡蛋、核桃仁,喝水。两周后即见效。十多年来未复发过嘶哑症,而且声带结疖也不见了。

荐方人: 安徽池州农校　王秉曦

骨梗喉

白矾治骨梗喉确有其效

广西玉林市中医中药研究会陈家伦医师的女儿陈春梅,在进食时不慎被鸭骨梗喉,持续一个多小时难下。陈家伦想起一农民介绍的"白矾疏喉丹",即取来黄豆大小的白矾,给春梅含于口中,徐徐将矾液咽下,过了三四分钟,鸭骨即吞下无恙。据陈家伦说,那位传秘方的农友,曾以此妙方治愈多名被鸡鸭骨、猪骨、鱼骨梗喉的患者。

引自: 广西科技情报研究所《老病号治病绝招》

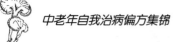

烂嘴角

绿豆汤冲鸡蛋
能治愈烂嘴角病

五年前我爱人得烂嘴角病，多方治疗，均未见效。后得一偏方治疗两周后竟获痊愈，至今未复发。现将此方介绍如下：

取绿豆30克洗净，放在一碗冷水中浸泡10分钟，然后加热煮沸5分钟（煮沸时间不宜过长）。再将此汤冲入早已打好的一个新鲜鸡蛋液中，趁热喝下，空腹早、晚各一次。每次都换新绿豆，用过的绿豆可作他用。

荐方人： 河北河间县邮局　殷玉清

引自： 1997年11月6日《老年报》

口　疮

顽固性口疮用本方得以根除

症状： 唇内侧、颊（腮帮子）、舌上、舌下，出现白黄色的黄豆大溃疡，剧烈烧灼疼痛，不能刷牙漱口，进食触到创伤口如刀割、电击，无法忍受。时愈时发，缠绵不愈。

配方及用法： 板兰根12克，连翘10克，茵陈6克，叶柄10克，蒲公英12克，炒枳实6克，生石膏30克，黄芩10克，忍冬藤12

克，栀子炭10克，知母10克，生地15克，桔梗6克，生甘草6克。水煎服，每日2次。

按语：该方是北京大学地球物理系李守中教授所荐。李教授为此疾所苦十余年，后遇名老中医杜香岩处以上方，效如鼓桴。

口腔溃疡

口腔炎喝牛奶会大有转机

我从小就有口腔炎，严重时，嘴里轮流发炎，什么办法都用过就是不见效。这病据说能遗传，我一儿一女也都有口腔溃疡。听人说喝牛奶能医治，我从去年年初就坚持天天喝（加一匙蜂蜜），几个月下来，果然大有好转，即使偶尔又犯也很轻，两三天就痊愈。看来，坚持喝牛奶比药都好使。

荐方人：辽宁沈阳市青年大街342-11号541室　　沈桐

用吸烟法治疗口腔溃疡大显其效

我多年来患顽固性多发性口腔溃疡，严重时口腔黏膜、舌头、齿龈等部位都有几个溃疡点，小有米粒大，大到蚕豆瓣那么大，有时还有渗血，灼痛难忍，吞食困难，甚至讲话也受到影响，且有全身症状，如肤色（特别是面色）呈灰黑色，全身乏力，苦不堪言。

我是一名工作已达30年的中学教师，每天都要给学生上课，病痛不仅影响了自己的身体健康，也影响了自己的工作。我曾到省市大医院求过医，输液打针、中药西药、土方偏方、口服外用等等均无效果。我爱人也是一名医务工作者（县人民医院副主任医师），曾为此想方设法，终也无能为力。

然而，在一个偶然的机会里，我幸运地得到了治疗此病的妙法良方。一次，我在校办公室与同事们谈及我的病痛时，刚调来不久的许老师告诉我他弟亦有此病，曾到南京鼓楼医院求医。该院某医师告诉他此病无特效药物，叫他回家吸点烟试试。许老师叫我也可一试。我听后，想起我年轻时曾有过一段吸烟史，回想那段时期，确实没有得过此病。抱着试一试的心情，我尝试了一下，果然数天之内即产生了效果，从去年用此法治疗到现在一年多时间，我的病没有复发过。即使有时有发病的迹象，如适当加大"剂量"，即可防患于未然。就此，我曾向有关专家请教，他们对其治病要理不清楚，只说可能香烟里有某种物质可促进口腔黏膜角化。究竟是何种物质，为何有治疗作用，尚待医药科学工作者进一步探讨。

吸烟有害已成共识，然而对于我却又有益。为了避免其弊害，目前我采用的治疗方法是：①吸时仅仅把烟含口中，不咽下，也不从鼻腔出，仍从口中吐出。②预防期间可少吸，每天只要三四支即可，一支可分几次吸完。③治疗期间，可重点对着患处吸，加强刺激。患处如能产生一种麻痛而又有些舒适的感觉，效果显著。

五官科疾病

希望至今仍在口腔溃疡病痛中茫然求索者不妨一试,定可解除病痛。

荐方人: 江苏省海安县城西中学　周烈强

口　臭

用两面针牙膏
刷牙口臭可消失

我患口臭病已有数年,有人介绍用两面针牙膏刷牙治口臭。当时,我抱着试一试的态度,用该牙膏刷牙有两个多月的时间,口臭果然消失了。

荐方人: 河南许昌县长村乡老干部活动室　张松茂

牙龈炎

牙龈炎用本方
治疗可痊愈不复发

我20多岁时患牙龈炎,一次出差到江阴县交林乡,一同事见我痛得不能吃饭,告知一法:将一块瓦片在火中烧红,放上一撮韭菜籽,待韭菜籽噼里啪啦跳起来时,浇一匙麻油,立即用漏斗罩住热气,对准牙痛处"噬噬"地吸(如漏斗颈太短,可用纸卷加长,不使热气太烫),反复吸几次后,至少三五年内不痛。回家后，我按他介绍的方法去做，居然二十多年了再未有牙痛发生。

荐方人：江苏省武进县洛阳乡庄陈村　朱永清
引自：广西科技情报研究所《老病号治病绝招》

固齿法

我的固齿妙方是用盐水漱口

八年来，我和老伴都坚持用盐水漱口，取得良效。

方法：每日三餐，餐前、餐后均用碘盐化凉开水漱口。餐前，先漱一口水除掉余脏，再喝一口水吞下肚垫胃底；餐后先漱一口清洗牙缝残存物，再吞一口舒肾。好处是：食中有味，食后舒化，又固齿。我和老伴如今都已64岁了，胃好，牙齿齐全，还能吃硬食物。

荐方人：安徽枞阳县辽山镇退休干部　陶筱亚

保护牙齿的好
方法是饭后盐水刷牙

"文革"前，南京军区总医院一位牙科主任告诉我一个保护牙齿的办法，即每顿饭饭后用盐水刷牙。到20世纪80年代，我牙齿脱落只剩十来颗，才想到要保护牙齿，就开始用盐水刷牙。后又见到"肾脏好牙齿不动摇"的介绍，于是，我近些年来每逢春秋天，都要吃一点枸杞、核桃之类的食物，以滋补肾脏。

如今我已80多岁了。这十几年来，牙没有再脱落一颗，也没疼过一次，连一个松动的也没有。

荐方人：安徽凤阳农师院　谷儒珍

常练"咬牙功"到老齿不松

4年前，我的牙齿状况就很糟糕：牙龈萎缩，牙齿经常酸痛，每次刷牙都出血，不能咬硬东西。到医院看过多少次都毫无效果。有的医生甚至说我的牙龈萎缩严重，到40岁左右牙齿就会掉光。为此我非常苦恼。

朋友的外公给我介绍了一种他坚持了40多年的护齿固齿的"咬牙功"，功效非常好。我按他介绍的方法坚持练习4年来，也取得了很好的效果：牙龈萎缩已痊愈，牙齿再也不酸痛了，刷牙时也很少出血。

"咬牙功"简单易行，不分男女老幼都可练习。

方法：每次大小便时，用力咬紧牙齿，舌尖轻抵上腭，意守齿龈，到大小便结束时为止。初练时下颌骨会感到酸胀（肌肉疲劳所致），坚持一段时间后就适应了。平时再配以叩齿，特别是早晚各一次（每次叩60~100下，多者不限），效果会更好。

荐方人：空军86379部队　丁小松

各种牙痛

本方治龋牙痛很有效

龋牙也叫虫牙。国际卫生组织将龋牙列在冠心病、癌症之后的第三位，可见此病的普遍性和治疗的重要性。

配方及用法： 黑松（也叫油松）节，也就是把分叉节部分剪下来用1~2两，剁成小块，用搪瓷缸装水，文火煮半小时。口含松节水漱口20分钟，虫牙可一次性治好去根。

此方我已应用10余年，先后为10多人治虫牙病均痊愈，有效率100%。

验例： 安徽安庆市龙门口3号综合楼五单元606室洪敦发患者有多年的蛀牙病，他用本条方一次就解除了长期牙疼痛苦。

四川叙永县新隆中学九七级二班曾祥勇用本条方治好了一位朋友的龋牙痛。

辽宁阜新县建设镇艾林皋联营综合商店王柏军的妈妈患有龋牙痛，按此条方口含药水一次就治愈了。

久治未愈的虫牙痛
用柏树皮可一次治愈

前年冬季，我的牙疼得要命，什么方法、什么药都未能治愈。后得一方：用柏树皮治之，结果一次治愈，至今没再疼过。后经三位患者验证，均如此奇妙。

方法：取柏树二层皮适量，焙干、揉碎（不能过碎），装在旱烟袋内吸满口，含在嘴里（切记不要咽烟气），停一会再吐出烟气。如此吸完两袋烟，疼即缓解。

说明：只治虫牙痛。虫牙痛的症状：牙龈、脸、腮部不肿不红；能感觉到某个牙痛，手指触之，凉疼，疼痛更甚。

没有旱烟袋，用纸把柏树皮末卷成烟吸也可，但疗效次之。

荐方人：河南临颍县大郭乡纸坊村　雷天佑

地骨皮水煮鸡蛋
治虫牙痛有根治效果

人们常说：牙疼不算病，疼起来却要人命。这话一点不假。我患虫牙病有十多年了，几经治疗，效果不佳，真是吃尽了苦头。前年五月间，一位友人告诉我一个民间单方，经用药两次以后，至今再无复发。现将此方介绍如下。

配方及用法：取新鲜地骨皮根150克，加水1000克，用砂锅煮沸后再改文火煮30分钟；然后再取4个新鸡蛋，将鸡蛋上面用针各扎几个小孔，放入锅内煮熟。吃完鸡蛋后，再用锅内的药水漱口，每次漱1~2分钟。但要注意的是，不要把漱口水咽下。用此方两三天后即可见效。根据病情，多用几剂，方可除根。

荐方人：陕西省大荔县两宜镇李营村　汝东

369

此方治蛀牙疼痛经实践很灵

配方及用法：韭菜籽半两研成末，与香油半两混合，放杯内，用火在杯内烧，发出香气。再用葱或竹管，一头放到蛀牙处，用嘴吸香气，20分钟后即可。

验例：四川广元广旺矿务局汽车运输处羊裔洪用此方治愈牙痛病2人。

辽宁凌源市沟门子乡毛丈子村毛东组杨永和用此方治好了本村男孩的虫牙。

辽宁抚顺市石油二厂隆发服装厂代秀芹用此方仅一次就治好了她姐姐的牙痛病，现已数月未痛。

土豆片贴腮治虫牙痛有效

我以前常因牙有小洞疼痛难忍。有时牙根也肿起来，不敢吃东西。吃药也不见效，输液也没解决问题。后来得此法：用生土豆片在凉水中泡一会儿，贴于疼的牙根腮帮部位，反复换两三次就能止疼消肿。我依法试验果然见效。

荐方人：辽宁辽中县城郊乡大帮牛村离休教师　王凤言

八角粉当烟吸治
虫牙痛有根治效果

配方及用法： 香烟1支，八角粉适量，5厘米×10厘米纸条一张。撕开烟纸，取其烟丝，将八角粉拌入烟丝内，以纸条卷成手卷烟一支。点火吸烟，吸一次后，闭口稍停后喷出，间断吸烟，一边吸一边能缓解疼痛，往往一支烟未吸完，痛止。再吸一支，巩固疗效，不再复发。不论会吸烟或不会吸烟，男女老少皆宜。

又：如果牙有洞，用石膏粉少许，用白酒两三滴（50℃以上）调稠并有黏性，塞放牙洞内，干后不脱落，止痛又固牙。此方经本人多次试用，已治愈13人，无一复发，均已根治。

荐方人： 云南曲靖行署司法处　刘元民

三种西药片止
牙痛实为有效绝招

牙痛患者患病时，可将消炎痛1片、保太松2片、解热止痛片2片同时服下（缺一不可），等2~3分钟后，疼痛即止。此方只花几角钱，疗效极佳。儿童用量减半。此方饭后服不伤胃。

验例： 安徽安庆市龙口3号综合楼五单元606室洪敦发利用三种西药片治好了女儿的火牙痛。

辽宁凤城县瑷阳新开村五队医生教国忠利用三种西药

片, 为11位患者治疗, 疗效100%。

内蒙古多伦县大河口乡九号村赵桢用此方治好了本村村民周振莲的牙痛。她患牙痛三天三夜, 一分钟觉也睡不了, 一口东西也吃不下, 请医生打针吃药都不见效。后按此方施药仅10分钟牙就不痛了。

福建尤溪县溪尾乡埔宁村纪长球牙痛得厉害, 按照此方到药店买回三样药吃下, 片刻牙就不痛了。

黑龙江通河县长安街四委一组十号育龙幼儿班王文江用三种西药治好了妻子等14人的牙痛病, 疗效100%。

河南台前县马楼乡马楼村康希存用此条方治愈了5位牙痛患者。

内蒙古扎赉特旗二轻局屈振清利用本条方治好了几位长期患牙痛的病人。

辽宁凌源市三家子乡姑寺沟村二北伞贵强用本条治好了5人的牙痛病。

四川叙永县新隆中学九七级二班曾祥勇用此方治好了自己的牙病。

辽宁大石桥市旗口镇后会村梅忠复用此方治好了自己的牙痛病。

辽宁义县东北街王乐天小庙胡同1-6号白翎的妈妈患牙痛十几年, 按比方服下三种西药片后, 牙痛立止。

江苏海安郭周乔五组卢春阳的爱人牙痛得厉害, 他按此方到药店买回药片吃下, 一次就好了。后来他爱人到处宣传, 又用此方治好了5人的牙痛病。

河北承德县三家乡敬老院李国瑞老人患牙痛,用此方只花了几角钱就治好了牙痛。后来他又为牙痛一个月的患者用了此方,几分钟后牙就不疼了。此人已经为治牙痛花了50多元未见效,此次仅花几角钱就解除了牙痛。后来李国瑞又用此方治好了16人的牙痛病。

四川资阳市伍隍镇伍隍街2号朱德衡的爱人经常牙痛,一痛就是十天半月的,打针吃药都不好,用此方当即见效。

辽宁辽阳市白塔区红旗委十二中胡同14-52号黄志安外甥来参加他老儿子的婚礼,当天晚上牙痛复发,痛得不能进食,后用此方治疗,服后不到3分钟,牙就一点也不痛了。

竹叶绿豆荷包
蛋止牙痛很有效

配方及用法: 竹叶15个,绿豆1两,炖三四个荷包蛋,一次吃完痊愈。

荐方人: 河北承德县三家乡中学　刘建国

刘建国说:我母牙疼不能吃饭,用此方吃一次就好了。很有效。

黑龙江华川苏店朱嘉苏仲华按此方吃下荷包蛋立即见效。

辽宁鞍钢南部机械厂福利科冷库尹奉玺按这条方验证20余人,都很有效,无一不愈。

辽宁昌图县乡镇企业局唐云宝患牙痛病20多年,因疼痛难忍拔掉了4颗牙，火大烧坏了3颗牙（神经烧死，牙中间变黑）。他曾用过各种方法治疗都无大的效果，他最多一次吃过4片吗啡丁也止不住痛，一次吃8片牛黄解毒片也无效，他只用此方一剂药就大见成效。吃完就不痛了，吃两剂牙痛痊愈。

四种西药片止
牙痛也是一服即愈

1990年农历腊月29日，我的牙痛病复发，愈疼愈烈。30日到公疗医院和县医院求医，医生都放假了。回家时碰到一位校医，他给我开个药方，到药店买了四包药，一包吃下不到两小时，牙疼即止，使我欢欢喜喜地过了个春节。按时吃完四包药，至今没有复发。一青年学生牙疼难忍，照我服之方服药，也是一服即愈。为解牙疼患者之苦，特献出药方：强的松、芬布酚、B族维生素和维生素C各2片。

荐方人：河南沈丘一高中　窦全梧

用中药八爪丁
治牙痛一用就见效

我是贵州赤水市楠竹场的退休工人，现已是古稀之年了，但牙齿没有掉一颗，很多硬脆食物仍咀嚼如青壮年时爽快。真可享尽人间一切口福。

方法：当有牙疼现象发生，即用"八爪丁"的中药，切碎嚼在疼处，待一二十分钟后，将热涎吐出，其痛慢慢减轻；如再出现牙痛，又照法治之，牙病自除。我反复治之，所以有副完整的牙齿。

据医师言："八爪丁"有"开喉剑"之美称。如喉生疮，只有这药能治之。真是口腔咽喉疾病的消炎良药。（李计口述，王业伦记）

瓦松白糖一剂止牙痛有良效

配方及用法：瓦松1把，白糖2两。将瓦松（当地称瓦棕）用水洗净，放入锅内，加水一大碗，煎至半碗，将瓦松捞出，把水倒入白糖碗内喝下，一次即愈。

荐方人：河南洛宁县小介乡中学　曲书祥

验例：曲先生六年前经常牙痛，痛起来吃不下饭，睡不成觉，脸肿，连服止痛片、牙痛散、牛黄解毒片，抹牙痛水，都无济于事。后来用此方治疗，一剂便好，再无复发。曲先生又用此方治过许多牙痛患者，也均治愈。

江苏镇江市布胶鞋厂（谏壁镇南头巷39号）蒋洪顺老伴突发性牙痛，痛时呼天唤地，叫人束手无策。后来用此方治疗，一剂痛止，二剂欢颜，三天后消肿。这次牙痛，如要到医院治疗，至少要花掉70多元钱，可用此方却分文未花而病愈。后来他大哥也患牙痛，仍按此方治愈。

马蜂窝止牙痛
有良效（众称"霸道"方）

配方及用法：马蜂窝一个，烧酒小半碗。把蜂窝撕成像槽牙一样大的块（五六块）放到酒碗里，点燃烧酒，待酒烧沸时，用筷子夹一块蜂窝置痛牙上咬住闭嘴，等到口中的蜂窝没有热度了吐出；再从燃烧的碗中夹一块蜂窝趁热换上（不要怕烫）。如此不过三块，牙疼立止，而且永不再疼。

此方经本人及其他数人医治有良效，无不连称"霸道"。

荐方人：北京市平谷县城美镇上纸寨村二队　谢德春

服醋蛋液治牙痛病很少复发

我一共服了8个醋蛋，已经治好了多种病。现在我头清腿灵，心情十分舒畅。

服醋蛋前最使我犯愁的是牙疼痛，牙龈还经常出血，吃了6个醋蛋之后，牙不再疼也不出血了；时而干燥、时而稀泻的大便也变得正常了；我的腰酸背痛也治好了，现在已没有以往那种不干活也腰酸背痛的感觉了；还有一个收益，就是服醋蛋后，我平时用手一挠就纷纷扬扬落下的头皮屑也不见了。

荐方人：广西崇左县太平小学　庞良

376

烟袋油治牙痛治愈20余人

我最近结识了一个老农,他向我介绍了用烟袋油治牙疼的验方,而且带我走访了用此法治好牙疼的20多名患者,他们都说此法效果灵且不花钱。

方法:找一个经常用旱烟袋吸烟的人,把烟杆里的烟袋油弄出来,让患者把嘴张开,将烟袋油放在痛处,四五分钟疼痛即可减轻并逐渐好转。疼痛消除后,要结合刷牙把烟袋油清除掉。

荐方人:山东省梁山县前集乡政府 孙常君

引自:广西科技情报研究所《老病号治病绝招》

喝蛇皮油酒治牙痛用之即效

配方及用法:蛇皮半只(最好是野鸡脖子蛇,人工剥皮的较好,如没有人工剥的蛇皮,药店出售的蛇蜕也可,但剂量要大一点),白酒适量(视自己酒量大小而定,如能喝二两酒,就要用二两半或三两)。将白酒用火点着,再用筷子夹着蛇皮放到酒火上烧,把蛇皮油滴在酒里,待蛇皮烧净后,将酒火熄灭,趁热将酒猛一点喝下,喝的头有点晕后,躺在安静的环境里睡一觉,牙疼即可消除。如不愈,可照此法再来一次(喝时可就点菜),保证您不再受牙疼之苦。

验例:1976年7月28日唐山大地震时鲍玉忠着风上火,此

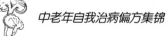

后就牙疼不止。中西医都看过，打针、吃药、针灸治了四年多均不见效。后来，用此方只一剂就好了，现已六年多了也没再犯。

河北承德县三家乡河北村刘宝荣用此方只一次就治愈了刘宝中的风火牙痛。患者以前在卫生院治疗多次也不管用，不能吃饭，疼痛难忍，现已痊愈。

顽固性牙痛用
车前草可以得到根治

俗话说得好："牙痛不是病，痛起来要人命。"牙痛的滋味我是深有体会，深受其害。少时嗜糖如命，常常躲在被窝里偷偷吃，于是牙痛便接二连三地光顾。经常一痛半个月，一肿半边脸。为此我想方设法多方寻医问药，针剂注射过，药剂口服过，土法偏方屡次尝试，却往往是"按下葫芦起来瓢"。五年前得一偏方，仲秋时节从野外采摘大量车前草，连根拔起，洗净晒干，择两株车前草配以两块似核桃大的冰糖煎煮，文火熬置，一日三次，一茶杯汤水口服，七天为一疗程，一般两个疗程完全痊愈。

我试用此法后（连服两个疗程），长达七年之久的顽疾牙痛终于根治了，已连续五年未犯。而听我介绍服用此法的患者也一一报喜讯，分文不花，顽疾根除。

荐方人：新疆农四师72团牧5连　罗雪玲

378

我的牙痛是用
酒泡大黄治好的

每年春秋季我就患牙疼，成了周期性的，喝热汤就疼，喝凉茶也疼，吃点酸味的也疼，吃点辣味的更疼，恨不得将疼牙拔去。后得一方：白酒泡大黄喝上五六茶缸，三天后就痊愈了。多年来从没有复发过。

配方及用法： 大黄、白酒各15克，将大黄放入茶缸内，然后将白酒倾入，浸泡10分钟后，再倒入开水一满缸，待半温后喝；喝完再倒热开水连续喝一天，喝五六茶缸。第二天，再换新大黄和白酒，仍按此方法使用，直喝到牙不疼为止。

荐方人： 河南尉氏县三中　赵国池
引自： 1997年第8期《老人春秋》

379

用茄子灰治
牙痛可以立即见效

去年秋季，我牙痛一直不好，后经人介绍一方治好了我的牙痛病。

方法： 用生茄子皮化灰，放于避风处过夜以去火气，与蜂蜜拌匀，涂于痛处，立即见效。

荐方人： 河南西华县师范附小　何永全

我用"牛奶子"
治牙痛真见效了

年过花甲的我，常有牙痛之患。虽经多家医院治疗仍久久不愈，焦虑万分，简直使我受尽咀嚼困难，坐卧不宁，日夜难眠，度日如年之苦。

大约在1995年11月中旬的一天上午，我的牙痛得特别厉害，脸颊也红肿了，不得不硬着头皮朝医院走去。在路过自流井街头一家零售报摊前，顺便买了一张《家庭医生报》看看，想借它转移牙痛的注意力。

说来也巧，当我拿过报纸，展开粗阅标题时，在头版的"读报用报"栏里，《"牛奶子"治牙痛有奇效》的醒目铅字首先跳入我的眼帘，顿时这篇文章就像磁铁吸铁般地吸引着我的视线，我不由自主地取出老花眼镜戴上，就站在街边聚精会神地接连看了两遍。带着试试看的怀疑心情，连医院都没去直奔草药摊前，买了五毛钱的"牛奶子"根带回家里，让老伴帮我洗干净，然后把根上的小肉子剪下来砸碎放在痛牙的牙龈处。的确灵验，大概只有一两分钟的时间，牙痛消失了。为了巩固疗效，我又用了一次药。屈指一算，至今时间已经过去了一个月有余，我的牙齿牙龈一直没有再痛过。

荐方人：四川省自贡市红旗职业中学退休教师　郭正川
引自：1995年11月6日《家庭医生报》

我也用"牛奶子"
治牙痛效果的确很好

我牙痛两周余,时痛时止,服药只管一两天就又发作。一天友人来访,见我牙痛难受之状,便介绍给我一个小单方,用草药"牛奶子"根部生长的小肉子砸碎含在痛牙牙龈处。我照友人所述之法,从地里找来些草药,含在牙痛处,侧着脸使药产生的口水尽可能浸没痛牙,一分多钟时间牙痛消失。我仅用药一次,牙痛从未再发。

此单方在临床中试用五例,均在几分钟内见效。为了巩固疗效,牙痛止时不马上去药,适当延长10来分钟再去掉药物。但注意含药时产生的口水不能咽下肚去,药口水多了应该吐掉。

荐方人: 四川长宁县梅硐共和街53号　车叔叔

用本方曾治好
一位牙痛剧烈病人

配方及用法: 生石膏15~30克,当归15克,升麻5克,黄连5克,生地15克,丝瓜15克,丹皮5克,牛蒡子10克。煎服,每日3次,可治齿剧烈疼痛。

此方是我1988年出差到昆明,住翻胎厂旅社,见该社一服务员因牙痛异常,以致休克,注射青霉素消炎无效,后用此方

381

治愈。经多方虚心求教而讨得此方。去年我曾用此方治好了我厂一位牙痛非常严重、打针不见效的患者。

荐方人： 云南曲靖农药厂　杨家仁

本方治各种
牙痛都有治愈效果

配方及用法： 生地、熟地各30克，当归20克，川芎12克，白芷、菊花各10克，升麻3克，细辛5克，甘草6克。煎服。

荐方人： 河南内乡县赤眉乡夹道学校　孙建成

验例： 孙建成同志患牙痛，久治不愈。听外省传来此方，火、虫、亏牙皆治，即抄来取药服用，一剂轻，再剂而愈。并将此方介绍给几十位牙痛患者，所服皆效。

湖南鄱县风乡三口村大陂头古云会用此方治好了哥哥和嫂嫂的牙痛症。

本方治肾虚牙痛有效

配方及用法： 知母、黄柏（盐炒）、升麻、薄荷各9克，水煎服。

说明： 知母、黄柏滋阴泄火，升麻、薄荷发散风热，四味同煎，滋阴而抑阳，清热又泄火，故治肾虚牙痛，效果明显。

荐方人： 河南济原县坡头卫生院　吴元泉

验例： 吴先生用此方先后治愈10多名牙痛患者。

江苏淮阴县三树乡三树北街组陈海军用此方治愈了幼儿园园长的牙痛。患者牙痛得很厉害，化了不少钱都没有治好，后来用此方只服一次，至今未复发。

本方曾治525例
牙痛患者有效率100%

配方及用法： 荆芥15克，黄芩6克，防风、升麻、连翘、生地、栀子、大黄、甘草各9克，竹叶为引，水煎服。

荐方人： 河南内乡县七里坪畜牧兽医工作站　张晓阳谢怀盈

验例： 张谢二人用本方，20多年来共治525例牙痛患者，一剂治愈者128例，连服二剂治愈者324例，连服三剂治愈者42例，病虽未除而病减轻者31例。

本方为一火牙痛
患者治疗果然见效

我在行医治牙痛病时，曾遇见一人献方给我。

配方及用法： 生鸡蛋破壳加一匙白糖，另加醋1~2匙，搅均服下，几分钟痛止。为了验证此方，我后遇一火牙痛患者，用此方后牙立刻就不痛了，果然见效。

荐方人： 黑龙江依安县三兴镇保国村　高洪川

裴心易献出的治
牙痛秘方一用真灵

湖北松滋县杨林市区裴家河村百岁老人裴心易,生于光绪十六年,年轻时当过药铺调剂员。他献出一个治牙痛的秘方,供医药研究者和牙痛患者使用。

配方及用法: 生地、丹皮、甘草、熟石膏四味药,现分不同牙齿另加两味药,即上庭四齿属心,加川连、麦冬;下庭四齿属肾,加黄柏、知母;左上盘牙属胆,加羌活、胆草;左下盘牙属肝,加柴胡、栀子;右上盘牙属大肠,加枳壳、大黄,右下盘牙属肺,加白芷、川芎。

说明: 以上六方,各六味药,每味药各取2钱,不得代替。

验例: 广西武宣县(镇)洪狮村陈多宣用此方治愈了他姨母和伯母的牙痛病。

山东苍山县县社财务科迟英章以前一上火就牙痛,而且疼痛难忍,有时几个月不见好,自从用此方后,仅两服药就治愈了,现在牙已完全不痛了。

本家传秘方治
各部位牙痛均有效

配方及用法: 防风、青皮、丹皮、当归、生地各9克,升麻3克,灯芯少许,薄荷少许。根据牙痛的部位,分别加以下几味药：牙齿全部痛加川芎、白芷、白术各9克；上门齿、犬齿痛加黄连3克，寸冬15克，下门齿、犬齿痛加知母12克，黄柏15克。左上边前臼齿、臼齿痛，加羌活、胆草各15克；左下边前臼齿、臼齿痛加柴胡、栀子各15克；右上边前臼齿、臼齿痛，加枳壳15克，灵军（大黄）9克；右下边前臼齿、臼齿痛，加黄芩15克，桔梗12克。水煎服，服后睡觉。

荐方人：河南灵宝县文低乡上屯中学　刘顶牢

验例：刘顶牢患牙痛，痛苦难言。去年春节，陕西潼关县一朋友闻知后，寄此药方，据说是家传秘方，服后至今未痛。

花椒粒能止牙痛和咳嗽

最近我牙痛，使用"花椒止牙痛"的妙方取得了不错的效果。方法是用花椒2粒，去子放在患处，大约20分钟，牙痛逐渐缓解，随后渐渐不痛了。同时，我老伴近日因着凉咳嗽不止，吃了不少"复方甘草片"亦未见效。于是，我便用《老年报》介绍的消炎止痛膏药剪一小块，约一寸见方，贴在老伴的喉管处，第一张24小时后，咳嗽缓解；第二张24小时后，就完全止咳了。别看这些小单方，可真管用。既治好了病，又节省了医药费。

荐方人：安徽休宁县劳动局　程玉华

石膏花椒治牙痛立时见效

配方及用法：石膏30克，花椒15克，共为细末，装瓶密封备用。用时抹牙痛处。

荐方人：山东睢县县委宣传部　李反修

验例：李反修之父患牙痛，吃药无效。李反修从邻居李彦青处得此方，配药抹上去，疼即止。

我用海椒面止牙痛果真灵验

牙痛不算病，痛起来真要命。我于1978年患牙痛病，尝到了要命的滋味。当时由于经济条件所限，没有到医院求医。后经人介绍一偏方，试后果真灵验。至今一年了，我的牙齿完好，没有再痛过一次。

方法：取海椒面250克，红糖250克，先把海椒面在锅里炒焦，起锅，再把猪油放到锅里熬化，加红糖，待红糖溶化后，将炒焦的海椒面倒入锅内混合搅匀，起锅待凉。牙痛时，将混合的海椒面取一小撮按在痛处，过一会儿咽下，再按，重复多次，直到海椒面吃完为止。

荐方人：四川省长寿县龙河乡　胡里仁

引自：广西科技情报研究所《老病号治病绝招》

我用本方做
试验治牙痛真有效

一周前，黑龙江《老年报》《聊天站》责任编辑赵洁大姐拿给我一篇读者来稿，让我看看能不能用。我一看是焦静波读者从河南省洛宁县写来的《病途遇好人》，聊得很有点意思。但那好人送他的小药方是否真有效？我的一位中医朋友看药方后说："这几味药可治风火牙疼，但10克大黄服后恐下泻。"

我想最好试用一下这药方的疗效，也是对读者负责。我的牙最近总是轮班疼，也像焦静波读者那样吃了不少牙痛药，也是一遇酸甜凉热硬就疼。于是到药店按焦静波读者提供的药方，破费了3元多钱抓了三剂药。药剂师告诉我：先煎石膏10分钟，再加进生地、葛根、升麻后再煎15分钟，最后放进大黄再煎10分钟。

服一服药后果然见效，遇酸甜凉热不疼了；虽有轻度下泻，但对健康无害。三服药吃完后，连过去钻牙后遗留的牙根隐疼也渐渐消失了。焦静波读者《病途遇好人》巧治牙病，我是看稿治牙痛见好后共享喜悦的，故也参加一聊。现将具体药方介绍如下。

配方及用法： 大黄、生地、升麻、葛根各10克，石膏15克。水煎服。先放石膏煎沸，次放生地、升麻、葛根再煮沸，最后放入大黄，煎沸后10分钟，澄清，一剂药煎三遍。治风火牙疼和神经性牙疼2~3剂药可治愈。副作用是轻度腹泻。

如果患有三叉神经痛，可再增添下列四味药同时服用：川芎、白芷各30克，桔梗、元胡各15克，煎法同上。

荐方人： 原黑龙江《老年报》编辑部主任　章丰

387

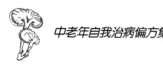

用手脚穴位按摩法
治牙痛等症均有好疗效

牙周病是牙周组织的慢性、破坏性常见病,也是中年人多发病。从广义上讲,风火牙痛、龋齿、牙龈炎、牙周炎、牙龈出血等,均可从脚穴病理按摩角度划入牙周病范畴,按一个组穴处方进行治疗。

脚部选穴: 46、47、41、70、15、16、17。(见图45)

按摩方法: 46、47两穴要同按,用拇指横推按,双脚取穴,每次每脚每两穴横推按10分钟;41穴用食指关节角推按,双脚取穴,每次每脚每穴推按5分钟;70穴点分布在双脚背10趾缝处,要用拇指逐趾按摩,每次每穴点按3分钟;15、16、17三穴要连按,用按摩棒大头从15穴推按至17穴,双脚取穴,每次每脚每三穴推按10分钟。每日按摩两次。

手部选穴: 用梅花针刺激4、6两穴,每手每穴3分钟;牙齿过敏发生时除刺激上述穴外,加按42穴。(见图46)

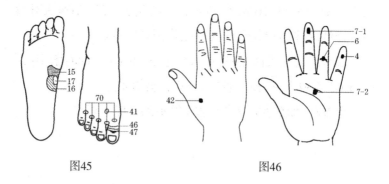

图45　　　　　　　　　　图46

牙痛治疗穴位：用单根牙签在7-1穴区轻刺激寻找刺痛点，找准后反复强刺激，每手每穴5分钟；刺激时重点是：左侧牙痛强刺激左手7-1，右侧牙痛强刺激右手7-1。

齿髓炎治疗穴位：用梅花针强刺激4、7-2穴；然后按压42穴，每手每穴3分钟。每日数次。

注：有关按摩工具与按摩法，请详阅本书附录六。

验例：

河北保定市环城南路平房7号张桂淑的体会：俗话说，牙痛不算病，痛起真要命。我翻开书，找到治疗牙痛穴位，用梅花针反复强刺激7穴点，按摩几次牙不痛了。另外，我按摩手、脚穴位治好牙脓肿。牙病好了，牙床上又长了脓疮，于是用梅花针刺激4穴位，最后按摩42穴点，按摩了六七天，脓疮消失，牙病痊愈了。《手部穴位病理按摩法》真灵，不用住院就治好了我的病，既节约了医疗费，又解除了疾病给我带来的痛苦。

福建省福鼎县建设委员会谢兴斌先生谈体会：我已年过花甲，尚未办理离休手续。自从得到手脚穴位病理按摩法后，反复翻阅和取穴试验，绝大部分穴位准确，效果不错，越学越感兴趣。我老伴牙痛数月，久治不愈。我按书中用手部穴位按摩后，牙痛痊愈。还有人体其他部位保健按摩，经试按后，均收到良效。

黑龙江省《老年报》编辑部主任章丰说：手穴治牙痛每治必愈。手部穴位病理按摩对牙病的疗效是非常显著的。在这方面我已验证过无数病例。

新闻界同行有来求助的，开会时有求助的，公出、疗养，在火车上、在宾馆中，经常遇到找我治牙痛的，几乎是每治必愈。

一天深夜，我的同楼一位邻居患牙痛，去附近医院看夜诊，因医院无牙科不能处置；午夜时实在忍受不了，转来求我。我用梅花针先为他强刺激7-1穴点，3分钟后他即感到牙痛立刻减轻。接着我又为他刺激双手42、4两穴，十几分钟后他的牙痛已经消失。他的牙痛仅是火牙痛。

一次在疗养中我遇到两位牙龈肿痛的求助者，就不仅仅是刺激手部几个穴区就了事，还需按摩脚部46、47、41三穴，每脚每穴5分钟，才可以从根本上消除肿胀，解除病痛。

骨伤科及风湿性疾病

骨 折

接骨丹有效秘方

配方及用法： 桑白皮、五加皮、血竭花、儿茶、海螵蛸、乳香、没药、煅牡蛎各等份，成人各50克，小儿减半。用乌鸡一个，去毛去内脏后，连肉带骨血油等与上药共捣如泥状摊在药布上待用。将骨折处先清理好，用摊在药布上的药布包好，再用夹板固定，记好时间，到四个小时把药去掉。不可超过时间，否则骨痂增大影响疗效。如患处出血可少加麝香于药内。

荐方人： 辽宁省阜新市太平区高德西部5楼1-3号　石明远

验例： 郭修考左胳膊骨折碎骨吱吱响，疼痛难忍。经医生张德娥依本法配制的特效接骨丹，按时上药果然长好，连治带休息不到一个月就能正常工作。

广西陆川县中医院医师沈越光用此方给患者治疗，效果很好。沈越光说：这对一名医务工作者来说，真是不可多得的宝贵秘方资料。

391

消肿接骨方

配方及用法： 鲜骨碎补（用量视患者肿痛部位范围而定）。将鲜骨碎补捣碎敷患处，用纱布固定，24小时换药一次。鲜骨碎补采来后，用细沙子埋起来，保持新鲜。此药可内服，无毒性及任何副作用。

主治： 骨折。

疗效： 对骨折患者可促进骨折愈合。经敷药69例，有效率100%；对跌打损伤肿痛者敷药124例，均有良效。

验例： 裘友山，男，32岁，农民。从树上摔下，被石块硌伤腰部，腰部肿胀，疼痛，腰不能伸，敷药7天，痊愈。

荐方者本人，1989年5月3日，车祸造成右臂3处骨折，经开刀手术复位，肿胀不消，敷药10天，肿胀消失，又敷药30天骨折愈合。

荐方人： 江西南昌市红十字会　泽南

引自：《亲献中药外治偏方秘方》

专治粉碎性骨折
可自动复位而痊愈

（1）**口服秘方配方及用法：** 翠蛇15克为第一主药，土鳖（主药），红花（主药），杜仲、五加皮、乳香、三七、党参（主药）、牛膝、没药、四块瓦、竹叶青、毛青杠、伸筋草各15克，血竭、桃仁、地龙、倒插花、巴岩龙各12克，骨碎补25克，麝香4克。上述药泡酒5000毫升，早晚适量服：一次50毫升，一天100毫升，不超过150毫升。一剂即可使粉碎性骨折彻底治愈。愈后并不留后遗症。

泡浸时间：浸泡七天即可内服。浸泡时间越长越好，但要密封好。

（2）外敷秘方配方及用法：翠蛇6克为第一主药，杜仲、五加皮、土鳖（主药）、红花（主药）、四块瓦、地五加、鱼鳅串、水冬瓜根藤、母猪根藤各12克，（川）牛膝、伸筋草各6克，骨碎补15克，麝香3克，未开叫的小公鸡一只。小公鸡不要过刀，处理办法：将小公鸡用两手指抓其腹背上的左右两小空穴捏死，不能用开水烫毛，要干拔毛，去头脚和内脏，与以上药物共捣烂，包患处，再用酒糟适量炒热垫包药外，然后用纱布裹住，外用杉木皮夹固定。

疗效：此方为良方全药，用药合理骨折可自动复位。上二方为一剂。口服药一般服一半即愈。但药要基本配齐，主药一定要配齐，辅助药缺两样没多大关系（按：经晚生实践，曾治疗一位断三根肋骨患者，当时药物未配齐，缺几味药物同样治好了。现患者能劈柴干农活，与往日一样无后遗症反应）。当然辅助药物尽量不缺为好。外敷即包药，包一次至全愈，无需换药。如包药干了，用口喷些白酒润之即可。如新伤要简单固定，旧伤则无需固定。如有人骨折用其他药虽已治好，但留有阴天下雨作痛或年久发损等后遗症时，服本方药酒可根除，此药酒治这种后遗症有良效。

393

验例：上述二方经贵州省某市中级人民法院副院长程兆祥亲自验证13人，均是粉碎性骨折，在损伤后15日内应用，都顺利康复了，有效率100%。1986年3月，贵州地区轻工业局方工程师在施工现场勘察时不慎将膝盖骨摔破，经透视发现有大小十七块碎骨，医生无法复位，动员做切除手术，患者本人及家属不同意，四处寻求偏方治疗。一个朋友偶然同程院长谈起这事，即用此方让其大胆服下。患者服药后两周，两服药还未服完即自行走到医院透视检查，已完全看不到骨折痕迹。又过了五天，患者本人已毫无痛感，行走自如，完全恢复以往正常状态。为了感谢程院长，患者和爱人送了一台双缸自动洗衣机给程院长，程院长当然不能收，几经托人说服，已退还给患者。

贵州省独山县黎荣州先生，二十年前背脊骨损伤，经当时的医院治疗痊愈，但却留下了阴天下雨作痛的后遗症，平时坐板凳时得先用双手扶着椅手才能坐下，起立时需双手扶着椅子才能站起来。这样的后遗症在骨伤科中算是比较重的。经服用本方药酒，一天两次，早晚服一次，一次五钱至一两，连服二十余天，其后遗症基本消除。

辽宁盖州市芦屯镇芦屯堡村三组张明超在几年前的一次车祸中，把脚压成粉碎性骨折，在医院虽治好了，却留下了阴天下雨疼痛的后遗症。自从按此方服药酒后，已收到很好的效果。

注：翠蛇，别名山黄鳝，产于温热带的旱地、山里，如贵州、云南、广西等地。活的入药效果更佳，中药店有干品出售，

如贵州省独山县城中药店有售，每条几元钱。

翠蛇功能：活血、去瘀、壮骨运气、强心。除新、老、旧残疮伤。

倒插花：清热解毒。缺此药可由茅莓（别名天青地白草）代替。

竹叶青：滋阴降火。缺此药可用中药毛冬青代替。

毛青杠：清热解毒。缺此药可用中药毛冬青代替。

巴岩龙：强筋骨，治腰膝酸软。缺此药可用中药巴戟天代替。

水冬瓜根藤：消肿。缺此药可用中药白蔹或商陆或鬼箭羽代替。这三种药的别名叫见肿消。

土鳖：别名土鳖虫、土元。活血散瘀，通经止痛。

红花：治血瘀疼痛，活血通络。

四块瓦：别名对叶四块瓦。功能：祛风止痛，活血散瘀，杀虫止痒。

母猪根藤：别名五爪龙、五叶藤，又名老鸦眼镜藤。治肿痛。

鱼鳅串：别名马兰、路边菊、鸡儿肠。为菊科植物。清热、利湿、解毒、消肿。

关于几味草药可在各地草药店购到。麝香药物较难购买，如实在无货可用自然铜末10克代替于方中。有些药不属主药缺一两样也没多大关系。

在杀小公鸡时，要按上述方法进行，不能胡乱来，否则影响治疗效果。

骨折后遗症如果出现弯曲、平伸、大幅度运动循环受限等情况，服本方药酒后症状能够缓解，但不能全部消除。腰肌劳损、肾功能损伤或其他肌肉损伤的后遗症本方不能治疗（不能消除这种后遗症）。

注意： 方中有些药物有小毒，对于患高血压、心脏病、结核病及孕妇等虚弱病人用时应谨慎。

本方来源： 是贵州省某市中级人民法院副院长程兆祥传授给杨晚生的。程兆祥说：我师傅凭这服药，使他的骨伤科出了名，可以说百治百愈。

荐方人： 湖南洞口县太平乡大万园艺场　　杨晚生

胯关节坏死

老崔服醋蛋治好了胯关节坏死

黑龙江密山县木材公司退休职工崔凤，今年71岁。1986年1月，因胃穿孔手术后腿疼痛，住了3个月医院，打针、吃药、针灸等治疗手段均使用过，不但没好，反而越来越重。后经一个大医院确诊为胯关节坏死，欲为他施行手术，将坏死的胯关节换成不锈钢的。考虑到他年龄已高，身体又不好，未做。出院后就靠拄双拐活动，而且拄着双拐还是一步一步往前挪，生活难以自理。从外形上看，右腿短一块，两面胯骨外皮肤均呈青紫色，十分痛苦。1987年夏季，抱着试试看的心理开始服用醋蛋,吃了3个多月以后,竟扔掉了双拐,扶着炕沿可以迈步了。4个月以后去院内溜达也不用拄拐了。现在他不但可以上街溜达,还可以拎着便桶到距家50多米远的厕所去倒便桶,两胯皮肤也已基本恢复了本色。他高兴地说:"是醋蛋让我又能行走了"。

荐方人: 黑龙江密山县文化馆离休干部　张健翼

骨质增生

腰椎骨质增生用陈醋搓彻底痊愈

我老伴今年60岁,患腰椎间盘骨质增生20余年,疼痛难忍。经多方治疗,效果不佳。1996年9月份《晚晴报》登载了"用陈醋搓治骨质增生"的方法,我看后认为方法简便易行,就买了一瓶山西陈醋,在老伴增生部位早晚各搓一次。

方法: 先用热湿毛巾拭干净患处,然后将一次用量(2~3汤匙)倒在一个小碗里,先用手指涂患处,接着用手掌由轻到重地来回搓,觉着发黏发干时,再涂再搓,直至把一次量醋搓完为止;再用一块塑料布盖上,用拳头轻轻打2~3分钟,将塑料布取下,用热湿毛巾拭干。用此法一周后腰痛明显减轻,半月后基本痊愈,一个月彻底治好。

荐方人: 辽宁沈阳建设机械总公司离休干部　刘立埠

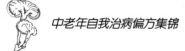
用醋拌钢末治脊椎
增生症有治愈效果

1970年，我得了脊柱增生症，多方治疗无效。后来采用醋拌炒过的钢末捂患处，疗效很好。多年来未复发。

方法：收集锯钢筋落下的钢末，用水洗净油污，放在铁锅内炒红，倒出摊晾至呈蓝色。1千克炒过的钢末倒进50毫升醋（越陈越好），一次用1~1.5千克。然后装入布袋（占袋1/3）用两手揉搓，使醋拌匀，钢末发热，再搓约10分钟即可捂患处。把布袋拍平，垫一块塑料布，放在布上，将患处压住布袋（最好用毛巾裹住布袋，以免烫伤）。一次捂6小时，每天1次，连捂7天，但每次都要有新炒钢末。如果脊椎增生节数多，应增加钢末和醋的用量。

荐方人：河南郑州市新华社河南分社　唐茂林

引自：广西科技情报研究所《老病号治病绝招》

三剂蝲蛄酒治好了
多年腰骨增生症

我是邮电退休工人，几年来经常腰痛，翻身都难。到县医院经医生确诊为骨质增生，各种药吃了不少不见好。后来有一位朋友告诉我一个验方。

配方及用法：7个活蝲蛄（河里有）用0.5升白酒（60度）泡

7天后饮用，每天三四次，一次饮一大口即可。我服用3剂就好了，现在什么活都能干了。

荐方人：辽宁岫岩满族自治县苏子沟镇退休工人　刘万江

此偏方治好了髌骨增生症

我老伴前几年髌骨后侧上下缘均发生骨质增生病变，走路困难，坐卧时有阵疼感。曾多次服用中西药，收效甚微。近日觅得一偏方，用后收效良好。今将此方介绍如下。

配方及用法：铁粉250克，红花5克，用好醋50毫升滴入拌匀，装入布袋中，待铁粉升温至30℃左右时，放在患处热敷约3小时，每日一次，连续三五次即可见效。热敷总次数多少，可视具体病状而定。

荐方人：河北省元氏县人大常委会　王占英

399

我的筋骨疼痛是
吃核桃治好的

去年夏天，我出现早上起床左手大拇指麻木的症状。后来大拇指一天比一天僵硬并疼痛。皮肤不红不肿，仔细按摩，才发现大拇指根部皮内有一个小疱。立即到医院检查，说是骨质增生。经吃药打针无效。到别的大医院就医，医生认为是血管扭曲和阻塞，必须做手术。医生说："现在天气热易感染，秋凉来做手术为好。"

回到家翻阅旧医书，看到唐朝食疗专家孟诜谈到："常服核桃，血脉通润。"近代名医张锡纯在《医学衷中参西录》中指出："核桃能治一切筋骨疼痛。"我根据上述论述，决定一天吃4~5个核桃，即使不能医病也可营养身体。谁知吃10天拇指便不疼了，且能伸曲。又吃了10天就全能伸曲了，皮内小疱也不见了。一个月后一切正常，现快一年了，从没有疼过。我真高兴小单方能医大病。

荐方人： 四川江油市青林口乡　何林田

引自： 1997年7月29日《晚霞报》

足跟痛

我足跟骨刺只喝杞果酒而愈

前年，我左脚后跟疼，经拍片为骨质增生，多次治疗无效。后来一个街坊说了个单方：杞果50克，白酒500毫升，泡一星期后服用，每天三次，每次一盅。我抱着试一试的态度，用了一剂，结果不出意料地好了。几个月后，右脚跟又疼，我又服了一剂即愈。

荐方人： 河南洛阳市牡丹研究所　康振声

引自： 1997年第4期《老人春秋》

服醋蛋可治好足跟骨刺和心脏早搏

前年冬天我脚后跟痛，走路时小石子一垫脚便痛得受不了，到医院拍片说是骨刺。经过吃药，用骨友灵、热敷、按摩等方法治疗，效果均不理想。去年看报见有人脚后跟疲软麻木，吃了醋蛋有疗效，我也按制醋蛋的方法吃了5个醋蛋，明显见效。我又继续服了5个醋蛋，脚后跟就不痛了，走路踩石子也不觉碍事了。同时，我以前有心动过缓、早搏现象，浑身无力，长期服药。服用醋蛋后，也有明显好转，身上觉得有劲了，精神头也不错，再也没去医院治疗，这都是服用醋蛋的效果。

荐方人：河南洛阳市唐西路四号院　高保玉

401

足跟骨刺用热醋泡可治好

四月的一天，我忽然右脚后跟疼痛，接着天天痛，不敢走路，去医院拍片诊断是长个骨刺。经人告诉用醋泡脚后跟，顶多20天就能好。

我就开始用热醋每天早晚泡30分钟，接着用周林频谱仪烤30分钟。当泡到第13天基本就好了，和往常一样，脚一点也不疼了。现在完全恢复了常年晨跑和打门球锻炼的常态。

荐方人：辽宁铁岭离休干部　关文俊

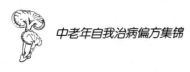

用热醋浸脚法治好了足跟痛

我患足跟痛多年,用醋(米醋也可)1000毫升适当加热,将脚浸在热醋中约50分钟,醋温下降后再适当加热,这样连续浸泡一个多月,我的足跟痛竟给治好了,上街行走也不觉得痛了。另外,我还长期患脚气病,每到晚上睡觉时奇痒难忍,这次用热醋在治足跟病的同时,我意外发现多年脚气病也给治好了,至今没有再犯。

荐方人: 河南开封市退休教师　陈玉珍

足跟骨刺用醋熏醋洗能治好

402

我患足跟骨质增生多年,行走疼痛。后得到一民间偏方:醋(最好山西陈醋)1.5~2升,在铁锅内煮开,然后倒入盆内,将足跟置盆上熏,待醋稍凉,足跟浸泡醋中。每天照上述方法熏、泡2次,1个月即见效。我用此法竟治好了我的足跟骨质增生,至今未复发。

荐方人: 河南信阳地区汽车配件公司　王沛永

我脚跟骨刺痛只服三剂药就好了

我患脚后跟痛已有十余年之久,疼起来不能走路。经医院拍照检查，为"骨质增生"（右脚后跟内长有三根骨刺）。各种方法治疗都无济于事，非常苦恼。后得一方，即用中药四味：灵仙、木瓜、牛膝、海桐皮各10克，螃蟹500克，米醋500毫升。先将螃蟹去脐（即腹部），不去盖，捣碎用布包住滤汁于砂锅内，用米醋和药一并煎熬。过滤后，每天早晨空腹喝一大酒盅，开水冲服，服了三剂脚后跟痛就给治好了，至今已两年时间没有再疼过。

荐方人: 河南新密市政协　张承德

引自: 1997年第9期《老人春秋》

用中药外敷也可治愈足跟痛

我患脚后跟痛多年，到处求医，均无效果。后用偏方医治痊愈，解决我多年难忍的痛苦，至今已三年多未复发。现将此方推荐给同病患者。

配方及用法: 荞穗、防风、蝉蜕、透骨草、川椒、乳香、没药、天虫各3克。共研细末后，装入小薄布袋中，用胶布或布带捆绑固定在脚后跟上，或固定在袜子后跟上，24小时不离脚。10天左右即可痊愈，男女皆宜。

上述药量仅是一只脚的用药量，如双脚痛，药量要加倍，用同样方法治疗即可。

荐方人: 辽宁省外贸局干部　孙占林

引自: 1997年3月26日《辽宁老年报》

足跟骨刺用芥面醋敷
能彻底治愈

我是足跟骨刺患者，秋冬天气变化，走路很疼痛。我采用芥面和米醋制成糊膏敷于患处治愈后，至今未发病。具体制作和治疗方法介绍如下：

取两小匙芥面，放入小碗中，慢慢倒入9度米醋（不要用醋精或假米醋），用竹筷子调匀调成糊膏状，然后摊在长30厘米×15厘米的棉布一端，厚度0.3~0.5厘米，再将棉布对称折叠，把糊膏夹于棉布中间敷在足跟骨刺患处，外用塑料薄膜包好，用布条扎紧。30分钟左右有温热感，继续敷30~40分钟后取下。热敷后皮肤呈浅红色，不会灼伤。两天热敷一次，一般7~9次痊愈。这个方法经济简便，见效快，无任何副作用。

荐方人: 黑龙江哈尔滨市大庆路112楼1门　孙登瀛

404

我用米醋浸脚消除了足跟痛

1996年秋，我患左脚足后跟痛，每天痛得十分厉害，特别是早晨起床足落地后，更是疼痛难忍。这时，都是手扶床沿站一阵子才慢慢敢行走，吃了不少药也不管事。后偶得一米醋浸脚治足跟痛的偏方，我照方用了10余天，足跟痛大大减轻，后又连续用了20余天，病就痊愈了，至今近一年半未犯。

方法: 取米醋1升加热至脚可浸入的温度，每日浸半小时至1小时，一般1个月左右即愈。

荐方单位：山东东阿县计生委服务站

引自：1998年6月5日《老年报》

颈椎病

我服醋蛋三周解除了颈椎疼痛

醋蛋液实质是酸水解蛋白。9度米醋的pH（1.5~2.0）与胃液的pH（1.3~1.8）极为相近。鸡蛋含有人体所需的动物性蛋白，营养较为全面，我认为起到医药作用的主要是其中的蛋白和分解后的各种氨基酸，尤其是卵蛋白质中的白蛋白、黏蛋白、黄素蛋白等皆有医药作用。据国外资料记载，某些提纯氨基酸已被医药界用于治疗多种疾病。

根据以上考虑，我对醋蛋液的食疗作用是确信无疑的。但是否能治好我的病，我是抱着碰碰运气的态度。我已患数年颈椎综合征，颈椎僵硬，低头伏案写字、仰头观月皆感僵硬，疼痛难忍，经常年做自我按摩和体育锻炼均未收效，而且感到脑供血不足，读书用脑不能持久。经连续服用3周醋蛋液后，颈椎疼痛、僵硬解除了，而且还把数年的大足趾跖关节骨质增生性疼痛给治好了。

荐方人：黑龙江省兽药一厂离休高级工程师　孙英圣

405

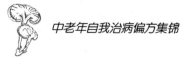

用醋疗法能治愈颈椎增生症

我患颈椎骨质增生15载，经常头痛，头晕，活动不便。去年10月，我采用醋疗与颈部保健相结合的办法，经过三个多月的治疗，症状消失，已获痊愈。治疗方法如下：

一、醋疗法。在口罩（或五层的纱布袋）上，倒适量的醋，把它放在场效应治疗器（做热源）的效应带上，然后置于颈部患处扎好，每天两次，每次1小时左右。

二、保健法。大体分三步：①站立，两臂向前举，与身体约成45度，用肩带动两臂向上，做25次。然后两臂向后举，与身体约成45度，用肩带动两臂向上，做25次。②坐姿，转头向左20次，向右20次，后仰20次，前俯20次，然后再转头向左20次，向右20次，最后向病患部位多转20次。③坐姿，先向左后方转头，向右后方转头；再向左下方转头，向右下方转头。按上述程序各做五次。

以上三步保健法，每步做一个月左右时间，即用一个月左右时间做第一步，再用两个月左右时间做第二、第三步。每天至少做两次。保健法应遵照循序渐进的原则，力度由小逐渐加大。

荐方人： 陕西西安市杨家村第三军干所　李广才

引自： 1998年4月16日《老年报》

用黄豆作枕头治愈了我的颈椎病

由于长期伏案写材料,患了颈椎病,时间长达七八年之久。虽经多次服药、针灸等,总是不能根治,动不动复发、头痛、眩晕、四肢乏力。去年偶遇一位老友,用老中医的一个偏方,治好了颈椎病。

方法: 将2.5千克左右大黄豆,晒干拣净后,装进一个用布缝好的口袋里当枕头用。我照此办理,效果非常好。初枕两天就见效了,已经将近一年了,我的颈椎病从未复发过一次,至今这个枕头仍坚持使用。

荐方人: 河南宜阳县人大常委会　白保国

407

颈椎病可以用转体摆臂后瞧法治好

我患颈椎病20多年,也到过不少大医院治疗和按摩店按摩,效果不佳。随着年龄的增长,颈椎病越来越重,也就无心治疗了。看了《验方集锦》专栏里的《转体摆臂往后瞧治肩周炎和颈椎病》,我就按照其方法进行锻炼,不到一星期就有好转。我还把这个方法介绍给其他人,其他人也照此方法来做,都有明显效果。

荐方人: 河南洛宁县广播局　亢明阳

引自: 1997年第4期《老人春秋》

用头写"米"字治好了颈椎病

　　友人朱某患颈椎病,到医院治疗多次,虽稍有好转,却未能治愈,常感到头晕,手臂发麻,肩背放射性疼痛。我曾在杂志上看到过某地某人用头部写"米"字的方法治愈了此症。于是将此法教给他。他认真练习,一个多月就治愈了,至今未见复发。今将某地某人介绍的方法简述如下。

　　方法: 先将两掌搓热,擦后颈和颈部左右两侧,使整个颈部血流通畅。然后两脚并立,吸气时提肛收腹,头向后仰,同时两手在身后互握,逐渐用力向上提,前后对大椎穴(在颈椎下方)进行挤压;呼气时放松还原,接着两脚与肩同宽站稳,两手叉腰,以头部带动颈部写"米"字,按笔画顺序写,做八个方位的旋转,共默数八拍,一横为两拍,一竖也为两拍,其他四笔均为一拍。这样默数拍子是为了使动作有节奏。书写的动作要自如、连贯、缓慢,柔和、用力得当而柔中有刚。幅度要略大一些,两眼随笔画走,认清所写的"米"字。头部旋转时,笔画一定要到位,方能见效。写上十多个"米"字后,可以自由活动一下。每日早晚各做一次,工作间歇还可加做一次。

　　荐方人: 江苏省如皋市新生路针织二厂　俞晓明

我喝醋蛋液终于治好了颈椎病

一、自1997年10月份起至今连续服24枚醋蛋。每5天服一枚。

二、我于1996年冬由于颈椎病，头晕目眩，视物不清，两便不畅，腿发烧（实际并不热），两膝冒冷风。两足如踏软棉，行路不稳，摇摇晃晃。经中西医治疗，病情有所缓解，但改善不大。服用三枚醋蛋开始生效。目前，已基本恢复正常，只有两腿仍无耐力。

三、只服醋蛋，未同时服用其他药，也没忌口，并无任何不适感。

四、原法介绍要求早晨空腹时服，根据我个人实践，早服不如睡前服效果好。

五、据我个人体验，此法确有殊效。除前述症状消除以外，我的右手有四个手指已麻木四年，现在也基本上不麻了。另有阵发性心动过速病，自从服用醋蛋生效后，一直未出现症状。使我感到不解的是，该法似有润肤的作用。自从服用醋蛋后，感到皮肤滑润，鸡眼、脚垫自行消失。过去每到冬季，我的两手指、两脚后跟就患皮肤皲裂，必须用胶膏密封粘合，今冬特殊，两手指柔软滑润，无皲裂现象。

荐方人：山东省滨洲市粮食学校离休干部　王统基

用此法自制药袋
已治好颈椎病

今春，我一位身居河北卢龙县石门镇高各庄的姐姐来信说，她患腰间盘脱出症，几经治疗不见好转，每天腰疼得直不起来，家务活也干不了。读罢来信，我和全家人也为之焦虑。恰逢《老年报》4月18日刊登了《自制药袋治疗颈椎病》一文，于是我便依照处方配制：当归、川芎、桂枝、川乌、红花、鸡血藤各10克，白芷12克，苏木15克，仙鹤草9克。将以上诸药研成细末，混合均匀后装入袋内，然后将袋口缝合。

前不久，我带着三服配制好的药回到老家河北。没想到，姐姐将药袋固定在疼痛处不到24小时，腰竟然不疼了。她不仅能重操家务，而且还能帮助孩子下地采地瓜秧。药袋如此神奇的消息不胫而走，高各庄的人纷纷前来索取药方。一位年近耄耋的远亲急忙赶来求药。他用药袋敷颈椎处仅3天，颈椎病明显好转，感到颈部轻松多了，手也不麻木了。

我患颈椎病三年之久，曾多方求治未奏效。自我采用药袋治疗以来，症状明显好转。现在手不麻木，颈部轻松，活动自如，真是花钱不多，用之有效。

荐方人：黑龙江哈尔滨亚麻厂退休干部　赵君庭

按本项活动法可以
治好颈椎病

去年4月份，我在办公室突然左胳膊上部疼痛，接着往下麻木，先到大拇指，很快五指全麻木。一天不定时的最多犯十几次，影响工作。吃西药20多天无效，经拍片检查颈椎，发现颈椎增生，接着在医院牵引月余亦无效。后经已治好自身病的老干部介绍了防治颈椎病的简易操，按动作要求，我做了25天，没花一分钱就好了。我又介绍给五位患者，他们也都痊愈了。近年来我发现得此病的较多，现介绍给患者。

方法一：活动颈部。颈部放松，做前屈后伸，左右侧屈活动。头前屈时，闭口使下颌尽量紧贴前胸，然后还原；后伸时，头颈尽量反仰，使视线能直接看到顶部的天花板。接着左右缓慢旋转颈部。最后做头颈部环绕动作，先使颈向左环绕，后向右环绕，各做八九次。

方法二：活动上肢和下肢。左上肢抬起，随着左下肢抬起，上下肢一齐往下压脚着地；接着右上肢抬起，随着右下肢抬起，上下肢一齐往下压脚着地。每侧各做八九次。

荐方人：河南孟津县纪委　陈新富

腰椎间盘突出症

抗骨质增生热敷方治椎间盘突出等症有效

配方及用法： 伸筋草、透骨草各15克，五加皮、海桐皮、刘寄奴、红花各10克，苏木、川断、黄柏、牛膝各6克。将上药装入纱布袋内，每次2包。每包加入白酒10~15毫升后，置入空罐内盖好，放入水中炖热后，先取1包热敷患部，凉后再找1包热敷40分钟，1个月为一疗程。

主治： 颈椎综合症、肥大性脊柱炎、椎间盘突出症、骨刺等骨质退化致疼痛、活动不利、四肢麻木、疼痛难行等。

注意： 皮肤病或溃破者勿热敷。

疗效： 治疗1590例，有效率达92.5%。

验例： 林某，男，58岁。颈4~5椎骨质唇样增生，转侧活动不利，酸麻反射至上肢，疼痛。经热敷后症状逐渐消失，1个月后痊愈，又巩固1个月，已5年未见复发。

荐方人： 福建厦门市鼓浪屿干部疗养院医务处副主任医师陈水成

引自：《亲献中药外治偏方秘方》

腰椎间盘突出用白面
酒糊可以治愈

今年5月，我突感腰疼难忍，经拍片诊断为腰椎骨质增生。此时想起在1968年我患腰椎间盘突出症时，经一位老太太指点，用白酒和白面在腰部连续糊了五昼夜，使症状消失，解除了痛苦。此次仍用此法在患部糊上，昼夜不停，面干了再换新的接着糊，到三四天时，痒得难受。为防手挠感染，应用火罐拔，拔完再糊，糊完再拔，连续治疗半个月，疼痛症状消失，现已活动自如。

荐方人: 辽宁抚顺市房产公用局老干部处　王景春

413

五味饮治腰椎间盘
突出等症均有效

主治: 腰椎间盘突出症。

配方及用法: 金银花根、生地各500克，鸡血藤250克，杜仲、桂枝各200克，白酒5升。将白酒入药中浸泡7天即饮。每次10毫升，每日3次，逐渐增量，至四肢有麻木感为最佳的治疗量，以此为限，服1周后逐渐减量至维持量（每次10毫升，每日3次）。

疗效: 治疗10例均有效。

荐方人: 吉林省扶余市第一医院主治医师　刘素云

引自:《当代中医师灵验奇方真传》

肩周炎

我友母亲肩周炎用辣椒灸法治愈

我朋友的母亲患有肩周炎,手不能上举,也不能弯曲,连脱穿衣服都要人帮助。她去了许多家医院治疗,都未能治愈。后来听人说"朝天椒"(最辣的海椒)烤灸可治肩周炎之法后,她回家一试,不到两个月的时间肩周炎就好了。她将此法介绍给近邻的同类患者试之,也收到了同样的效果。

方法:先将患处洗净,再将朝天椒(七星椒)干品用火点燃灸患部,以有灼痛感觉为止。最初每天灸1次,病情好转后2~3天灸1次。为巩固疗效,症状消除后再灸2~3次,防止复发。

荐方人:四川简阳市文化馆 谢荣才

我用转臂法治好了肩周炎病

我是退休的老中医,今年91岁,患肩周炎两年多,肩不能展,手不能抬,穿脱衣服、洗澡搓背,都需人帮助。曾经多方治疗,均未见效。我考虑:老年人体正气不足,抵抗力减弱,风寒湿邪乘虚而侵入,流窜经络,阻滞关节,以致气血运行不畅,此乃不通则痛之病理，长期治疗不愈，已非一般药物所能收功。因此我采用了如下的转臂疗法：每晚临睡时，仰卧床上，患肢伸直，按时针顺逆方向，先后各转圈100次，速度由慢到快，用力由小到大，转圈尽量向外；早晨起床前，如法再做1次。继续不断地做下去，3周之后，便有缓解之感。我继续做下去，做了3个月，逐渐好转，不知不觉地恢复了正常的功能。

荐方人：安徽嘉山县管店镇申学街78号　　程元豫

赵老师患肩周炎只喝醋蛋液康复如初

我们宾县职业高中音乐教师赵朋两年前患了肩周炎，胳膊不敢往上抬，心爱的手风琴不能拉了。采取针灸、拔罐、按摩、吃药等方法，都没见效。我们告诉他醋蛋能治肩周炎，他不太相信。可是喝了一个醋蛋液后，胳膊就敢往上伸了，饭量也增加了。他喝四个醋蛋液以后，双臂就能大幅度抡动了，而且多年胃病也好啦。

现在，赵老师的手风琴拉得更带劲了。

荐方人：黑龙江宾县电影院离休干部　　陈刚

我患肩周炎用热水袋熨烫彻底治愈

我患肩周炎九个多月，左肩部肿胀难忍，穿脱衣服常因手

415

臂不能伸进而感到困难，晚上睡眠胀痛不安，进入寒冬，疼痛加剧。在万般无奈的情况下，我试用热水袋装热水（约90度）熨烫患处，每晚睡眠时热敷两小时。坚持20多天的治疗，我的肩周炎彻底治好了，手臂伸屈自如。

荐方人：浙江省临安县西天目乡　　竺苏尘

引自：广西科技情报研究所《老病号治病绝招》

我用悬挂疗法治愈了肩周炎

1980年秋天，我的右肩在睡觉时受了风寒疼起来，以后愈来愈厉害，直至疼得臂都不能向上向后举，梳头都困难。我曾多次去医院求治，医生只给打打封闭，但一个星期后仍然疼痛。一连三四年，每到秋凉以后，我都得在右肩上套个棉袖，以防风寒侵入加剧疼痛，这样夜里稍感好受一点，而第二天起来照常疼痛。

1985年5月，听说做功能性的体育锻炼能治肩周炎，我就跟别人学了鹤翔庄气功，轻轻地活动双肩，练了一段时间，疼痛逐渐减轻，右手能抬高了，但未痊愈。当年10月，我又在一本《新体育》杂志上看到一种能治肩痛腰痛的悬挂疗法，就试着照上面说的练起来：我找了一根较粗的毛竹杠子，架在一人多高的地方，双手攀住杠子，使身体悬空，脚尖略能碰到地面。这样，全身重量大部分由两臂承担。起初一次只能悬挂两分钟，后来能延长到四五分钟。每天早晚各练一次，每次悬吊三回。就这样练到年底，我的右肩一点也不疼了，能和左臂一

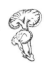

样向上和向后伸得很高。

我体会肩周炎这种病只靠打针吃药是不行的，而功能性的体育锻炼却能治愈。

荐方人: 安徽繁昌县横山银行　葛光前

我练甩手运动三个月治好了肩周炎

我从前年起，两肩膀逐渐胀痛，右侧偏重，手臂也不能高举。夜间睡觉要是压到右侧肩臂，睡着了也经常痛醒。经医生诊断是肩周炎。我用膏药贴、热水袋敷及吃些舒筋活血药，治疗一年多效果不大。有时外出，走在路上胀痛重时，只好停下来活动一下肩臂再走。

去年8月，我看《甩手祛病健身》一文后受到启发。从9月份起，我每天早起后和晚睡前，全身放松，两脚与肩等宽，两手前、后约呈45度甩动100下，坚持到12月份，两肩胀痛有明显好转，更增强了我的信心。以后，我每次甩动150下。从今年2月至今肩周再没痛，我也没用任何药。为巩固疗效，现在，我每天仍坚持做甩手运动。

荐方人: 辽宁庄河市平山乡　吴允宝

引自: 1996年8月《辽宁老年报》

417

我的肩周炎是用自我
抡臂法治愈的

几年前,我曾患肩周炎,臂既不能高举,也不能后伸,活动受限。经过服药、理疗,症状虽有缓解,但仍不能痊愈,给生活带来诸多不便。

后从一本杂志上看到介绍自我抡臂内旋外转活动方法,照此方法做一段时间后,我的肩周炎痊愈了。此后,我每见到患有此病的老同志,都向他们介绍此法,经试都反映疗效显著。这种方法简便,患病者可治病,没病者可防病健身。

操作方法:将患病肩做上臂内外旋转活动(或反复上伸),每次内外各旋转50圈,反复锻炼,每天可多做几次。开始时有疼痛感可缓慢进行,如能坚持,很快会从缓解到痊愈。

为了预防肩周炎,平时可双肩轮换旋转上臂。经常坚持锻炼,可防止复发。

荐方人:辽宁沈阳市糖酒副食品公司铁西分公司退休干部　王本义

我练转体摆臂往后瞧
治好了肩周炎

1993年,我患了肩周炎和颈椎骨质增生。脖子疼得不能转动,双臂不能抬,经常头晕。我多次服用中西药,使用理疗和按摩等疗法，但效果不佳。后来自编了一套转体摆臂往后瞧健身操，经过半年的锻炼，肩关节疼痛明显减轻，头晕也减轻了。我又坚持锻炼了半年，肩关节疼痛消失了，脖子也不痛了，头晕亦消失了。现在我仍坚持练这种操。

转体摆臂往后瞧的动作要领。

第一节：两脚左右开立与肩同宽。第一拍右臂向左上方摆，同时上体向左转体，左臂向右后下方摆，两眼往后瞧。第二拍，左臂经体前向右上方摆，同时上体向右转体，右臂经体后向左后下方摆，两眼往后瞧。这样连续向左右转体摆臂往后瞧做24拍为第一组。

第二节：第一拍，上体向左转体时，右肩向左上方摆拳击左臂，同时左臂向右后上方摆拳击右后背，两眼往后瞧。

第二拍，上体向右转体时，左臂经体前向右上方摆拳击右肩，同时右臂经体后向左后上方摆拳击左后背，两眼往后瞧。这样连续向左右转体摆臂拳击（肩和背），两眼往后瞧做24拍为第二组。

第三组动作同第一组，第四组动作同第二组。每组做完后应休息一分钟后再做下一组。体质好的人可多做几组。

荐方人：河南西峡县职业中专　曹光楼

吃山蚂蚁粉治肩周炎
等病均有效

我原是山西洪洞第四中学的高中外语教师，今年已73岁。

419

过去我的膝关节扭伤，走路感到疼痛，医生诊断为骨质增生，打针吃药效果也欠佳。另外我还患有血管硬化、抽筋、贫血，时常昏厥。并患有结肠炎，经常腹部疼痛。以前我每到寒暑假都要住院治疗，痛苦不堪。

1994年12月，我又患了肩周炎，疼痛难忍，生活不能自理。这时我从《健康指南》杂志上看到山蚁粉能治疗风湿或类风湿关节炎，心想或许也能治肩周炎，便购买了0.5千克山蚁粉。服了3天后，疼痛便减轻了，连服一个月，我的肩周炎彻底好了，拿东西、写字都不痛了，生活也能自理，内心十分高兴。

从此我了解了山蚁粉的奇特功效，又连续服了4千克山蚁粉，结果，膝关节红肿消失了，走路也不疼了，连多年的一些老病也治愈了。现在我明显感到精力充沛，食欲增加，又恢复了晨练。蚂蚁粉真成了我的救星。

许多同志得知我治愈了几十年的老病，纷纷到我家拜访，问我是吃什么药治好的，我说就是服了4千克山蚁粉，没有服其他药。他们也都纷纷表示认同，准备服用山蚁粉。

现在我走在大街上，有人问我，你五十几了？我说都73岁了，别人连说不像，蚂蚁粉使我又恢复了青春。

荐方人：山西洪洞县第四中教师　霍淑屏

坚持手脚穴位按摩
可治愈肩胛酸痛

肩酸痛是多发病，主要致病原因：①内脏异常引起的肩酸痛；②运动、劳动负荷过重引起的肩酸痛；③心因症引起的肩酸痛；④感受风寒、湿邪引起的肩酸痛。

脚部选穴： 10、11、59。（见图47）

按摩方法： 10穴用按摩棒大头由上向下推按，双脚取穴，每次每脚每穴推按10分钟；11穴用按摩棒大头由内向外推按，双脚取穴，每次每脚每穴推按5~10分钟；59穴用食指关节角自前向后推按，双脚取穴，每次每脚每穴推按5~10分钟。每日按摩两次。

手部选穴： 强力捏按8穴，每手每穴3分钟，配按42、45穴，每手每穴3分钟，每日数次。同时用梅花针刺激13、14穴，每手每穴3分钟。（见图48）

注： 有关按摩工具与按摩法，请详阅本书附录六。

黑龙江省鸡西市穆棱煤矿老干部科王志敏同志谈体会：

一位老友患肩部疼痛，一年多活动受限，很痛苦。我为他按摩45、8二穴，当捏按8穴时，疼得他嗷嗷直叫，我告诉他这是找准了穴位。又接着为他按摩了肩部的肩髃、肩贞、天宗等穴位。经过20分钟操作后，他感到肩部很轻松。我用笔在手部的45、8穴划上了记号，他自行按摩，五天后他告诉我，肩部疼痛大有好转，活动也自如了。

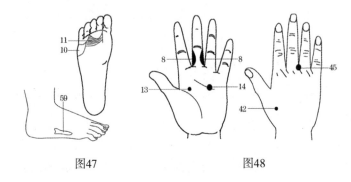

图47　　　　　　　　　图48

腰腿痛

服醋蛋液能治好腰酸腿痛

　　我是个长年在露天作业的林业退休工人。从小出生在南海边，又在北方奋斗了30年。从事的是重体力装卸工作，体质一直比较好。可是50岁以后，抵抗力却开始逐年减退，退休后多种老年病使我日感痛苦和烦恼。

　　1987年秋天我抱着试试看的想法，服用醋蛋液以后，我亲身体会到醋蛋的确有"神功"。这几年我经常感到的腰酸腿痛、口干嘴苦、闭目多梦、精神不振、厌食、尿少而频等症，现在都不翼而飞了。我现在感觉精神振奋，能吃能睡，心情愉快，干劲倍增。

　　荐方人：黑龙江佳木斯市木材转运站　温渥沾

我饮自尿果然治好了腰痛症

我患腰腿痛、慢性肠胃炎、胃下垂、痔疮、眼发干等疾患多年, 服中西药只能暂时缓解。离休后更是以药相伴。去年上半年我得知"饮尿族"并治好了多种疾病的报道。于是, 去年7月我中止了各种药物。每天早晨饮自己尿液中段100毫升, 再用凉开水漱口, 两个月后, 腿痛明显好转, 食欲增加。从9月份开始, 每天早、午各饮100毫升, 坚持至今。现在症状全部消失, 体重由55千克增至60千克, 未发生任何疾病。

荐方人: 山东章丘市体委　薛柏青

我用"东方活血膏"
治好了腰腿痛病

423

我叫迟结尧, 今年68岁, 在哈尔滨市二建公司工作, 现已退休。我患有近20年的腰腿疼病, 腰不能弯曲, 腿伸不直, 特别是阴雨天更是疼痛难忍。去年4月, 我看到济南东方制药厂出的"东方活血膏"是治疗风湿腰腿痛的特效药, 就抱着试试看的想法, 买了一盒, 贴上一天就有好转。后来我连续贴了4盒, 基本治好了我的腰腿痛, 至今未犯。现在我又到哈尔滨市道里废品收购单位, 弯腰、捡瓶子、抱纸壳都能干。我由衷地感激济南东方制药厂为百姓办好事。

荐方人: 黑龙江哈尔滨市南岗区67号信箱　赵常

我用醋精治好了老寒腿至今未犯

我患老寒腿多年。起初用酒精止痒，后改用核桃树叶水清洗，但都未去根。后来，我就试着用浓度30%的醋精洗腿。这样连洗三天，当即起效，既不痒也不痛了。我连洗半月，时至今日已经三年没有再犯。

荐方人：辽宁抚顺市新抚区老干部局离休干部　衣裳

腰痛病吃猪腰杜仲能彻底治愈

过去我患腰痛病，不能干出力的活，痛时腰直不起来。后来友人介绍一方：猪腰两个，杜仲（中药房有售）30克。将杜仲放锅内炒断丝（断开无丝为止），再将猪腰剖开洗净，共入砂锅中，加水炖熟，吃猪腰，饮汤。吃了5次，腰痛病就好了。

荐方人：《河南伊川县史志》总编室　郭大儒　祁玉梅

本方治肾虚腰痛很有效

腰腿疼痛是常见的疾病，轻者精神不振，腰软弱无力，重者长期卧床不起，疼痛难忍。为减轻腰痛患者的痛苦，特介绍家传验方一则。

配方及用法：杜仲、破故子、小茴香各9克，新鲜猪腰一对。将猪腰切成片，与中药同适量水共煮至腰片发黑。喝药汤，吃腰片，每日一剂。连用三剂，腰痛消失。连服五剂即可除根。

荐方人：湖北黄石市生化制药厂　袁从愿

引自：1986年11月《现代生活》

验例：袁从愿家父曾用此方治疗过数十名腰痛患者，疗效颇佳，有效率达95%以上，且无任何副作用。本方对肾虚型腰痛患者疗效尤佳。

辽宁凌源市北炉乡三胜永村苇子沟李国春用此方治好了一位多年腰痛患者。

山西山阴县环境保护所丰继文的爷爷多年的关节炎犯了，他用此方只喝了一剂药就减轻了疼痛，现已痊愈。

福建政和县铁山乡李屯洋村黄子信用此方吃五剂药就治好了朋友的腰痛病，现已根除。

贵州黎平县德风镇大井街农技站吴灌木用此方治好了吴育智、王富祥二人的腰腿痛病。

四川乐山市十七号信箱三处行政科王建国的朋友之父患肾虚腰痛，用此条方施药五剂痊愈。

河北承德县三家乡中学刘建国的朋友梁天树患腰痛，不能参加劳动，经他用此方治疗，只用药三剂就好了。

广东和平县大坝镇高发乡学瓴村张显道的爱人多年患腰痛症，用此方治愈。

湖南娄底市涟邵技校电工12班江永兴的父亲，因腰痛不能劳动，痛苦不堪，经用此方治疗后，效果很好，现已完全治愈。

本偏方治腰腿痛服几次药可愈

我患腰腿痛病多年，曾采用中西药物及多种疗法，都未见效。前不久，朋友送来一偏方，仅服几次，即获痊愈。

配方及用法： 骨碎补100克，狗脊150克，核桃肉（或花生米）50克，红枣10枚，猪尾巴一条（切碎）。将以上诸味合在一起，并加入少许盐一同煎食，能饮酒者以酒送服。每日1~2次，2天见效，一般3~5日可愈。

荐方人： 河南开封市外马号街59号　陶冶青

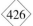426

此腰痛妙方已治好不少患者

我当小学教师时，得了慢性腰疼痛，虽不是卧床不起，也得经常在床上躺躺，多少也影响点工作。后来我找当地著名老中医刘中和先生求治，他给写一处方交给我，并说："这一方治好不少腰疼病患者。往后每年冬季服上一剂，到老年时会眼明不花。"果然不错，那时我服一剂，腰就不疼了。之后，每年冬季服一剂，连服五年。这几十年来我不但没犯过腰疼，而且眼也很好。我今年63岁了，不戴眼镜照常读书看报。现将此方献给广大读者。

配方及用法： 云故纸15克，破故纸25克，大云13克，巴吉13

克，川木瓜15克，川牛膝15克，川断15克，西小茴10克，全虫12克，黑杜仲30克。另备：黑豆1000克，青盐60克。以上十种药第一次用水1000毫升，煎约500毫升药水，倒在大砂锅内，再用750毫升水再煎第二次，第二次煎成药水约500毫升。两次煎好的药水同时倒在大砂锅内，将黑豆倒入药水中，加上青盐（没有青盐白盐也可），待煮至药汁干为止。然后倒出晒干却成。这样每晚吃30克用开水冲下。1000克黑豆吃完，可再制一剂。第一年连服两剂，腰疼完全可以消除。之后，每年冬季可服一剂，连服几年，不但不会犯腰疼病，而且会起到延年益寿之功效。

荐方人： 河南鲁山县农行职工医疗室　谭宗泽

本方治腰腿神经痛疗效很好

配方及用法： 川乌、草乌、川木瓜、金银花、川牛膝、川芎、当归、防风、乌梅、秦艽、全蝎各9克，杜仲、白术各13克，蜈蚣3条，白糖200克，白酒2000毫升。找一个约装3000毫升水、里外有釉的坛子，并按坛子大小在阴凉处挖一个坑，准备埋藏。把药全部装入坛子后，倒入白糖和白酒，用干净白布封紧坛口，然后坛口向上放入添好水的锅里，锅水深要浸没大半个坛子，煮一个小时后，将坛子取出，立即放入事先挖好的坑内，用一只碗口朝下盖住坛口，再用土埋好、踩实。埋24小时即将坛子取出服用药酒。一日三次，成人每次一两左右（寒冷天加热后再喝），一般患者用一剂药酒即愈。

427

荐方人: 黑龙江桦南县曙光农场种子公司 成水临

验例: 成水临从1984年开始, 先后患上了腰、胳膊、肌肉、坐骨神经痛和手指麻木等病, 经多方医治均无效果。他的朋友从陕西邮来一个家传秘方让他试试。据朋友介绍, 此方在河南商丘、虞城, 安徽亳县, 山东单县等地治好了腰、腿、胳膊、肌肉、坐骨神经痛和半身不遂患者达400人。他照方买了一剂药制成药酒, 药酒没喝完病就好了。

辽宁建昌县杨树湾子乡卡路营子村张凤飞用此方治好了本村倪某患了三年的腰腿神经痛。患者住院花费千余元都没有治好的病, 只用此方一剂就治好了。

吉林扶余市陶赖昭镇二委十组夏永廉用此方治愈了朋友李向国患了三年之久的坐骨神经痛。

新疆库尔勒市二十八团一中宁宁学生的母亲患有腰腿和坐骨神经痛病, 最初试治时她母亲不放心, 再三要对照药方, 谁知两三天还未用完药, 身上就不痛了。宁宁学生的母亲特别高兴。后又治好了几位患者。

辽宁凌源市三家子乡姑寺沟村二北伞贵强的邻居王树田患有腰腿病, 走路用人背, 痛起来要了命, 十分痛苦。自用此方二十天左右就可以走路了, 而且还可以骑自行车。患者高兴地说: 此方真灵。

本方治腰腿痛有效

配方及用法: 制马钱子30克, 地龙20克, 全虫、川木瓜、制乳香、制没药、川牛膝各10克，共研细末备用。一日一次，一次2.5~3克，黄酒或白开水冲服。

说明： 方中马钱子，又名番木鳖，主产我国云南、海南岛等地和印度、越南、泰国等国。性味苦寒有大毒，入肝、脾经。作用：通络、止痛、消肿、散结。善治风湿痹痛、筋络拘挛、半身不遂等，作用较明显。但内服一日量不超过0.3~0.6克，炮制（油炸法或砂烫法）后入丸散用。若未经炮制或剂量过大，均易中毒，甚或死亡。本品主要含有番木鳖碱和马钱子碱。番木鳖对脊髓神经有强烈的兴奋作用，可引起强直性惊厥。

引自：《商丘科教》

验例： 辽宁兴城红岸子乡梁屯村刘志厚用此方治好了自己的腰腿痛和坐骨神经痛。即使在大忙季节，可腰一直未痛，已痊愈。

羊肝汤治腰痛有特效

配方及用法： 羊肝一具，肉桂20克，附子20克。上三物用水煎，不放盐，吃肉喝汤。

荐方人： 河南汝南县韩庄卫生院　王明山

验例： 该院用此方治疗820多例腰腿痛患者，效果显著。

广东广州东山庙前西关园四号之二潘洁珍患腰痛病，用本方仅吃两天病就好了。

安徽太和县人民政府张守田的母亲腰痛病数年，坐不能久坐，站不能站长，用本条方基本治好。

本方能治腰、腿、胳膊、肌肉、坐骨神经痛，风湿性关节炎，半身不遂

1. **口服方配方及用法：**生川乌、生草乌、川木瓜、川牛膝、当归、川芎、金银花、麻黄、乌梅、防风、秦艽、全蝎各9克，白术、杜仲、仙灵脾、大芸各12克，蜈蚣3条，白糖500克，粮食酿的白酒1500毫升。将上述药、糖、酒同时装入能装2000~2500毫升水的、里外有釉的坛子里，用干净布封口后，口向上放入锅里固定牢，加水淹住大半截坛子，用文火煮一小时后端出，立即放入事先在潮湿处挖好的坑里，碗扣住坛口填土、踩实。24小时后即可取出服用。每日3次于饭后服，每次不可超过40~45毫升。

禁忌：高血压病人忌服。

2. **外用方配方及用法：**①用稍粗点陶瓷碗盛白酒3毫升，取一颗生川乌在酒碗底上研磨，待酒磨成米泔水色即可用以抹在痛处，一日三次，止痛很好。②用生川乌20克（或鲜的60克），生姜一块，紫苏叶20克，大葱7根共捣绒炒烫，加白酒适量调成糊状。于睡前贴于痛处，用布包扎，第二天即可止痛。任选上述两种验方之一和内服药酒同时进行，效果更佳。

特点：治愈后不复发，轻者半剂重者一剂即可痊愈。没喝完的药酒可以长期保存，但贮存时要去渣后装入瓶内，封闭好即可。此方经400多人试用，个个痊愈。

荐方人：江西全南县陂头乡　谌志安

验例: 陕西咸阳市长庆油田转运站李和远转赵幼学用此方治好了三个人的腰腿痛、坐骨神经痛、风湿性关节炎。

广东电白县下洞镇待业店韩剑用此方治愈风湿、坐骨神经痛患者已过30多人,无一例有后遗症,个个痊愈。

湖南浏阳市永安镇礼耕村新巷组丑福兴的爱人患腰痛多年,每年要发作两次,吃药打针都无效,用此方治疗后痊愈。后又治愈了其他几个人的腰痛。

辽宁北宁市邮电局刘文萍的母亲多年腰腿胳膊疼,用此方治愈。后又用此方治好了同事父亲十几年的胳膊疼、肿、麻木等。

核桃泡酒治劳伤腰痛很有效

配方及用法: 核桃(青的最好,带皮)7枚,捣碎,浸泡于500毫升老白干酒内一周。每天睡前饮酒三至五盅,二剂即愈。

荐方人: 河南扶沟县崔桥乡牛庄中学　毛纯杰

说明:劳伤腰痛,系因负重远行或用力不当,或内脏亏虚(尤其肝肾)所引起,本症在劳累后或风天、阴雨天均可加重,现代医学称之为腰肌劳损,治疗效果多不满意。本方用核桃加酒治愈此病,绿核桃皮、壳夹、核桃仁皆可入药,尤其核桃仁,入肺、肾经,有治腰痛脚弱之效。加之酒辛散行瘀之力,故疗效显著。

验例: 毛纯杰的岳父,患劳伤腰痛多年,久治不愈,后用

431

此方，病愈。三年未复发。

广东顺德市龙江南坑庙前村邱伦章用此方治愈了自己多年的腰痛病。

用鞠躬锻炼法可使肾由虚变强腰不痛

我眼无神，腰痛，双脚酸软无力，工作时打不起精神，多方治疗，补药吃了不少，总不见效，心灰意冷。一次，见报上介绍"鞠躬疗肾"，介绍者八十有余，身体硬朗。我按报载，每天鞠躬300次，开始慢些，往后稍快。经过半年鞠躬锻炼使肾由虚变壮，腰部不酸痛了，行走有力气，工作有了劲头。

荐方人：《贵州黔东南州志》办　坚实

练蹲墙功能治好腰腿痛病

《蹲墙功治愈了我的腰腿痛》一文在报上发表后，接到不少老同志的电话询问。为方便老同志学练，早日解除病痛，特将具体做法介绍如下：

1. 两脚平行站立，略宽于肩，两腿自然弯曲，上身正直，头部端正，全身放松，肘微曲，两手自然下垂停放在体两侧胯骨处，目视前方，口微张，自然呼吸。

2. 面墙下蹲。保持原站立姿势，缓缓直立下蹲，身体要平衡，不前倾，待两腿全部蹲下后，稍停留片刻，两臂随之从前侧同时伸，两手微握拳用拇指触地。然后再缓缓用两腿做支撑直立，恢复原姿势，一蹲一起为一次。开始时做9次，逐渐增加次数。另外，开始时如身体虚弱不能靠墙时，可先远一点做，待身体好转时再靠近墙做，效果会更好。

荐方人：辽宁沈阳带锯机床厂　吕英寰

腿抽筋

我喝醋蛋液治好了腿抽筋

我从1987年6月开始服用醋蛋，每日早晨空腹服25～30毫升醋蛋液掺以2倍凉开水加一勺蜂蜜，至今约服了30余个醋蛋。总的感到服用醋蛋后，人的气质好，口腔湿润，头脑清醒。我多年的气管炎也好了，肺气肿也见好转，腿也不抽筋了。我过去喝约10毫升白酒，就感到气喘，唇发紫讲不出话来，而现在喝上35毫升的白酒也不觉得那么难忍，现无此症状。我们这里有个女同志患脑血栓，右手不能动，吃了3个月的醋蛋液后有了好转。我妻子患高血压、心脏病多年，吃醋蛋液后症状好转，血压下降，头不昏了，晚上不做恶梦，精神愉快。

荐方人：浙江台州地区建筑工程公司离休干部　洪用珩

每晚热水烫脚可以治好小腿抽筋症

我的小腿和脚趾常痉挛（或称抽筋），深夜睡醒后发生较多，有时走在路上也抽筋。后来见报上说，热水烫脚好。我就每晚睡前坚持热水烫脚20~30分钟直到身上发热。也怪，烫了20多天，脚就很少抽筋了。由于坚持用热水烫脚，并结合自我按摩，现在抽筋的毛病没有了。同时，我原有的静脉曲张也随之消失了。

荐方人：四川金堂县教工休养所　贺焕

腿抽筋用酒精擦加吃盖天力可以治好

一年多来，我的腿经常抽筋。多发生在小腿，有时从小腿抽到大腿，抽起筋来疼得怪叫。医生讲，腿抽筋的原因，一是缺钙，二是疲劳。而我口服活性钙或维生素E已年余，为免除劳累，又三个多月不去钓鱼和种菜，然而抽筋仍不止，有时一夜要抽两三次。真叫我苦恼。

对付腿抽筋，我已学会个立竿见影的治标方法，那就是：一抽筋马上用酒精棉球在抽筋部位上下左右擦，1~2分钟就能止住。有此毛病的患者不妨试一试。近20天，医生开给"盖天力"药片口服，服了两盒后，我的腿抽筋已基本痊愈。

荐方人: 云南昆明小龙谭煤矿矿部　陈寿昌

我用拍打法治好了腿肚子综合征

　　我是一位退休干部,今年65岁了。在刚退休那年,我就开始晨练,常年坚持,身体还算不错。可是在1996年冬季,突然患了小腿综合症。症状是小腿腿肚子酸、麻、疼,而且越来越重。起先我认为是着凉了,便加穿毛线护腿,用热宝取暖,但都无济于事。后来我去医院吃药、打针、烤电也不见效。病痛折磨得我白天行走困难,晚上睡不好觉,难受至极。

　　这种症状如何解除,我很发愁。就在去年四月的一天,腿肚子酸痛得实在受不了时,我紧握拳头在酸痛处使劲拍打,一连拍打了几十下,觉得有些好转。就这样我每天早、中、晚各拍打300～500下,效果果然不错。

　　我坚持拍打半年多时间,小腿综合症痊愈了。现在一切恢复正常,行走、爬山、上楼、下楼都和退休前一样了。

　　荐方人: 山西临汾地区外贸局　马政保

　　引自: 1997年12月20日《老年报》

针刺承山穴治腿肚子转筋有效

　　腿肚子转筋,虽不是什么大病,但发病后却疼痛难忍。每

435

逢走长路或骑车用力过度，晚上最易患此病。后听一中医师介绍：针刺承山穴（前脚尖着地，后脚跟提起，在腿肚子上有一人字，人字交叉处是承山穴），可治腿肚子转筋。一次我去赶集，行走较快，晚上一觉醒来又发病，我按医生介绍的办法扎一针，立即疼止。还有一次我去县城买东西，晚上住在旅店，又发病，没有针，我用右手食指搭在中指上对准承山穴用力捣了一下，起到与扎针同样的效果。

我想，腿肚子转筋可能是血液流动不畅所致。后来我每走长路后，晚上睡前两手捏住腿肚子从膝盖骨往下至脚跟揉，再从脚跟顺腿肚子往上至膝来回搓五六十下，促使血液流动，这样的确有效，去年至今没再发此病。

荐方人：河南洛宁县杨坡乡杨坟村　马时

快速排除小腿抽筋特效法

小腿肚子抽筋是中老年人的一种常见病和多发病。每年冬季来临，有相当一部分中老年人在夜间会出现小腿肚子抽筋现象。我就是多年患者之一。每次小腿肚子抽筋，我就用双手不由自主地抱住小腿肚子使劲搓揉一阵子，但疗效慢，疼痛时间长。

几年前我逐渐琢磨一种快速排除抽筋的方法，即一旦出现抽筋，用脚后跟使劲向上勾几勾，抽筋现象即可排除。

荐方人：安徽合肥市西园新村梅影里15栋206室　牛克勤

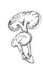

蹄甲缓筋饮（散）已治愈 500人腿抽筋

主治：小腿抽筋。

配方：猪蹄甲10只，米醋100毫升。

用法：（1）加水1000毫升，入醋文火煎成液汁300毫升，分3次温服，连服3天。也可加水500毫升合醋在高压锅内煎熬半小时后取汁饮服。（2）放入热砂中爆炒，待全甲极度膨化鼓起至酥黄未焦时取出，候凉研细温开水送服，每次3克，每日3次。如吞服不便，可装入空心胶囊内温开水送服，每个胶囊约可装0.5克。

疗效：汤剂1服即见效，散剂效迟1~2天。本方自1969年1月创制至今治愈500人次以上。无禁忌，无副作用。

荐方人：浙江省义乌市中医医院主治医师　吴亦樵

引自：《当代中医师灵验奇方真传》

437

落 枕

本方治落枕1剂可见效

配方及用法：葛根30克，菊花、粉丹皮各15克，生白芍24克，柴胡12克，生甘草9克。上药水煎后，和红糖30克冲药中一次服下。服后卧床休息一小时（以全身稍发汗为度），即可痊愈。

荐方人：河南济源县坡头卫生院　周爱云

验例：云南东川矿务局培训处董治义用此方治好了他妻子的落枕。

防患落枕一高招

我去年常常落枕，要两三天才好。后得一法，从那天起，我就照此法活动脖子，从此便未患过落枕。

具体做法：开始两臂侧平举与肩平，再把手弯向前胸握拳，拳心向下，耸肩缩颈，然后脖子慢慢转到左边看到肩，再从左边慢慢转到右边，再转回到左边，依次做七八次就行了。一下不能做七八次，可以少做，每天坚持活动一次。

荐方人：河北临城县镇内水泵厂医院　吕峰

跌打损伤

我喝自尿月余治愈了严重的腰摔伤

我右腰部摔成严重内伤，3个多月来，吃了很多中药也未能减轻痛苦。我翻《农村新技术》中《神奇的"尿疗法"》一文后，每天早晨喝一次自己的尿。从50毫升增加到200毫升。开始喝尿时味道有些不能忍受，喝了几次后就习惯了。连喝一个月后腰部的伤竟然痊愈，疼痛完全消失，而且连一块陈年老伤也不治自愈了。我还把此妙方介绍给一位严重关节炎的朋友和患淋巴肿痛的老人，通过喝自尿，他们病情都在好转。

荐方人：江西丰城市小港镇上港边村　李云根

用此方曾治好许多扭伤患者

我献上一服"救死回生罗汉丹"药方。此方源于何处，我并不知道，只知此方效用很佳，是习武必备上品。在练武中扭伤手脚及其他部位，用药棉蘸药酒擦伤处，比红花油效果更好。内用效果也同样好。我用此方治疗过许多扭伤者，今献给大众。

配方及用法：乳香12克，草乌9克，琥珀7克，红花12克，没药12克，甘草10克，丹皮12克，杜仲10克，花粉10克，牛膝10克，当归10克，骨碎补9克，血竭10克，肉桂10克，土鳖10克，三七4克，广木香12克，川羌活10克。用松节油或米酒放入瓶内浸泡使用。如跌打损伤严重者，可外擦内服。内服有两法：一是此方十八味药共研为细末，每次9克，米酒引服。二是十八味药材、酒水各半煎汤服。

荐方人：湖北省汉川县城镇蔡家坡16号　马明

我母外伤瘀血肿痛用洁霉素治有特效

我82岁老母亲右手腕桡骨克雷氏骨折并错位0.3厘米，瘀血肿胀有两个胳膊粗，疼得痛苦难耐。吃了三七伤药片、中华跌打丸都毫无效果。一个多月后，又试"东方活血膏"也不起作用。在无奈之时，找到军队医院骨伤科著名大夫，他们说岁数太大了，也无好办法，只能把错位重新另整。因为母亲年高体弱，说什么她也不干，在全家束手无策之际，母亲又添了新病。为了治好这新病，在医院连续几次肌注"60万单位的盐酸林可霉素"（简称洁霉素）后，新病虽未祛除，而手腕瘀血严重肿胀的病却彻底消除，完好如初，真是歪打正着。后来，母亲不注意，胸膛又挫伤疼痛，几次用三七伤药片，虽略减轻，但不能治愈。最后又肌注一次洁霉素，就治好了，至今未复发。

后来，我与医生们探讨，医生们说洁霉素对骨折后瘀血和其他损伤痛症，我们已临床使用过上千次，均具有特效；轻者一次，严重者三次即愈，无任何副作用。

荐方人: 山东邹平县长山镇北前村　李波

他用牛角蜂毒治好了
妻子的扭伤后遗症

四川兴文县物资部门退休职工谢文生用一只牛角蜂的毒，治好了妻子王淑芬左脚颈处肿痛四年的囊疱。

王淑芬于1993年扭伤左脚踝关节，医治留下后遗症：在左脚面起了大拇指那样大的一个囊疱，常发阵痛，治疗无效，疼痛难忍。

一天，一只很大的牛角蜂飞来停在窗门上，谢文生便将蜂子捉住，在妻子的患处连续蜇了五下，蜇得妻子大声叫。当晚妻子的脚就不痛了，第二天便行走自如，痛患完全消失。

谢文生的亲戚陈中富，今年65岁，住兴文县晏阳镇，患有严重风湿关节炎，手脚不停地颤抖，每月花医疗费100多元仍不见好转。谢文生将此法告诉他，他仅用一只蜂蜇了肩部一下，顿时就感到浑身轻松，现在已有很大好转。（谢启联　曾良荣）

引自：1998年1月22日《健康之友》简便疗法介绍如下：发生四肢扭伤或挫伤时，不要性急，应就地休息，用手指压迫"涌泉穴"2~3分钟（此穴位于足心凹陷处，中趾至足跟连线前三分之一与三分之二交界处），轻者一次痊愈，重者二至三次痊愈。

验例：四川乐山市十七号信箱三处行政科王建国不慎脚踝扭伤，用此方治疗二次痊愈。

441

我孩子脚趾踢伤用自尿洗三天而愈

前几年，我在一本杂志上看到一则报道：一位生擒虎豹的英雄何广位，他在年轻时经常在深山为民除豹。有一次不慎被豹子咬伤头骨，此时他想起了师傅曾经告诉他的方法：受伤可用人尿冲洗。此刻正好有两人路过此地，就让他们撒尿冲洗自己的伤口，结果是不几日伤口不治自愈。这段文章启发了我，我的孩子走路不慎踢伤脚的大拇趾，未经卫生站上药，孩子只用自尿冲洗伤口两三天就好了。连个趾甲也未掉,可见人尿是不用花钱的宝贝。

荐方人:河北省高阳县蒲口乡赵口村　赵淑格

跌打伤痛用本方治疗有效

配方及用法:三七、大黄、丹皮、枳壳、大蓟、小蓟各15克,当归、白芍、生地各25克,红花5克,桃仁14枚,水酒各半。10分煎成8分服;再用水蛭切碎,以烈火炒焦黑研末加入上药中口服。最多三剂,不再疼痛。

注意:水蛭必须炒黑,万不可半生,否则有害于人。

验例:河北迁西县兴城镇东河南村韩芹在1994年秋一次轧玉米,因不慎牛车毛了,将其拉倒在地,大车从肩头压了过去,虽未骨折,但疼痛难忍,吃饭都得休息两次。用此方治疗,几天后就不痛了,也可以抬肘伸胳膊了。

外伤出血

白糖敷外伤疗效不错

1980年冬,《参考消息》报刊登了阿限廷医生用白糖治疗创伤有奇效的报道,使我从中受到启发。17年来先后用此方治疗刀伤、擦伤38例,每例均在2~3日治愈,且治后无伤疤。

对化脓伤口,可选用冷开水洗净,再用药棉轻轻擦干水,

敷上白砂糖包扎好 (不能再打湿) 即可。

此方药源丰富, 价廉, 治后无伤疤, 深受广大农村患者欢迎。

荐方人: 四川合川铜溪清平卫生室　邓碧兰　四川食品厂医务室　邓增惠

引自: 1997年第12期《农家科技》

家传三代治疗刀伤秘方

此方系一名老阉割员三代家传秘方, 是由他孙子传授给我的。经我10多年应用效果甚好 (人畜通用)。只要伤口不下水, 敷上药粉, 1次可愈, 不留疤痕。有止痛、杀菌、消炎等功效。

配方及用法: 冰片、白芷、黄丹、滑石各6克, 红花、没药、乳香、生石膏粉各9克, 麝香0.3克, 薄荷3克 (如无麝香、薄荷应减去)。上药晒干共研极细末, 用有色玻璃瓶装好密封备用。保存得好十年后仍有效。

荐方人: 江西大余县左拔乡云山村　曹祥生

443

出血立止神验散治
刀斧伤治愈率高

主治: 刀斧、跌打等外伤出血。

配方及用法: 牛胆1个, 石灰20~30克。取石灰装牛胆内, 以胆汁浸没石灰为度, 置通风处阴干, 去皮研末装瓶备用。遇各种外伤出血时，取少许敷伤口出血立止。

疗效： 治疗各种不同程度的外伤出血33例，有效率（只需用药1次）100%，1星期左右痊愈，无疤痕。

荐方人： 湖南东安县汽车保修厂　张冬兰

引自：《当代中医师灵验奇方真传》

止血愈合效方治
外伤出血很好

配方及用法： 雄地鳖虫12克，胆南星、血竭各15克，没药24克，马钱子9个（微炒），龙骨9克，南红花15克，川羌活9克，螃蟹骨9克，净乳香30克，防风15克，川芎12克，冰片3克，升麻15克，当归9克，金丝毛24克，三七3克，白芷15克，七叶一枝花15克，菖蒲9克。以上20味药共研细末，装瓶备用。用时可以老酒调敷患处。若用唾液（口水）调敷更好。此方可立止鲜血，对刀枪伤有奇妙之功效。止血后5分钟即可愈合。伤口未破者可消肿止痛而痊愈。伤在手指、脚趾未破者，则脱去黑皮而愈。此方在古代武林界为秘传奇方，民间罕见。

荐方人： 辽宁吕图县乡镇企业局老干室　唐云宝

验例： 此方经唐云宝屡次试用，均奏奇效。

黑龙江嫩江县九三局尖山农场林业科胡立德用此方治疗5位同志的外伤均愈。

辽宁大石桥市旗口镇后会村梅忠复手上有伤口，按此方配药仅几分钟就不痛了。

辽宁兴城市围屏乡茶家村西北组赵长春用此方为本厂一位外伤出血者施治,上药5分钟后伤口止血愈合。

"创伤散"治创伤出血
可立即血止痛消

配方及用法: 铁线草。去掉枯老根茎和枯叶,取鲜嫩尖部晒干研细过筛备用。同时将药粉直接撒在创面,可立即止血止痛。每天换药1次。创口多则7天,少则4天即可生肌愈合。

主治: 创伤出血。

疗效: 本人在孩提时已在自己身上用此法治外伤很有效。几十年所治病例已达数百人,凡伤口在5厘米以内且张力不大者均可应用。皮肤较大面积创伤无法缝合者更为适用。以鲜铁线草疗效更佳。即用鲜铁线草适量嚼烂后敷于伤口,不管春夏秋冬,伤口未做特殊处理,从未感染。

验例: 李某,男,18岁,于1992年7月某日左手拇指关节掌面被玻璃割伤,深及筋骨,部分韧带损伤。我以鲜铁线草咀嚼烂后敷于患指,以干净敷料包扎,1周即愈,患部未留任何疤痕。

荐方人: 四川省内江市妇幼保健所门诊部副主任　朱厚银

引自:《亲献中药外治偏方秘方》

三世秘方"李傻子刀切剂"
治刀伤很有效

配方及用法： 生石灰（陈久者佳）120克，生大黄30克。同炒至石灰呈粉红色，大黄呈焦褐色，将生石灰研细粉备用。根据外伤疮口大小适量撒患处，覆盖消毒纱布，用胶布固定，或用干净白布裹敷。

主治： 一切外伤出血症。尤其适用于外伤急救，给予外敷，能尽快止血、止痛、消肿，愈合创口，疗效确切。

按语： 方中陈石灰有解毒防腐和收敛止血作用，常用治创伤性出血症及烧烫伤等症。大黄外用有散瘀活血、解毒消肿等作用。二药合用，具有解毒防腐，止血消肿作用。治外伤性出血症，作用于局部，以敛止血，保护创面，防止感染，促进愈合。

注意： 上药研细末后应密封保存，防止受潮变质，影响疗效。

荐方人： 山东宁津县中医院主治中医师　孙冠兰

验例： 陕西咸阳市长庆油田转运站李和远转赵幼学用此方治愈了两个人的刀伤。

黑龙江安达市文化乡大众村六组尹长清用此方治疗使伤口快速愈合，比医院出售的消炎粉作用还好，而且价钱比消炎粉要低得多。

类风湿性关节炎

我服醋蛋液治好了
手关节类风湿病

1985年初，我的手关节开始痛肿，经医院化验检查诊断为类风湿。经过市级医院三个疗程的理疗和服布洛芬治疗病情仍不见好转，而且肩膀也开始痛。严重时手抬不起来，甚至到了不能自理的程度，起居、大小便都需要别人协助。在没有办法的情况下听说地塞米松作用很好。从此就试服了此药，果然效果特殊，服药几小时后关节各部都不痛了。在服药期间医生和有经验的人都说常服不好，但一停药就出现剧痛。没有别的办法只好每天维持量1片，服了一年半，在这个期间自感虽然止了痛能活动，但全身感觉不舒服，心情急躁，自感有一种骨头和肉脱节之痛苦。

1987年9月我开始服醋蛋。当时我想，停了地塞米松看看醋蛋的作用。第一天没痛，第二天也没痛，第三天还是没有痛，我高兴极了。以后起床我就服醋蛋，结果不但不痛了，全身觉得特别的轻松舒服。服到第五个醋蛋，双手各关节开始发痒，骨节缝处起小硬节节，手指前部由白变粉红、深红色，总感觉就像关节内有小虫往外钻似的，继续服到第十个醋蛋时双手前面色正常了，各关节也不痛了。双手除早上或太劳累时有些发硬，活动一下就好了。双肘及手活动自如，11月份为女儿

447

织了一条毛裤，一般的家务活也都能干了。

荐方人： 辽宁省阜新市有线电四厂退休工人　李化栋

我的类风湿用醋蛋
治疗有显效

我患类风湿已十几年。从1983年开始病情日渐加重，手足和双膝关节肿胀疼痛得厉害，起居行走非常困难。我家在四楼，每天上下楼至少得四次，发愁也无法，只好一步一步地挪动，别人走一分钟我得走三四分钟。在学校也是愁去二楼给学生上课或到二楼办事。夜里睡觉醒来腿脚不能动弹，疼痛难忍，需要人帮助才能活动翻身或坐起来，且需要按摩方可起动。这些年经常往医院跑，药没少吃，均不见效。1987年9月开始服醋蛋至今，时间只有半年多，朋友们见到我感到惊奇，认为我和服醋蛋液前好似两人。现在坐立行走方便自如，双膝关节不再痛，上下楼梯正常了，不发愁了。

荐方人： 黑龙江牡丹江市西安区先锋小学　吴淑范

我吃醋豆使类风湿性关节
肿胀疼痛消失

我是一名退休干部，患有类风湿性关节炎，关节经常疼痛，血压偏高，治疗风湿病的药没少吃，一直未见疗效。我于去年四月份看了保健醋豆说明书，吃了几个月后，关节肿胀、疼痛现象消失，血压基本恢复正常。我感觉到保健醋豆所含多种氨基酸和钙质，补充了老年人骨质疏松所需要的物质，它营养成份含量高，具有显著治疗作用，能够促进全身血液循环，消除疲劳，延缓衰老，疏通经络，增强机体免疫力。

按语：醋豆制法，请详阅本书附录五。

荐方人：黑龙江哈尔滨市道里区抚顺街34号　　吕宫下

雷公藤合剂治类风湿有效

雷公藤合剂治疗类风湿性关节炎，对消除晨僵、胀肿、疼痛的效果较好，对功能障碍也有一定的改善作用。

配方及用法：雷公藤250克，生二乌各62克，当归、红花、桂皮、羌活、地枫皮各18克。以上为一剂量，上药加水2500毫升，煎熬成1000毫升，过滤弃渣，加入冰糖250克溶化后，再加白酒1000毫升即成，装瓶备用。成人每次30~50毫升，每日3次。老人酌减。

验例：辽宁彰武县阿尔乡硅砂一矿马永利用此方给邻居的一位患风湿性骨质增生而经常疼痛的老人治疗，收到了满意的效果。

引自：1996年9月2日《健康咨询报》（全国中医骨伤科药疗法学术交流会）

注：此方有大毒，孕妇和儿童禁服。有心、肝、肾、胃病者应禁用。

449

我用此方已将自己
类风湿彻底治愈

我于1986年一个冬天的早晨，突然感到浑身不适，站立不稳，家人紧忙送往医院，经检查化验，确诊为类风湿疾病。从此，很快出现全身麻木、四肢无力、疼痛难忍、行走困难。更严重的是各骨节红肿，逐渐出现变形、僵硬，肌肉萎缩、强直等症状。直接影响我的生活。

因此，我到处求医寻药。先后在齐齐哈尔、哈尔滨医治未获疗效。紧接着又赴山西运城市、湖北洪湖县，以及辽宁鞍山、汤岗子、千山等地治疗都未获效。后终因服用《老年报》推荐的河南黄福林治好类风湿病秘方二剂，使我多年缠身的顽疾治愈。

配方及用法：雷公藤皮240克，川乌、草乌各60克，当归、羌活、桂皮、地枫皮、西红花、川芎各20克，豨莶6克。未煎此药前将以上各味药放入冷水中浸泡一小时左右，取药放置火炉上煎煮，加水2000毫升，煎至1000毫升，滤渣、取汁，乘热加入冰糖260克，汁凉后装入容器内加入60度以上白酒3000毫升，隔48小时后服用。成人每天早中晚饭前20分钟各服一次。每次成人50毫升，儿童酌减，孕妇忌服。（此方有毒，用者一定做到慎之又慎）。

荐方人：黑龙江齐齐哈尔市富拉尔基区北钢厂北砖房4栋4号 李如云

用山蚂蚁粉治类
风湿很有效

我于1991年患上类风湿性关节炎病和过敏性鼻炎。开始是两手指关节屈伸有障碍感,继而疼痛,怕凉水;再发展是早晨起床两手关节僵硬不能屈伸,活动不灵便,疼痛加重(经过活动后有缓解);再后来就发展到关节肿胀,疼痛到连脚趾也发僵、麻木、发冷、关节变形。遇有刮风下雨,疼痛更是难忍,起卧床都要爱人帮助。浑身不能碰摸,碰撞一下就痛得钻心,浑身不舒适,不是这儿痛得难受,就是那里痛得难忍,还特别怕冷,真是痛苦极了。

家里人带我到医院看病,医生说是类风湿病,没有什么办法治疗,号称是"不死的癌症"。我服过中西药,如荣德养精丸、杜仲天麻丸、症瘕冲剂等,吃过进口布洛芬,还有雷公藤等很多药,都未能摆脱病痛带来的痛苦。1994年5月我到朋友家去串门,从杂志上看到了蚂蚁粉能治疗类风湿病的报道,便买了1千克纯山蚂蚁粉,于1994年6月2日开始服用。服一周后就感到背上发热出汗(黄色的汗,以前从没有汗感),感觉轻松许多,口水较往日多。当1千克蚂蚁粉服完后,开始感觉两上肢和两下肢烧痛部位往下移走,麻木变麻痛,腰臂部疼痛缓解(原来坐下站不起来,起来坐不下去),奇怪的是我那严重的过敏性鼻炎也好了。于是我又购买了3千克山蚁粉,连续服用了8个月后,结果周身疼痛都好了,关节消肿了,晨僵等症状几乎

451

消失了。除了刮风下雨外，没有麻痛胀的感觉。为了巩固疗效，我又购买了1.5千克，到今年5月9日服完。

停服蚂蚁粉两个月后，除天气变化有个别小关节（无名指）稍有麻感，几乎和健康人一样，没有任何疼痛感觉。所以我又购买了1.5千克，以进一步巩固效果。在我的病情好转的情况下，许多类风湿病人都到我这里来打听，有些病友服后，病情也在好转。

另外我在服蚂蚁粉的同时，还坚持了食疗，如营养上调配，并服鲜生姜，于1994年9月1日开始，每日服6克（根据丹麦医学家介绍鲜姜是治疗类风湿的良药）。同时我还坚持了体疗，如练气功、打太极拳、练太极剑、倒退步行等。同时还坚持精神疗法，保持舒畅、乐观的情绪，如听音乐、参加老年合唱队、参加跳舞队等。最后还要特别提醒注意的是，在服药期间不要接触凉水，以巩固疗效。

目前我和健康人一样，现在我已59岁，但步履矫健，动作轻松、灵活，我真正感到了第二个青春来到我的身边。

荐方人：北京丰台区牛家坟38楼16号　石兰

石兰同志给读者的答复：

1. 山蚂蚁粉《健康指南》杂志有售。地址：北京医科大学生化楼212室健康指南杂志社，邮编：100083。

2. 服用山蚂蚁粉一般无任何毒副作用。具体服法：每次服5克，分早、中、晚三次，于饭后用开水送服（或制成蜜丸服用也可）。

3. 吃山蚂蚁粉时，原吃什么药，逐步减量，直至停止吃原药。开始单服用山蚂蚁粉时，每天服半片阿司匹林，效果会更好一些。

4. 服用山蚂蚁粉以后，病愈后会不会复发？根据我的经验，仍需保暖，少喝凉水，注意食疗、体疗，保持乐观的情绪，逐步减少山蚂蚁粉的用量，直至停止。到目前为止，我尚未有复发的迹象。

我母患类风湿病是吃山蚁粉治好的

我母亲今年65岁，5年前患上了类风湿病，全家生活一下子陷入"瘫痪"。家务无人料理，孩子也没人照顾。我们四处求医，不管是西药、针灸，还是机械理疗都是治标不治本，仅解一时之痛而已。我们也曾七下宝鸡专科门诊就诊，结果还是无济于事。母亲大小便要人搀扶，梳头、吃饭要人帮忙，加之长期吃含激素类的药物，副作用大，脸部肿胀，胃口极差。全家生活笼罩了一层阴云。

两年前的一天，我偶尔从朋友处借阅了《健康指南》杂志，从中了解到蚂蚁治病的信息。抱着试试看的态度，邮购了500克山蚁粉，没想到服用20天以后起效，奇迹出现了，母亲手指肿胀明显减轻，竟然拄着拐杖下床行走，梳头、吃饭能自己完成，大小便不需要人搀扶，还试着扫地、干轻活。全家人喜上眉梢，赶快又邮购了1000克山蚁粉，服一个疗程，结果西药停服，母亲精神也好多了，饭量也增加了，能操持家务、照顾孙儿，全家生活又有了"活力"。为了巩固疗效，母亲又坚持服了将近三个疗程。若不是山蚁粉救治了母亲的病，那将会是一种怎样的场面呀！

母亲病愈的消息不胫而走，亲戚朋友、乡邻四舍竞相来打听。我也就义务承担他们的"健康医生"，多次邮购蚁粉，不少病人已恢复健康或见效。

山蚁粉不仅对类风湿有效，还对身体虚弱、易患感冒、性功能低下等症状也有疗效。我妻子血压低、头痛，一患感冒就得打吊针。我让她服用山蚁粉后，结果初冬服了500克，整个冬天平平安安。我服蚁粉后，感觉到夫妻生活比以前和谐许多。

荐方人：陕西凤翔县柳林镇宋村小学　窦志涛

我严重的类风湿病
也是用蚁粉治愈的

1992年春天，我忽然患了严重的类风湿性关节炎。自打生病以来，几乎丧失了活动能力，并有病情逐渐加重的趋势，发展为全身大关节红肿，衣食住行均需要人护理。为了给我治病，家人多方奔走，寻名医，觅偏方，但均效果不佳。我几乎丧失了生活的信心。

这时候，一位远方的亲属来探望我，言谈中说到山蚂蚁粉对治疗类风湿有一定疗效。于是便抱着试试看的心态，服用了500克。两个月后，我的病由剧烈疼痛开始逐步缓解，并可以自己穿衣裤，做一些轻便的家务。四个月后，疼痛完全消失，可以同家人一道下地劳动,而且吃饭香了,睡眠也好了。经过4~6个月的治疗,我终于驱走了病魔。蚂蚁粉对治疗风湿性关节炎等十余种病均有较好的治疗效果。

荐方人: 黑龙江鸡东县银峰乡　张久延

风湿性关节炎

青蛙酒确能治好风湿病

我患风湿22年来多次治疗均无效。后来我妻子的舅父传给我一个药方。我在这22年中的病情是:走上几里路脚要痛,晚上睡觉脚是冷的,生活得很痛苦。经这个配方治疗后至今未犯。同时也同样治好了几个手都抬不起的病人,效果很好。

配方及用法: 土茯苓250克,青皮青蛙一只(活的)。用白酒将青蛙浸泡死了后,再加入土茯苓浸一个星期后服用,一天三次。用量在于本人酒量。

荐方人: 四川省荣昌县远觉乡茨沟村八组　张昌若

老伴患风湿只吃
酒烧蛋至今未犯

我老伴患风湿性关节炎已经五六年了。后来我得到一方:取红皮鸡蛋三枚,洗净,放入小锅内,再倒入60度白酒,让酒刚好没过鸡蛋为止。把锅加一下温,再把酒点燃。待火熄后,

455

趁热将鸡蛋去皮连同残酒一起吃下，捂上被子睡觉，让浑身出一场大汗，要多出一会儿。此法最好在不吃晚饭睡前进行。轻则一剂，重则连续三天各一剂即愈。

1995年11月，我老伴连续吃了三天"酒烧蛋"，多年关节炎至今未犯。

荐方人：辽宁凌源市乡镇企业局　于守武

关节炎用白芥子
花椒粉敷可治愈

我的双膝关节炎已有十余年之久，曾先后到过许多大小医院治疗过，但都没有治愈。如双膝肿成一个大疙瘩，疼痛难忍。1989年10月初，我到仙鱼乡了解情况，突然关节炎发作，乡政府的李昌明给我介绍了他的家传秘方。我就照他介绍的方法治疗，双膝疼痛消除，至今未复发。我又将此方介绍给另两位患者，他们也收到了同样效果。李昌明介绍的方法是：根据患病部位的大小、多少，到药店买回中药白芥子（各药店皆有，以能包围患病部位为量），然后取与白芥子等量的花椒，与白芥子共同焙干碾细，再用黄壳鸡蛋调成糊状敷于患处，用草纸包好，再用毛巾包扎好，以免药液流失。包好后5~7小时患部开始发烫，发烫3~5小时解开，不然患部会出现小泡。这样，重者一般反复包3~4次即愈，轻者一般1~2次即愈。

荐方人：四川江津县　唐德文
引自：广西科技情报研究所《老病号治病绝招》

456

用爬岩姜治好了
李祥伦的关节炎

四川省合川县金子乡高桥村七社李祥伦, 从1983年开始患了关节炎, 吃了不少药, 始终未能见效。一次, 一位医生告诉他, 将爬岩姜捣细、炒热, 放入白酒调匀, 贴在患处。没想到这办法还真管用。他照此法贴了十来次, 病就渐渐地好了起来, 现在他的关节炎基本上没有复发。

引自: 广西科技情报研究所《老病号治病绝招》

食盐橘子皮治风湿性
关节炎三天见效

我局(自贡市邮电局)一位退休职工患了风湿性关节炎, 疼痛难忍, 卧床不起。他用食盐0.5千克, 橘子皮1千克, 橘子叶2千克, 在锅里炒热后进行热敷, 只3天时间就痊愈了。这样花钱不多又治好了病, 方法又很简单, 患有此病的老年人不妨试试。

荐方人: 四川自贡市邮电局　赵华富

拐枣酒治风湿性关节
炎有良效

四川万县市凤仪乡水口村七社骆勋礼, 从1981年开始手指和膝下关节疼痛，四肢麻木，天气变化时更疼痛难忍，医生诊断为风湿性关节炎，吃药打针都无明显效果。

1992年10月，她用成熟的拐枣1千克浸泡2升白酒，10天后，每天早、中、晚各饮2~3汤匙，连服了两剂，关节炎症状消除，至今未见复发。

元东延服醋蛋治好 了风湿性关节炎

我今年72岁了，服了10多个醋蛋，已去掉了头常迷糊的老病根。现头清脑爽、精神好，早起散步、做操或骑自行车，还能干些家务活。我县干部刘凤芹，患风湿性腰腿疼和高血压，服了7个月醋蛋后，腰腿疼已减轻，血压正常，头不迷糊了。县委离休老干部元东延，患高血压和风湿性关节炎，服了5个醋蛋大见功效，血压正常，头脑清爽，腿脚灵活，疼痛消失。孟淑艳原来患高血压、手脚浮肿，服用5个醋蛋浮肿消了，头脑清爽，身子不发板了。吴颖因脑血栓偏瘫留下后遗症，语言不清，腿脚不灵，鼻子还常出鼻血。经服用醋蛋两个多月，鼻血不流了，腿脚也灵活了。

荐方人：黑龙江省林甸县东南街12组　马鑫义

我服醋蛋已治好 风湿等多种疾病

我是一个年过半百身患多种疾病的老教师。十几年前我患了心脏病，接着又患了风湿性关节炎。手关节和腿疼痛难忍，疼得受不了时就往手上拔罐子。几年来多处医治无效。因身体承受不住，我从班主任下来当科任老师。吃了10个醋蛋，我的手、腿一点也不疼了，什么活都能干。我坚持服用至今，现在我的痔疮也好了，心脏病也见好转，已不用服冠心苏合丸了。而且走路灵便，可以和年轻人比速度。更可喜的是我4年前患的眼底动脉硬化症，今年春天经眼科医生检查已恢复正常。醋蛋真有良效，治好了我的多种疾病。

荐方人：辽宁抚顺市露天区平山小学教师　赵洪明

我吃醋蛋治好了
关节炎等多种疾病

我现年71岁。1965年因患了关节炎、头痛、头晕、出冷汗等多种疾病（正常的活动都不能参加），组织上让我提前离休了。在此期间我曾到郑州、新乡、安阳、长春等地医院治疗，花了不少钱，也未能治好。自去年，我开始服用醋蛋。自从服完第3个醋蛋后，就陆续收到意外的疗效。一是下肢的疼痛消失，原来4个脚趾头麻木，走起路来脚下像踩了一层垫似的现象没有了；二是头痛、头晕的现象有明显好转；三是白天出冷汗，冬夜盖一条被子也出大汗的现象消失了。现在我浑身充满活力，精神振奋，头脑清醒，腿脚轻松，确有万事如意之感。

荐方人：河南省内黄县井店乡北冯村离休干部　卢书俭

酒烧鸡蛋治风湿病确实有效

我患风湿五年。起初是浑身瘙痒，继而发展为腰、膝盖、肩部关节又凉又痛，冬春更甚。其间烤过电，吃过大活络丸、人参再造丸，可疗效甚微，病情愈加严重。

岳母给我提供了一个偏方——酒烧鸡蛋。具体作法是：将3枚红皮鸡蛋洗净擦干，放入铝盘（瓷盘也可），再倒入50度以上的白酒适量（以不浸没鸡蛋为宜）。盘底先加热一会儿，再点燃白酒，至自行灭火，然后将鸡蛋和残酒一同吃完，上床蒙头发汗（时间在晚上），轻者一次，重者三次。

风湿是吃药都难以治愈的顽症，如今吃了几个酒烧鸡蛋，我腿不疼了，腰不凉了，肩也好了。以后，又有几位多年的风湿病患者试用此方，都称其为"灵丹妙药"。

荐方人：河北宽城县碾子乡文化站　宋瑜

引自：广西科技情报研究所《老病号治病绝招》

老姜陈艾治关节炎效果特佳

我高祖至父辈4代行医，"文革"中父亲蒙冤被人害死，当时本人尚年幼，于是名扬乡里的"向家医技"失传。近年来，从父亲的残留遗稿中发现了数则医治疑难病症的药方，经试验，效果良好。其中治关节炎一方，简便易行，效果特佳，供广大患者试用，如能见效，算是本人发扬一点祖辈"救死扶伤"之遗德。

配方及用法: 姜母子(老姜)0.5千克,有酸涩味的大柑壳2个(去白瓤,留青皮),陈艾0.25千克,用白酒500毫升炒,趁热包关节,冷后炒热再包。如果药干了可再喷酒。一日包3~5次,一剂可连用3天,立即见效。

如患关节炎多年,症状顽固,可兼服药酒1500毫升,有特效。

荐方人: 四川省万县市五桥区太龙镇太龙小学　向光武

我父遗留的治关节炎有效药酒方

今把我父遗留的治关节炎验方献给大家。父亲生前曾用此方治好几十位患者。此方是我父在一位知心朋友那里得到的。得知此方的也几乎没有他人。

461

配方及用法: 红花、防己、川芎、甘草、牛膝各5钱,草乌、川乌、当归、木瓜、五加皮各50克,用黄、白、明酒1000~1500毫升,和药共同放入灌内,封好口深埋地下,八天后取出过滤。药渣用水煎服2次。药酒每日服2次,一次用量1~2酒盅。一般一剂药即可除根。

荐方人: 河南淮阳县搬口乡褚口村　褚思光

验例: 辽宁葫芦岛市南票区暖池塘乡白枣树村李树彬用此方治好了他患二十多年的关节炎和肩周炎。

邱平一患风湿多年
服本方10天而愈

四川蒲江县科委离休干部邱平一，8年前长期患风湿性关节炎，后得下列验方服两剂即痊愈，迄今未复发。

配方及用法： 天麻40克，牛膝、炙川乌、炙草乌、乌梅、甘草各20克。将上述药物放入大碗中，用白酒500毫升浸泡7天后，每天服用1杯（不超过50毫升）药酒，连服10天即愈。停药3天后再服1剂以巩固疗效。**注意：** 方中川乌、草乌均有大毒，必须用炮制过的炙品。

本方治风湿性关节炎疗效好

配方及用法： 用沙蒿籽适量，加凉开水调成糊状敷患处。

此方经千人试用，均有良效。在验方交流协会广泛传播，有效率100％。

沙蒿籽是卵圆形，色是灰黑灰黑的，比中药车前子略大一点。在陕西一带，那里的农民称为"面丹"。甘肃、内蒙古也有此药。此药药效长，敷药干了可以取下凉开水浸湿再敷。

注意： 体外肿疖，中间破了流脓，也可周围敷药，以防脓口感染。此药无毒副作用。

荐方人： 云南西双版纳三段百家报刊读者验方信息交流阅览室　云湘

验例： 甘肃武威市和平街百家苍9号唐平寿用沙蒿籽治好了他父亲的风湿性关节炎。

　　按语： 沙蒿（菊科）主要分布于陕北，以及宁夏、内蒙古等地区。沙蒿籽中含有丰富的油脂，在油脂中含有90%不饱和脂肪酸。其中亚油酸含量在70%以上，在天然植物油脂中实不多见。而亚油酸对动脉硬化、高血压、高血脂、心血管系统疾病具有一定疗效。通过研究发现，所有成分均无毒可食，有开发利用价值。

皮肤科疾病

头皮屑

我的头皮痒、头皮屑
因服醋蛋而消失

我头皮经常痒，一挠头头皮屑下落，有时痒得心烦意乱，两三天洗一次头，否则痒得简直受不了。

从1987年6月份开始服醋蛋，一直没间断，头皮发痒的感觉已经消失，其他如慢性胃炎和关节疼也都好了。

荐方人: 黑龙江水利第二工程处　于世贤

用淘米水洗头可消除头皮痒

今年初，我小儿子回家做饭时，将淘米水倒在脸盆里，接着就用淘米水洗脸。我问这是为什么？他说:"用淘米水洗脸，可使面部滋润细嫩美观。"我决定试试看，每天用淘米水洗脸一次。无意之中，洗脸时把头也洗了，连洗几次，头也不发痒了。

荐方人: 辽宁营口市站前区东风街道办事处春光居委会
刘寿城

脱 发

用手指梳头可治好脱发

我从55岁开始出现白发和脱发，特别是脱发严重，用手一抓一大把，脖子里、衣服上都有掉下的头发，我很烦恼。后得一方，手指梳头可治脱发，于是我就坚持做：每天早晚各用双手手指自前至后梳头发50~100下。慢慢的觉得头发掉得少了。当我坚持了八个月后，发现头发不掉了。

我告诉了一些同龄老友，他们坚持做也都见效。

荐方人：河南洛阳白马寺河南有色地质六队　李治安

引自：1997年第4期《老人春秋》

75岁马公安的脱发病竟用鲜姜治愈

75岁的马公安是铜陵发电厂的退休工人。不知什么原因，一连几天早晨起床时他都能看到许多脱落的头发掉在枕头上。不到一个星期，头发竟脱落掉四分之三以上，既不疼，又不痒，也无不适感觉，吃药不见效。为此老马满脸愁云。

后来，他听人说新鲜的老姜可以治脱发。他把老姜切开，以切面涂擦患部，每天多次，连续擦3个月，竟奇迹般地长出了满头乌黑的头发，连剩下的几根白发也变黑了。马老脸上的愁云变成笑容。

这是什么原因？一位资深的医师解释说："老姜能刺激毛发较快地生长出来。但它对银屑病、头癣、脂溢性秃和用脑过度而引起的早秃无效。"

荐方人：安徽铜陵发电厂　韩文法

本方已治愈数十名脱发患者

配方及用法：鲜柏叶50克，红辣椒10枚，75%的酒精500毫升，一并装入瓶内，盖紧盖子，浸泡半月可涂搽。每天搽5~7次，10天后头发就能出齐。此方已治愈数十名儿童患者。

荐方人：河南沈丘县计划生育办公室　马培远

验例：山东济南市历城区王舍人镇纸房村王庆兴用此方治疗他女儿、女婿的脱发，七天就生出微黄头发，而且逐渐变黑。后又治愈了几位脱发患者。

鲜柏酒精治脱发病确有疗效

配方及用法：鲜柏枝2两，放入75%的酒精300毫升内，浸泡密封6天。用棉球蘸酒精擦洗头发，一日3~6次。擦洗之前，用温水洗头。

荐方人：河南拓城县陈青集　时显龙

验例：时老师，年仅27岁，满头黑发脱落严重，吃了许多药，效果均不理想。去年一位老中医介绍此方，经用一年，头上生出了许多新发。

本方治全秃及脂
溢性脱发有效率100%

头发脱落、秃发，令人苦恼。那么，秃发能否再生？这是秃头患者共同关注的一个问题。

有些人为什么脱发，严重的会引起秃头？这主要是因神经系统、内分泌系统功能障碍，外因真菌、细菌急慢性感染，以及与病毒相关因素引起的。四川石油管理局第二职工医院中医余其海主治医师根据这些病因，利用中草药研制成内用生发合剂和外用生发酊，进行了临床试验。他先后对416例全秃、斑秃和脂溢性脱发患者进行治疗，治愈率达90%。患者病程一年以内的，治疗20~40天后便开始长绒毛，之后逐渐增多，变粗转青，恢复落发前的原状；病程3~5年，年龄较大者，经治疗60天左右，才开始长黄白色绒毛，以后逐渐变粗变黑。

配方及用法：

1. 生发酊（外用药）。旱莲草30克，红娘4克，侧柏叶30克，斑蝥4克，黑故脂30克，老生姜30克，川花椒30克。上述药用75%酒精或白酒500毫升浸泡三天即可使用。每日3~4次，每次擦秃头头皮达到湿润即可。

2. 生发合剂（内服药）：党参、黄芪各30克，当归、菟丝子、肉苁蓉、仙灵脾、覆盆子、破故纸各12克，熟地、枸杞、鹿角胶（烊化兑服）、广巴戟各20克。上药水煎服。

467

验例: 四川南充县林业局李育杰, 男, 现年50岁, 患全秃三年, 头发全部脱落。经几家医院中西医治疗均无效, 后经余其海用生发酊和生发剂治疗6个月, 头部已长满乌黑的头发, 人也焕发了青春。

引自: 1993年9月28日《湖南科技信息报》

皮肤老化

用醋水洗脚防治皮肤老化有较好效果

醋含有大量的维生素和矿物质, 能增强身体的免疫功能。同时还可用来洗澡、洗脚, 促进血液循环, 防止皮肤老化。

从1991年8月起我开始用醋洗脚, 三年来从未间断, 确实收到很好的效果。

首先, 由于年岁增大脚板皮老化粗糙, 用醋洗脚后粗糙的脚板变得润滑。

其次, 脚板有很多鸡眼, 走路困难, 每周还要修一次脚。用醋洗脚几年, 鸡眼已钙化, 走路脚不痛了, 减少了修脚的麻烦, 还能参加老年大学组织的晨练活动。

方法: 头半年每晚的洗脚水里加放一大滴醋, 浸泡脚10分钟左右; 半年后每两天加醋洗一次脚即可。但贵在坚持。

荐方人: 贵州镇远县老年大学学员　　陈明祯

老年斑

涂抹康齿灵牙膏可消除老年斑

我和老伴王淑英都76岁。从70岁开始，后背、手腕和面部相继出现老年斑，由淡黄逐渐变成黄褐色，由小变大，有的像黄豆粒大小，用手触摸有高出皮肤的感觉。

去年3月上旬，我用康齿灵牙膏抹在手背和手腕的黄褐斑上，每晚睡前抹一次，第二天早晨洗掉，三天后见黄褐斑萎缩，褐色变淡黄，10天左右，黄褐斑表面脱掉一层皮屑。我继续往面部黄褐斑处涂抹，收到同样效果。以后每隔10天左右，用少许康齿灵牙膏挤在手掌上，加点水稀开，抹在手背和面部，第二天洗掉。我老伴也用此方抹面部老年斑，收到同样效果。从去年7月份起，我先后向几位老同志介绍此方，他们试用后都反映：花钱少，效果好。现在，我每隔十天半月抹一次。

荐方人：辽宁庄河市平山乡离休干部　吴允宝

酒糟鼻

本方治酒糟鼻一周可愈

配方及用法：水银9克，核桃3个，大枫子7个（去皮）。上三味共捣碎（勿用铁器），以消毒纱布包好。每日拿药袋擦患处

3~5次，一周可治愈。

荐方人：河南济源县卫生局　吴元泉

验例：济源县梨林高中校长任光祥患酒精鼻，用此方一周治愈。该县城关镇政府李德化患此病，用此方也收到良效。

用搓手热鼻法
治疗酒糟鼻也有效

我今年74岁。20~30岁时，鼻子尖发红、发痒。有一次搓手发热往鼻子上捂，顿觉轻松；一天搓捂几次，次日就大有好转，继续搓捂几天鼻子完全好了。以后又经过几次搓捂，至今已40多年没有再犯过。

脸上有时发痒，搓手捂捂，也能止痒。不能用手搔，用手搔会长起斑点来。

荐方人：安徽宿州市大寺巷9号　陈光祖

用荸荠片贴
鼻尖能治愈酒糟鼻

我从《瓜果疗法》这本书中看到"荸荠能治寻常疣等皮肤病"后，决定用荸荠试着治治我的酒糟鼻。

我把洗净的鲜荸荠切为两半，然后用切面紧贴鼻尖、鼻翼两侧部位并进行涂擦，直到把荸荠的白粉浆涂满鼻子的表面为止，感觉凉丝丝的舒服极了。就这样我每晚坚持涂抹，一个月后鼻部的红斑逐渐消退，瘙痒也不复存在。

  荐方人：江苏南京52中学　张晓玲

湿　疹

藿香正气水治湿疹效果极好

  六年前，我双手突然出现痛痒。经专家确认为湿疹。中西药均用过，虽然表皮结痂，内仍奇痒。久而久之，形成一层呈鱼鳞状的老茧；去掉老茧，内层像蜂窝似的，严重时出血，轻微时流黄水，给我带来极大的痛苦和烦恼。

  看到老药新用的介绍后，我坚持每天用藿香正气水擦患处2~3次，止痒效果极好，日见成效。不到半年时间，湿疹痊愈。

  此时此刻我的喜悦之情是不言而喻的。

  荐方人：新疆进出口商品检验局老干室　汤清荣

  引自：1998年3月25日《老年报》

荨麻疹

荨麻疹用活蝎
泡酒治再未犯病

  我在上高中时，不知怎么搞的突患荨麻疹，百般医治无效。天越冷越重。不但全身疙瘩相叠成片，奇痒难忍，有时甚至肚疼及喘气不畅。20世纪70年代初，我到沂蒙山区军工厂工作，一位老乡向我介绍一偏方用活蝎泡酒喝。我抱着试试看的心情，捉了七八只肥大的活蝎子，用清水洗净后，投入高粱酒中。蝎子在酒中翻动，尾巴拉出一条条乳白色的细带，这细带逐渐扩散与酒相融，不一会儿蝎子醉死瓶底。过了一周，我将这瓶酒又加酒兑成两瓶，每天喝一小盅。自此以后，再未犯病。

荐方人：山东济南市历下区青龙后街73号　王同武

引自：广西科技情报研究所《老病号治病绝招》

桃叶泡酒精治风疹有效

配方及用法：鲜桃叶150~200克，泡入75%的酒精内3天左右，用酒精抹患处，一日3~4次，一周可治愈。

荐方人：河南商丘县杨油坊学校　葛尚武

验例：辽宁凌源市沟门子乡毛丈子村毛东组杨永利用此方治好了本村任宗宝一家三口人的风疹症。

带状疱疹

针刺大骨空穴已治愈许多带状疱疹病人

1982年，一个偶然的机会，我学会一个治疗带状疱疹的好方法。15年来，有多人采用此法获愈，疗效显著。现将此法介

472

绍如下:

取"大骨空穴"（大拇指关节向手心方向弯曲，可见回弯处有两小骨棱突起，正中骨缝沟处即是此穴），用消过毒的针刺破双手此穴位处，出血即可，然后挤一挤。两天后水泡枯干，三天即愈。

荐方人: 河北遵化市东旧寨七户村　赵炳珊

引自: 1997年11月13日《老年报》

本家传秘方治
带状疱疹效果很好

为了解除病人痛苦，现将家传秘方献上。此方不花一分钱，便可手到病除。

473

配方及用法: 在疱疹初起时，即用旱烟袋的烟油涂抹。涂抹前先用消毒针头在疱疹的两个源头前的未感染的皮肤上轻刺几下，并立即涂上烟袋油，这样就可以马上控制疱疹蔓延。半小时再将针刺部位和疱疹病区涂烟袋油1次，一般两三天就可痊愈。

如果是脸上或其他部位的疱疹，疱疹较集中，俗称"蜘蛛疮"。

方法: 取人的头发一撮，蘸麻油烧着吹灭后，迅速烫病灶多次（烫到以不痒为宜），一般3次见效。用以上两种方法治疗时可适量服一些维生素B_1、维生素B_2。

此方为本人和家人多次临床应用，效果特好。

荐方人: 安徽滁州市东大街19号南谯区人大　汤其乐

斩蛇散已应用50
余年治蛇盘疮效果好

配方及用法：雄黄15克，黑木耳炭15克，冰片2~3克，上药研细后混匀装瓶备用。治疗蛇盘疮时，将上药外敷患处，湿者干面敷，干者香油调敷。按疮面大小均匀外敷一薄层即可。治疗期间忌食腥辣等刺激性食物。

验例：宋某，男，38岁，1996年10月23日初诊。自述右腰肋间出现很多小丘疹，时有火烧样痛感。诊见右胸腋下第5~6肋间处成簇密集疱疹，呈带状沿肋间分布。疱疹基底皮肤潮红，舌质红，脉弦滑数。用上方外敷3日后疮面结痂，7日皮疹结痂全部脱落而告愈。月余后随访未见复发。

按语：斩蛇散乃我祖父家传秘方，已延用50余年，用之有效。我于1994年1月至1997年1月间应用本方治疗10例蛇盘疮患者，用药最短5天，最长10天全部治愈。

荐方人：黑龙江五大连池市人民银行　韩先锋

引自：1997年第3期《中国民间疗法》

雄黄鸡肠治带
状疱疹效果特好

主治：带状疱疹（俗称过腰龙）。

配方及用法：雄黄6克，活鸡肠黏液（去粪）。活鸡1只宰之取出鸡肠去粪，然后将肠黏液盛于杯内，加入雄黄混和成稀糊状涂于患处。

疗效：本方治疗带状疱疹85例，一经涂治疱消痛止，临床症状全部消失，有效率100%。

按语：方中雄黄有解疮毒之功效。本方系家传秘方，已有百余年历史，几代人用来治带状疱疹，屡用屡效，有立竿见影之效。

荐方人：海南琼海市人民医院主任医师　梁燕栖

引自：《当代中医师灵验奇方真传》

皮肤瘙痒

我喝醋蛋液竟将皮肤瘙痒治好了

我自1983年身患瘙痒症以来，不分春夏秋冬奇痒难忍。特别到晚上痒得整夜不能安眠，中西医治疗均无效果。前年，我看到醋蛋液能治疗多种疾病，就如法炮制服用，喝了三个多月不见效，遂产生了疑问：可能不治我这个怪病，但我还是继续喝。万万没有想到去年冬季奇痒被治好了。这是我近七年来过得最舒服的一个冬天。

今年年初，我又担心："老病该不会复发了吧！"真不巧，三月间，腰部又出现了一块儿痒症。我一边喝醋蛋液，一边用醋蛋液涂痒处，没涂几天就不痒了。这真是又一大喜事呀！

荐方人: 甘肃兰州市第二人民医院离休干部　魏志远

我用花椒蒜秆
艾水治好了皮肤病

去年夏天,我患了皮肤病,大腿内侧至小腹几乎都布满了红疙瘩,如同豆粒大,瘙痒得很厉害。一些经常外用的药膏我差不多全用了,但仍然解决不了问题。后来,经别人推荐,我用花椒、蒜秆、艾水洗了两天,身上的疙瘩很快就消失了。实践证明,这个验方对婴儿头上湿疹疗效很好。

方法: 花椒一小把,大蒜秆(大蒜瓣)一根剪成3~4截,艾(五月端午节时的艾3~4棵)同放在锅里熬水,用熬好的水擦洗患处,早、中、晚各洗一次;熬一次水可用一天,下次用时再烧开,洗法同上。

荐方人: 山东邹城市兖州矿务局老干处　李平树

硫黄香皂治皮肤瘙痒有效

每到棉衣换单衣这个季节我便开始身上发痒,特别是腿上和腰部最痒。患此病已有6年,用药、打针效果均不佳。后来逛市场,听说上海硫黄香皂能治身上的瘙痒病,我就买了洗浴用。

方法: 先把身上洗一下,然后涂上硫黄香皂,涂抹上先不要冲掉,停一会儿再洗掉。就这样,一块硫黄香皂治好了我的皮肤瘙痒病。

荐方人： 河南镇平县新华路云裳服装店　李龙廷

我用醋蛋液将皮肤瘙痒治愈

我的后背及大腿里面，连成排地长了像高粱米粒大的红疙瘩，钻心地奇痒难忍。虽经县医院皮肤科多次治疗，但时好时坏，效果甚微。经服用醋蛋液，效果明显。

方法： 一个醋蛋液，口服1/2（每早2~3汤匙），其余1/2醋蛋液涂抹患处（每晚2~3次）。我仅服用了两个醋蛋液，多年的皮肤病即告痊愈。有如此好的效果，出我所料。醋蛋液堪称老年人的家中良药。

荐方人： 黑龙江双城县离休教师　张连贵

我的奇痒湿疹
用樟脑球除了根

我从1984年得了局部湿疹，奇痒难耐。尤其到晚上，症状加重，坐卧不安。为这病先后去过北京五家大医院，打针、吃药、搽药膏，用了许多方法，都不见效。偶见广告，说某地来了一位"神医"，专治皮肤顽症。我急忙登门求医，"神医"说保证能治好。一个月过去，药全部下肚，病情如故。江湖郎中，实不可信。从此，我对治疗这病失去信心。正在这时，读到《治疗奇痒一方》：用白酒500毫升，加24粒卫生球（樟脑球），放入耐高温的容器内用火加热，到卫生球溶化后，用干净的棉花蘸着搽患处，一般两三次即愈。我只用50毫升白酒，2个卫生球，依法炮制，搽了不到10次，病就痊愈了。几个月过去了，长期忌口的酒、蒜、辣椒等刺激性食物，有意吃一些，也没有惹出复发的麻烦。

一个小偏方竟治好了我多年的顽疾，这才是真正的神奇。

荐方人: 国家新闻出版署　翟富中

我皮肤痒用樟树叶治好了

我已60余岁。近年来每到严冬和炎夏，先由两腿或两臂开始逐步发展到全身瘙痒，十分难受，吃不安睡不宁，就医治疗效果不明显。有一次，老伴对我说，听人说过用樟树叶子止痒，你到门口樟树上摘点叶子，放在锅内煮半个小时，用水洗患处试试。我按此法一连洗了3次，就基本好了。以后我又将此法介绍给一位50多岁的外地老人，他也洗好了。

荐方人: 安徽马鞍山市纺织厂　秦春兰

用金银花治皮肤
瘙痒病两天见效

配方及用法: 金银花藤或根，加少许食盐水煎，待凉后洗患处（全身痒可用其洗澡），每日3次，见效很快。

去年5月，我和老伴用上方治皮肤瘙痒，两天见效。之后，农村不少人向我求此方。

荐方人：安徽枞阳县退休干部　陶筱亚

老伴皮肤瘙痒
用黄蒿擦除根了

我老伴患皮肤瘙痒症数年，有时胸前或背后痒，有时胳膊或腿痒。痒得严重时，不思饭食，夜难睡眠。不知吃了多少药，花了多少钱，也没有把痒病治好。

去年冬天，一位老太太介绍一方，用黄蒿擦可根治皮肤痒。在荒草地里剪了一些黄蒿，一擦效果很好，擦十多次就痊愈了。

黄蒿各地均有，主要生长在荒草地里。青黄蒿剪回就能擦，若是霜打干了的蒿，在热水里浸泡一两分钟再擦同样有效。

荐方人：河南临颍县粮食局　周彦亭

引自：1997年第7期《老人春秋》

牛唾液治皮肤痒特别灵

有一次我脸上发痒，越抓越痒，无奈中，我家的黄牛在那里倒沫，我就用牛的唾液抹在脸上，结果真灵，立刻止痒。

我的儿媳手背经常发痒，人说是癣，我让她抹牛唾液试

479

试,也很灵验,手痒消失。特介绍出来,皮肤痒者不妨一试。

荐方人: 河南孟津县白鹤镇贾村　贾西森

引自: 1997年第4期《老人春秋》

天麻丸治皮肤
瘙痒症有治愈效果

5年前我患皮肤瘙痒症,虽用中、西药多次治疗,始终未能见效。后来我在天麻丸的说明书上看到,天麻丸不仅能有祛风除湿、舒筋活络等作用,而且对于神经系统和血液系统疑难杂症有特殊疗效。因为瘙痒长期不能入睡,求医甚急,从此我开始试服天麻丸治疗。谁知第一天服后,瘙痒就大为减轻,第二天服后即不再瘙痒。就这样我坚持早、晚各服一次,每次服4丸,连服一个月后改为每晚服一次,每次服2丸。现在除气候有变化需服2丸预防外,一般不服药也不瘙痒了。

荐方人: 山西孝义市干休所离休干部　任登荣

用痔疮膏治
耳道瘙痒症很有效

一次读报,偶尔得到一个药方:氯霉素软膏可治瘙痒。我照办了,确实有效,但仅限于左耳,右耳却不起作用。人到老年,病也多了起来。一次痔疮发作,我买来马应龙痔疮膏治愈痔疮之后,暗暗寻思,痔疮膏的药理作用在于消炎止痒,搽痔疮与搽耳道都同属外用, 不会中毒。我便用棉签蘸药大胆往耳道内一试, 万万没想到, 这大胆的一试, 竟把我多年的耳道瘙痒老毛病彻底治愈了。半年多来, 从未复发。

荐方人: 四川达县卫生防疫站　陈心武

引自: 1998年3月3日《晚霞报》

掌痒敌治掌痒4次可愈

主治: 手掌皮下小红点痒痛。

配方及用法: 鲜艾全草约200克。上药切段煎20分钟取汁200毫升, 将手放入热汤中 (以手敢下为度) 浸泡至冷, 每天2次。原汤可再利用。次日再做。

疗效: 采用本法一般4次可愈。方法简便, 无副作用, 不花钱, 疗程短, 见效快。经治46例, 有效率100%。经本人验证25年未复发。

荐方人: 广东省饶平县三饶工商所　陈超群

引自:《当代中医师灵验奇方真传》

柳条煮水治各种皮肤病很有效

方法: 将柳条切成13厘米左右长, 放入锅内, 倒上水进行水煮。柳条水呈黑色时, 即可在皮肤上长癣和生疙瘩的地方烫, 经过5~6次后, 皮肤病很快消失, 不再复发。经当地中医鉴定,凡患有各种皮肤病的人采用这个方法有效率达90%以上。

验例: 辽宁灯塔县铧子镇后华子村王长青用此方治好了自己的皮肤病和爸爸的脚癣。

辽宁沈阳市沈河区大西路四段小然南里1号曹永久的母亲满身皮肤癣(82岁),医生说她年龄大了,皮肤老化不好治了。当然也用过许多药都未见效果。只用本方治了半个月(每天两次)就痊愈了。

上海青浦风溪叙北渔塘浩康小儿的皮肤病用本方柳汁涂患处7天有了好转,14天病就痊愈了。

辽宁辽阳县唐马镇长林村4组张广大用本条方治疗他母亲的皮肤病,两个月后,病好了许多,特别严重的地方多洗几次也好了。

四川广元市广旺矿务局汽车运输处闫裔洪用本条方治好了3个人的皮肤病。

辽宁鞍山化工厂一厂研究所陈雷自得到本条方治好两位病人。其中一位是单位的同事,他往年夏季皮肤奇痒,打针吃药不见效,用本条方治疗,一夏天再没复发。

内蒙古扎赉特旗二轻局屈振清单位有人患十几年的皮肤病,久治不愈,用本方治疗几天时间便痊愈了。

我喝醋蛋液已治好了皮肤病

1982年冬我不知何因双手背发痒。天长日久,一抓挠皮肤就发白,皮肤逐渐增厚,常被抓破出血。多次求专家名医诊治，中医说是湿疹、癣，西医说是牛皮癣、神经性皮炎，说法不一。

在1996年6月份报道了一条醋蛋液能治神经性皮炎的文章，我喜出望外。就按报纸上介绍的方法，买了500毫升老陈醋，找了一个罐头瓶，放了三个鸡蛋，密封一星期，揭盖将泡涨的鸡蛋用一根筷子搅匀备用。每天晚上在睡觉之前洗完脚将醋蛋液涂擦到患处。经过一年多的治疗，我的双手背全部治愈恢复原状。并且脚背、脚腕上的皮炎也被治愈了。小腿最下外侧的皮炎扁平斑点也在收敛并逐渐消失。

荐方人：山东太原市河西义井化二建中学　宁喜群

引自：1998年2月17日《老年报》

手足皲裂

手皲裂用醋蛋液涂搽再未犯

20世纪50年代中期，我从部队转业后成家。因不停地做家务洗洗涮涮，加之我皮肤原来就不好，两手裂开了数不清的大口子，横七竖八的像龟纹一样，一年四季总是如此，冬春尤为严重。有的裂口常常浸血，疼痛难忍。无奈之下我只得用胶布粘上大的裂口。30多年来为此十分苦恼。

如今，我用醋蛋液治好了我的皲裂症。我每次在洗手、涮碗或洗衣服之后，都用醋蛋液擦在手上，然后揉一揉。一天洗几次手就擦几次醋蛋液。这样擦几天之后，手上的裂口基本痊愈，只剩下两个大一点的裂口没长好。我又继续擦两周之后，两个大口子也消失了。30余年的皲裂被醋蛋液征服了。洗衣、洗碗再也不受流血、疼痛之苦了。

荐方人：黑龙江牡丹江市制米厂离休会计　刘友兰

李中业用塑料袋
包裹脚治好了足皲裂

方法：用热水洗净脚，先穿一双袜子，用塑料袋把脚包起来，再穿一双袜子。连穿一个月病可愈。

荐方人：河南襄城县丁营乡光门李村　李中业

验例：李村有十几名年年患脚裂的病人，用此方皆愈。我用塑料袋包脚也治愈了足跟皲裂。

我长达20余年的双脚足跟皲裂现已痊愈，解除了我多年的痛苦。我曾几次经医院大夫诊治也无可奈何，大夫只是指点用防裂膏、胶布、软膏及膏药等维持，但症状依然。年复一年的足跟皲裂疼痛难忍，尤其春冬更为严重。当我看到《辽宁老年报》第三版刊登的王铁明先生治疗足皲裂的介绍，我照办无误。用薄塑料（食品袋最好）套在脚上再穿上袜子，只一周足跟便呈现柔软状态，不仅症状好了，而且脚也不干燥了，真是好极了。

荐方人：辽宁沈铁分局铁岭工务段离休干部　周世文

各种癣

用榆树汁浆治面癣能一次治愈

配方及用法：榆树适量。剥去榆树皮或截断树枝，用冒出的树浆擦患处，一两次可愈。

荐方人：河南光山县居街村　李越圣

验例：该村郑祖中，面部长两块白癣，擦了多种药膏不见效，后用此方，一次获愈。

说明：本品含β-谷甾醇、植物甾醇、豆甾醇等多种甾醇类及鞣质、树胶、脂肪油，能治丹毒、疥癣。

用楮树汁治癣7天内可痊愈

配方及用法：楮树汁适量。用刀子划破楮树皮，用瓶子接流淌的楮汁，每天抹患处3~6遍，一次不必抹得太多，涂后有点痒痛。

荐方人：河南淮阳县曹河乡　侯云星

验例：侯云星患癣，几年来到处医治都无明显效果。后听一位老人说出此方，抹了几次，有明显好转，坚持六七天竟全都治好了。

说明：楮树白皮，出自《本草纲目》，甘，平。行水，止血。

楮树茎皮部的乳汁名叫楮树汁, 又名树胶, 内服治水肿, 取汁可涂搽体癣、疥疮、疹、神经性皮炎、蛇虫咬伤等处。

白萝卜叶水洗脚可根治汗脚

配方及用法: 用白萝卜叶适量煎水洗脚, 每隔7天洗一次, 连续7次便可治好汗脚。

荐方人: 河南方城县券桥乡岳庄村　史金山

验例: 史金山患脚汗, 用此方7次而根除。

桃花癣用两种
软膏治一周可愈

我患桃花癣(又叫风癣)多年。一次偶然机会, 我得到一验方, 抱着试试看的心情用药。不久, 奇迹出现了, 我的皮肤病全都治好了, 心里十分高兴。

方法: 去西药店买来醋酸肤轻松软膏、醋酸去炎松尿素软膏各一盒, 将患部洗净, 白天擦前一种药, 晚上擦后一种药。用药约1周, 即可治愈而不再复发。

荐方人: 湖北省靳春县张榜高中　汪义军

引自: 广西科技情报研究所《老病号治病绝招》

倍他米松片治
梅花样皮肤病很灵验

配方及用法: 倍他米松片, 一日一次, 服3片即可。

荐方人: 山东海阳县凤城镇西大滩村　徐祥贵

验例: 徐祥贵全身患皮肤病像梅花一样, 虽然不痛, 但有时痒, 又不好看。10多年一直未治好。后连吃两瓶倍他米松片, 现已痊愈。他的邻居患鹅掌风10年, 吃了一瓶倍他米松片, 现病症全无, 完全好了。

我用本方治好了
40余年的鹅掌风

我17岁时患鹅掌风, 右手比左手严重。每到寒冷季节, 手脚就裂口子、渗血, 疼痛难忍, 生活极不方便。40多年曾多次求医诊治, 却久治不愈。

1997年春, 《老年报》荐方药: 瓦楞子、当归、苦参、荜拨各10克, 镇江醋750毫升。将上药放入小盆内浸泡3天即可使用。用水将手清洗干净, 然后将手泡入药内。第一次浸泡完毕将手拿出后不要用清水冲洗, 让手自然干。每晚睡前浸泡(注: 每次20分钟, 可自定), 如有条件者可浸泡两次。10天为一个疗程, 一般1~2个疗程即可治愈。严重者3~4个疗程可治愈。我按方调治, 2个疗程初见成效, 4个疗程彻底痊愈。如今我的两只手已恢复如初, 即使在寒冷的季节用冷水洗手也不裂口子了。

荐方人: 辽宁沈阳师范学校离退办　刘一杰
引自: 1998年2月26日《老年报》

用鲜松针熏治鹅掌风
(手癣) 数百人有良效

配方及用法: 用鲜松针 (松毛) 2千克, 先取0.5千克放在炉火上烧着, 俟烟起, 把患手置于烟上, 距离约10厘米熏之 (遇热难忍可将患手抬高些)。松针烧透后再陆续添加接着熏疗。每日早晚各熏一次, 每次约2小时, 连续熏一周。

疗效: 一般熏4~5次可愈, 永不复发。此方曾治愈数百人, 无不获效。

附注: 患手熏后, 在2小时之内不宜洗手, 以后洗手需用温热水。

验例: 辽宁清原县湾甸子镇二道沟村王安才为本村赵国宇治疗鹅掌风, 现已痊愈。

治脚气特效方二则

方一: 安乃近片研成末, 撒在脚趾缝里第二天即愈。
荐方人: 河南淇县教育局　张建林
验例: 陕西咸阳市油田转运站李某转赵幼学的一封信: 用

安乃近治脚气有效，但他改进一下，用醋蛋液配安乃近效果更好。

方二: 白萝卜叶适量。用白萝卜叶煎水洗脚，每隔7天一次，连续7次便可治好。

荐方人: 河南方城县券桥乡岳庄村　史金山

验例: 史金山为汗脚，用此方7次而治愈。

江苏连水县方渡乡潭东村韩志多次用方一对脚气病患者进行治疗，均一次治愈。

黑龙江齐齐哈尔市南马路1号药材采购供应站李琴用方一将她哥哥的脚气病一次治愈。

广东翁源县交通局谭茂在1951年下乡工作时患上脚气病（南方叫"香港脚"或"沙虫脚"）至今已40多年了，用过许多药物治疗均无效，只用方一一试就治好了，解除了40多年脚气病的痛苦。

江苏东台市回灶乡雷西村六组王伯盛用方一治好了全家人的汗脚。以前他爸爸、哥哥和他本人的脚一出汗就臭不可闻，现在不臭不痒，完全好了。

四川叙永县石坝乡万寿二组陈忠徽的右脚中趾侧发痒并流水，他用红霉素软膏擦也没治好，后来利用方一治疗，第二天脚不痒也不流水了。他说此方特灵。

四川郫县唐昌北街公园路69-3号梁道堪用方二治好了他本人3年多的脚癣病。以前他在大小医院治疗多次，也用过电疗均不见效。

脚趾肿烂（癣）用柳树叶可治好

我以前患脚趾红肿，趾缝腐烂，脚肿烂连鞋都穿不成，在部队和其他地方医院治疗多次，效果不佳。在通润村辅导文艺创作时，几个老汉给我说了一个单方，治好了我的脚病。后我又把这个单方讲给很多人，办法还真灵。方法共两种：

一、将柳树叶子（越嫩越好）摘下来，用手拧成小条状塞进脚缝里，头天晚上敷药，第二天就见效。

二、用柳树叶（老嫩树叶都行）煎水（一把柳树叶加适当的水煎半小时，水浓为宜），温水洗脚，也很有效。

荐方人：陕西省大荔县安仁镇文化站　仇天喜

脚癣用韭菜汁泡可痊愈

我患脚癣（亦称"香港脚"）已有几十年的历史，多种癣药都用过，解决不了问题。特别是夏天，瘙痒难忍。

一次偶然的机会在报端上见到一治脚癣偏方：用一小把韭菜，捣烂，放在盆里，倒入开水后泡脚（手有癣亦泡）30分钟，如此泡2~3次，生癣处脱皮，脚手都不痒了。小小偏方治大病，解除了我几十年的痛苦。

荐方人：贵州黔东南州地方志办公室　坚实

脚癣用冷酸灵牙膏
涂治也有效

夏天我常患脚癣，开始起泡，随后溃烂流水，疼痛不止。去年夏天一开始就出现了上述症状，在当时没有药的情况下，就用冷酸灵牙膏涂上，几天后竟痊愈了，至今未曾复发。

荐方人：河南许昌县长村张乡　寇长兴

脚癣痒痛用番茄敷可治愈

我患脚癣，足趾缝起泡、流水、溃烂，又痒又痛。一个偶然，有个番茄破了，我把它连汁带皮贴敷到患处，当天即觉见轻；洗净脚，擦干，再贴一次，竟痊愈了。

荐方人：河南扶沟县韭园镇老干部活动室　穆立庵

用香烟灰治癣、
疮及伤口都有效

我退休后回到农村，求医购药都不方便。近几年，我发现用香烟灰可治各种疾病，非常方便。

治癣：我的手掌、手臂和头部，都生过脱皮癣、铜钱癣（癣为圆圈形），后来用香烟灰擦好了。其方法是：先用温开水或白酒擦洗，将癣表层的干壳洗净，稍干后，擦上香烟灰。

结果，癣被治愈。

治疮：两年前，我左大腿一老伤疤上生了一个疮。这种疮，脓水很少，属干烂性的疮。我用白酒反复浸润后，用棉球把疮上的脓全部清洗掉，疮的中央出现一米粒大的红圆洞。我将香烟灰擦在疮口上，第二天，疮四周的红肿现象开始消失。我又用同样方法治好了生在手、脚上的小疮。

治伤口：做农活、家务活时免不了被划伤，凡遇到这种情况，我立即在伤口上擦上香烟灰，伤口不红不肿，过两天就好了。

治烂趾丫：用香烟灰治烂趾丫，效果也不错。

荐方人：四川垫江县沈家镇莲花村5社周朝辉口述　沈家镇政府周力整理

我妻患脚气用
自尿洗三次而愈

我妻患脚气20余年。病发后每个脚趾缝出现血红的溃疡面，湿漉漉的奇痒难耐。每逢发作时，必须用手揉搓，搓得掉了一层皮后方能暂时止痒，尔后继续发作，痛苦不堪。虽用治脚气药物，但只能治标，很难根除。

后来，她听人说，如果体外负伤流血时，用自身尿液冲一下，既可止血又能起到消炎作用，而且伤口愈合得又快又好。她想尿能治创伤，也许能治细菌感染的外部疾病。于是她在自己小解之后取部分尿液，将患脚病的脚伸入尿液中浸泡，待到尿液凉后，用清水洗去尿液，擦干。如此3次，她20余年久治不愈的顽疾被自己的尿液治好了。现在脚趾间再无溃疡，也无难耐的奇痒，已恢复正常。

荐方人： 黑龙江鸡西卜恒心矿老干部科　闻理

我脚癣用姜盐
水洗泡一周而愈

我患脚癣20年，发病时脚趾奇痒、渗黄水、溃烂。1989年春去苏北盐城访友，在旅馆住宿时，同室的一位旅客热情地向我介绍了一个秘方，回家后我如法治疗，第二天痒感基本消失。一星期后便痊愈了，至今未复发。

方法： 生姜100克，食盐50克，清水两大碗。三者放入锅内煮沸10分钟左右，然后倒入脚盆泡患脚。每次泡30分钟，一般泡3~7次即愈。

荐方人： 江苏无锡县雪浪乡葛埭村　浦志根
引自： 广西科技情报研究所《老病号治病绝招》

我患足癣用醋蛋液治疗果然见效

我患足癣很久，多次用药无效。经试用一土方，有良效。此方对手、足、股、体癣均有同样的效果。

配方及用法： 取白醋20毫升，盛入玻璃器皿内，加入一个鸡蛋的蛋白（患部较大者可按比例成倍增加），密封10天即可取蛋白涂擦患部。

荐方人: 湖南省宁乡县洞道桥乡坪塘坳　金俐军

引自: 广西科技情报研究所《老病号治病绝招》

我的甲癣和足癣是
用陈醋浸泡治愈的

1986年我左手拇指感染了甲癣,经常向外流水,有微痛。经医生诊断治疗,用了不少灰黄霉素,效果都不好。1987年下乡工作,一老中医向我说了个单方:用食醋治疗甲癣。经过使用效果非常好,至今未发作。

方法一: 取一只大拇指能放进去的小瓶,装入醋液,然后把患甲癣部位放入瓶口内浸泡患处,每次半小时以上,一天浸泡3次,3~5次即愈。治甲癣以山西陈醋为好。

我年轻时患上了脚癣,一到夏秋季节脚癣发作时,从脚趾间往外流水,先痒后痛,严重时行走都很困难。经多方治疗,效果都不理想。后来我用食醋泡脚试治脚癣,效果很好。至今将近十年没有再受脚癣之苦。

方法二: 用40℃温水400毫升左右,加食醋(山西陈醋)250~300毫升(以淹住脚趾为好),每次泡半小时以上,每日1~2次。浸泡前先用温水洗净患脚,稍等片刻,再进行浸泡,效果更好。

荐方人: 河南新安县农牧局　郭景文

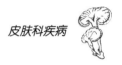

我的脚气也是用
自尿液浸泡而愈的

我患脚气10余年，曾用多种药物治疗，仍未治愈。近读《自身体液治脚癣》一文，立即照办。当晚小便于盆内，趁热浸泡双脚5分钟，再用热水将脚洗净擦干。往日难耐的奇痒，一扫而光，双脚顿感舒适。连续浸泡3次，一周后，脚趾缝中的溃疡面及小白疱均已消失，并且脚部皮肤光滑。在泡脚的同时，我又用尿液浸泡手上的湿疹，也获得满意的疗效。

荐方人：黑龙江省教育学院　杜忠义

脚癣用茄根水浸泡就能治好

我患脚癣病（又叫"脚气病"、"香港脚"）长达20年，治这种病的药几乎都用过，都没有把它治好。去年在一个刊物上看到《茄子根治脚癣有奇效》的报道，于是我就按照介绍的方法试治，才治疗5次就好了，至今未复发。

方法：取茄子根50克，食盐50克，加水煮半小时，然后将水倒在脚盆内，趁热将脚放入浸泡半小时。

荐方人：云南昆明羊街农场干休所　曹显义

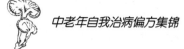

牛皮癣

断肠草治牛皮癣确有实效

我身患牛皮癣（银屑病）已经20多年。患处终日渗水、结痂、掉屑，经多年医治效果不佳，时愈时犯。偶得"断肠草治牛皮癣"一方，涂药50天，患处基本痊愈。

方法：将断肠草根（鲜品）买或采挖回来后，用清水洗净，去掉老皮，晾干，切片（带浆汁），放在盛有50度白酒的玻璃瓶内浸泡（酒没过药即可）一周后，可直接用浸泡的断肠草根片往患处涂抹（涂药前将患处洗净晾干），每日涂抹2~3次。如发现患处红肿，可停用一段时间后再用，直至痊愈。痊愈后可继续涂药巩固一段时间，以防复发。

最后，我查阅了《中药大辞典》，在关于瑞香狼毒（又名断肠草）的临床报道中，对其治疗牛皮癣确有论证，可供参阅。

荐方人：辽宁省铁岭市银州区红旗街11委11组信箱退休干部　霍汉章

杉木汁治牛皮癣有良效

近几年，我利用业余时间采用新鲜杉木汁治好牛皮癣患者76人。方法如下：早晨（雨天除外）6~7时，持干净刀在直径10厘米以上的杉木根部皮下轻砍1~2刀，用酒杯或小瓶接汁，回家后用药棉蘸汁涂搽患处（要先用盐水洗净患处），1日3～4次，连用3～5天可有良效。搽药期间忌食酒、辣椒等食品。

荐方人：广西宜州市人民检察院　韦永洁

引自：1997年第10期《农村百事通》

牛皮癣用仙人掌贴敷可治愈

我患牛皮癣一年多，曾使用多种药物均不见效。后见《老年报》刊文《仙人掌有消炎止痛之功能》，于是选用老嫩适中的仙人掌，将一面用刀剥皮贴敷患处试用，经过半月治疗，效果奇佳，牛皮癣被治愈。

荐方人：黑龙江哈尔滨市王岗农机学校　王荫林

我和老伴的癣
都是用自尿搽洗治好的

早年，我右手大拇指背上起了一块癣，边沿不规则，还有小疙瘩，裂有小口子，痒起来实在难忍，春季最厉害，医生说这是牛皮癣。

当时家庭贫困，没有请医治疗。一次小便的时候因不小心就尿了一手，时间不长就觉得有舒服感。此后我不自觉地就尿上好多次。时间不长，这块顽固的牛皮癣就痊愈了。这是无意中治好的。另外，1984年我老伴的脖子上起了一块癣，形状和我那块差不多，看样子很快就能长满脖子。用药无效，她很苦恼。我把如何治癣的经历对她说了，她就用棉花接尿搽起来。她搽了一段时间也好了。1994年，我的后腰部起了一块癣，我摸着是圆的，于是我每逢小便的时候就用手接尿往上搽，也搽好了。

荐方人：河南杞县水利局离休干部　周锡安

古稀老人患牛皮癣
用本方治愈了

潼南县东升乡八村四组年已古稀的老人曾大云，双腿长满牛皮癣，历时12年，奇痒难忍，多方医治无效。后遇一个名叫杨世炳的医生告知：用阿司匹林20片，地瓜籽50克，均捣成末，加慈竹虫粉75克，以少许麻油调成糊状涂患处，一般5次可治愈。曾大云老人用此方一试，果真有效，多年的牛皮癣很快治好了，至今未复发。

荐方人：四川潼南县桂林乡　溪衣诚
引自：广西科技情报研究所《老病号治病绝招》

用五指柑叶治
牛皮癣（金钱癣）20多例有效

方法：取五指柑叶数块，用两个手掌心夹住搓出汁搽到患处，2天即愈。

此癣长在人的颈部、脸部、腰股等处，发痒，呈圆形，故

498

名金钱癣。我已用此方治愈20多人，均1次治愈。

荐方人：广东韶关市腊石坝煤矿　温则葵

我以蒜糖泥敷治
牛皮癣收效显著

四川合川食品厂孙光华患牛皮癣，经多处治疗不愈。1992年初用老蒜（去皮）一头，白糖适量，共捣烂包敷患处。每天换药1次，3天即治愈，至今3年没复发。

又用此方给该厂赵金安和南津街道办事处职工李霞等6位患者治疗，也收到同样效果。

引自：1995年11月23日《科技兴农报》

我朋友患牛皮癣多年未愈，
醋疗5天就治好了

我有位朋友患牛皮癣多年，走过许多医院，访过不少名医，也花了不少钱，而医治效果都不尽如人意。有一次我从本单位开发办书库有关醋疗的资料上看到2条用醋治疗牛皮癣的方子，介绍给朋友试用后，当天解决了患处痒的问题，患处的银屑一搓就掉。3天后，患处斑痕面积减少，皮肤颜色接近正常。5天后，皮肤颜色正常，解决了患者的落屑、痒疼之苦。

方法：①用棉球蘸5度食用醋，每天搽患处3~4次，5~7天即可。②用5度食用醋250毫升，加水250毫升，调成2.5度淡醋液，每天早晚冲洗患处5~10分钟后，用清水洗干净即可。一般坚持5~7天。两种方法任选一方便可见效。

荐方人：新疆五家渠酿造厂　白京松

我同学患牛皮癣多年，后用3个硫花蛋治愈

配方及用法： 硫黄10克，花椒10克，鸡蛋1个。将鸡蛋外壳一端打开，去蛋白液留蛋黄。把2味药装入鸡蛋内，用小棍搅拌混匀，文火焙干，再连同蛋壳一起研成细末。用植物油调和细末，敷在患处，一日数次。

验例： 我的一位同学患牛皮癣多年，服药、涂达克宁霜等药膏虽有效，但停药后即复发，时轻时重。在一位老中医处得到此方，抱着试试看的态度，如法炮制，用3个硫花蛋之后，顽疾祛除，2年未发。

荐方人：湖南汝州市杨楼乡黎良村　李胜涛

我的牛皮癣用柳条水烫洗五六次治愈

一年前，我曾经患严重牛皮癣，奇痒无比，多次求医均不见效。后获得一民间单方：将柳条切成12厘米左右长，放入锅内水煮，待水呈黑色时，烫洗长癣的地方，五六次后，牛皮癣很快消失，从未复发。据说，此法可治多种皮肤病，有效率达

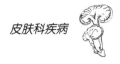

90%以上。

荐方人: 安徽省宁国县信息处　徐国长

引自: 广西科技情报研究所《老病号治病绝招》

用本方治愈了
严重牛皮癣患者

方法: ①榆树汁一抹便好。②皂角去黑皮砸碎加醋煎剩少许,涂抹患处,日用数次,4日见效。

荐方人: 甘肃兰州市　刘太升

验例: 山东栖霞市栖霞镇付井村衣玉德用此方治好了一位严重的牛皮癣患者。

灰指甲

用醋精治灰指甲很快治愈

老伴患灰指甲已20年,多方医治无效,便试着用醋精治疗,没想到竟痊愈。

方法: 修好指甲,将醋精涂抹在灰指甲表面和蜂窝孔内,每日数次,直到长出新甲为止。

荐方人: 辽宁沈阳市大东区东北大马路291号　刘伟杰

紫皮蒜治灰指甲很有效

配方及用法： 用紫皮大蒜切片，贴在指甲上，几日后如稍有疼的现象，指甲可长出，病可除之。

验例： 四川崇庆廖家中心卫生院医师黄自强用此方为本院的护士治双手灰指甲，用药几天，确实长出了满意的新指甲。

白癜风

本方治白癜风有显效

去年5月，我姐夫因白癜风发作导致面部白色日渐扩大，他买了不少药吃了仍不见好转。

后来我从一部医书中偶得"如意黑白散"，于是便试着小剂量给我姐夫服用。用后果真见效，便加大剂量服用，2个月后，白色部分已缩成黄豆粒般大小。

附近白癜风患者纷纷前来寻求药方，我深深为祖国医学之伟大而兴奋。今献此方，希望能为广大白癜风患者排忧解难。

配方及用法： 旱莲草90克，白芷60克，何首乌60克，沙蒺藜60克，刺蒺藜60克，紫草45克，七叶一枝花30克，紫丹参30克，苦参30克，苍术24克。上述诸药共研细末，密封收藏。每日服3

次，每次6克，开水送服。也可似泡茶样服用。

荐方人：江苏连云港市板桥镇05-28号　陈广兵

瘢痕疙瘩

瘢痕疙瘩病用
蚂蚁窝敷能治愈

我有个朋友曾患"瘢痕疙瘩"病多年，几次去乡、区、县医院治疗未见好转，后在一位草药郎中那里治愈。

配方及用法：取各种枯木、枯叶中的蚂蚁窝（蚂蚁尿、胎盘等物组成的黑色饼状物）0.5千克，研散，再剔除枯枝烂叶，放入锅中炒干。每次取100~150克加入少许熟热的芝麻油搅拌，做成比瘢痕稍大的饼，趁热迅速贴于患处，用干净布或毛巾外敷，24小时更换一次，一般用药3次即愈。

荐方人：湖南省安化县大福乡科委　孟国华

引自：广西科技情报研究所《老病号治病绝招》

腋臭

我友用自尿除腋臭

我友刘华北曾有腋臭，夏天尤其难闻，后由老中医介绍一方治好了。

503

方法： 用自己的小便搽两腋窝，每日1次。搽时应趁小便热时进行，坚持2个星期不断，可消除腋臭。夏日效果更佳。

荐方人： 河南省西华师范附小　何永全

引自： 1997年第4期《老人春秋》

用古方治狐臭病有效

我有一位老同学，仪表堂堂，诚实耿直，酷爱文学，大学专攻中文，毕业不到两年，硕果累累。然而爱情上却屡遭挫折，姑娘对他皆敬而远之，其缘由皆因狐臭所致。老同学痛苦不堪。一日，忽来求助于我。我翻遍所存医书，先定两方，请老同学试用，不料果然灵验。不久，老同学寻得佳偶。自然，我们皆大欢喜。今特将两方介绍如下，谨供需用者参考。

方一出自明代医学家方贤续《奇效良方》："治腋气用蒸饼一枚，劈作两片，掺密陀僧细末一钱（5克）许，急挟在腋下，略睡少时，候冷弃之。如此一腋只用一半。" 清代褚人获《坚瓠令·广集·卷二》（见《清代笔记丛刊》，上海文明书局印行本）载此方："《真珠船》云：叶元方（人名）平生患此疾，偶得此方，用一次，遂根绝，录之以传，愿天下人绝此病根。"

方二出自清代朱琰《陶说·卷二》（见《说库》）五十三册，上海文明书局1915版）："余得一方，既简便又极验。桂元核6枚，胡椒27粒，共研细末，每觉有汗，用棉蘸药扑之，轻者药一料即断根。"

荐方人： 湖北黄州马家巷　南东求

练腋下呼吸法能将狐臭治愈

我患有狐臭，到了夏天日子尤为难过。有时腋下有味而夹紧胳膊，结果是汗液排泄受阻，越来越臭。用过不少治法，如腋下抹药以遮盖臭味，局部注射以破坏汗腺等，但臭味依然，无济于事。后看到一则据说能根治狐臭的腋下呼吸功法，试着练练，早晚各1次，按要求练满一个疗程，计49天，狐臭消失，效果极好。

方法：采取站势，双手手指在腹前交叉，手心向上，然后一边抬高手臂，一边使手心翻转向前。此时配合用口呼气，手臂尽量高举，眼睛凝视手指，上身可稍向后仰。呼气毕闭口，用鼻吸气，姿势恢复到原来的站势。此为一遍，可反复多做几遍。

荐方单位：山东省新泰市石油公司工会

扁平疣

扁平疣用墨鱼骨
搽后全部掉光

我两手面上长了16个绿豆大小的扁平疣，经常用指甲剪和刀刮，刮掉后不几天又长了出来。我先后到省内外几家医院治疗都没治好。后来我得到一个单方，说用墨鱼骨能治好扁平疣。我按照单方，先把患处用酒精或开水洗净，用小刀或剪子把手上的扁平疣刮一刮（刮出血为止），用墨鱼骨在患处来回摩擦1分钟左右，几天后扁平疣全部掉净，至今未复发。去年，我身上和脖子上又长出了几个扁平疣，今年春节时，我找到了墨鱼骨，按照原来的单方治疗后，果真又全部都掉了。

荐方人：河南开封市郊区公安分局　郭利人

引自：1997午第9期《老人春秋》

扁平疣吃海带也可治愈

扁平疣的症状是皮肤上出现跟正常皮肤颜色相同或黄褐色的突起，表面干燥而粗糙，多长在面部或手背部，不痛不痒。虽说无异常反应，但影响形象。我曾因手背、小腿处长有扁平疣，采用过手术切除、药物治疗等办法，但均不见效，且愈长愈多，心里负担也愈来愈重。

一位朋友告诉我，吃海带可治愈扁平疣。我抱着试试看的想法，连续吃了半个多月。1个月后，疣自然消失且没留任何痕迹，效果很好。其方法很简单：根据各个人的喜爱，将海带洗净后，炖、炒、拌着吃均可（做下饭菜）。连续吃一段时间，即可见效。此法简便易行，有同类病情的患者不妨一试。

荐方人：四川省简阳阳安中学　张淑兰

我用无极膏治好
二女儿食指处疣病

1994年春，我的二女儿右手背靠近食指关节处长了一个黄豆大的扁平疣（浙江、上海等地把它称作"老鼠奶"）。到了夏天，长得已有半颗蚕豆大了。我爱人带孩子到医院诊治，通过外科手术切除了扁平疣。谁知到9月份，它又长了出来，而且和原来的一样大。听医生说，这是病毒引起的。家中正好有两盒武钢二姨妈带来的无极膏，我就想到用它试治。我们叫孩子保持疣的清洁、干燥，每晚则在患处搽一点无极膏。从去年10月至今，再没有复发。我们只用1盒无极膏就治好了。

按语：所患疑为寻常疣，可能不是扁平疣。

荐方人：湖北省黄石市下钢总厂科协　金志伟

507

寻常疣（猴子）

我右手背7个猴子
用蒜瓣搽很快痊愈

1963年，我在野外施工时，右手上不知不觉长出了7个猴子，那时受条件所限没治。我想大蒜能治百病，且易取得，便每晚睡前把蒜瓣削去一点搽猴子，搽到没汁液了，再削去一点继续搽。每晚搽两三瓣，火辣辣的，不到10天，猴子全掉了。此后未再长过瘊子。亲友们有长瘊子的，我都向他们介绍此法。

荐方人：安徽宿州市物探测量队　龙迎祥

我头部瘊子用
香墨涂后自然消失了

方法：优质香墨一锭。将墨锭蘸水涂患处。一日数次，2~3天瘊子即可自然消失。

我的头部长一瘊子，手术后，月余又长了出来，更大。一次出差去某地，理发时理发师说香墨可治。理发后我去商店买了锭上好的香墨，买后随即用口水抹了一下，晚上又抹了一次。第二天回到单位，睡前抹一次，第三天起床后梳头时瘊没了，在床上找好久，又反复在头部看数次，才悟到瘊子是自然消失了。用这墨治好了好多个长瘊子的同志，也都是三四天内治好的。

荐方人：河南宝丰县　聂先生

我手上和脸上刺瘊100多个，
用荆芥搽10天全部掉光

我面部、手部长刺瘊已3年，多时达100多个，虽没有多大痛苦，但影响美观。经多方医治，如打针、吃药、手术等，都没有根除，且越来越严重。后来听人介绍用荆芥搽刺瘊可治愈。我按介绍的方法，把荆芥洗净去根，用纱布包好揉出水分再搽患处。经过10天治疗，刺瘊全部掉光。

荐方人： 河南开封市鼓楼公安分局　　孔庆安

身上的鱼鳅子用
黄瓜蘸白矾一治就愈

方法： 鲜黄瓜切成片，蘸少许白矾粉擦患处，每晚睡前擦一次。轻则3~5次痊愈，重则7~10次可愈。

此方不但医好了我本人的疾病，也治好了许多人。

荐方人： 四川安岳县李家镇中心小学　　周俞金

脚鸡眼

脚鸡眼用局部
封闭法能一次治愈

我患脚鸡眼多年，用多种方法都治不好，走起路来真是痛苦难言。去年9月我在《老年报》（1995年5月30日第3版）上看到刘纯庆、王莉萍介绍治鸡眼新法：用2毫升2%的奴夫卡因与0.5毫升的链霉素混合，对鸡眼部位进行局部封闭，一次便成功。当时自己心里犹豫不决，后来自己鼓起勇气到医院，在大夫的指导下，就打了一针，过了几天，效果就出现了，走起路来一点都不痛了。

荐方人： 黑龙江齐齐哈尔车辆厂职工大学　　计志富

用豆腐片贴鸡眼可治愈脚鸡眼

方法： 晚上洗脚后，用一块厚1~2厘米的豆腐片贴于鸡眼处，再用塑料布包好，次日晨拿掉豆腐，清洗患处。这样连续几天便可治好。

验例： 贵州贵阳市小河镇珠显村四队班艳丽用此方治好了本人脚上的鸡眼，解除了平常走路的疼痛之苦。

辽宁鞍山化工一厂研究所陈雷的母亲患鸡眼，走路十分痛苦，贴了许多鸡眼膏也不见效。用此方几天，便见到了效果，脚不肿不疼了，鸡眼也连根拔除了。

用针刺鸡眼中心几天后可脱落

方法： 取缝衣针（最好是三棱针）一根，消毒后对准鸡眼中心扎进去，深度以出血为度，拔后挤出一点血，几天后鸡眼便会自行脱落。

验例： 安徽太和县人民政府张守田用此方治愈了县委办公室一位干部的脚鸡眼。

用鸦胆子糊治
鸡眼几天后痊愈

用鸦胆子治鸡眼，一治便灵，简单易行，无痛苦，2~3次即愈，且能除根。

方法：首先将鸡眼患处用温水浸泡十几分钟，擦干后，用利刀（刮脸刀片）轻轻削去鸡眼硬皮部位，然后用药。取一粒鸦胆子剥去外壳，取出仁，研成糊状，将其涂在鸡眼患处用胶布贴固定好。3日后取掉胶布，再以上述方法施治2~3次，直至脱落。

注意：①削鸡眼时不要出血，一旦出血，必待痊愈后方可施治；②用药时，不要涂到好皮肤上。

验例：同事老赵，左脚跟长了一个鸡眼，行走非常痛苦。用此方8天后，鸡眼即全部脱落。老赵非常高兴。之后经我介绍，又有8位同志用此方施治，均反映效果极佳。

荐方人：河南伊川县粮食局　李相山

脚底老茧

脚底老茧用石灰糊
加面碱可治愈

我的左脚前掌左侧长一老茧（垫子），10多年来走路不敢着地。用鸡眼膏贴了十几次，也不见效。每隔半月二十天，我就用剪子尖剜，用锥子剜，用特号大针挑，能揭掉一块像二分硬币那样大、那样厚的硬皮。有一次，我揭掉一大块，感到很疼，恰好建房有熟石灰，我就抹上一层石灰糊，又用碱面（或小苏打）抹上一层，睡在床上疼得更厉害了。第二天早晨形成个小疤，洗脚后，我又涂上石灰和碱面。过几天又洗脚时，这老茧不知何时消除干净了，皮肉十分柔软，至今3年未复发。此法同样可治脚鸡眼。

荐方人: 河南新蔡县农校　王奉芝

我脚底老茧是用
硫黄末贴治脱落的

我脚底长了老茧（胼胝），10多年来走路疼痛，在多家医院治疗无效。后来用刀削去老茧，过不几天又长了出来。去年在许昌中医院听得一方: 将硫黄末撒在胶布中心贴于患处，硫黄末以盖住老茧为限，胶布不掉不换药。我照此法贴治20多天，老茧变软脱落，至今未复发。

荐方人: 河南宝丰县广播电视局　侯天录

腱鞘炎

我用磁铁治愈了腱鞘炎

去年年末我的左手大拇指有病,被医生确认为腱鞘炎。

正在我为此烦恼时,听说磁铁能治好此病。于是我找到两块直径约5厘米的扁长条碎磁铁,晚上用两个皮筋套在大拇指上试治。白天有时也套上。几天后,手指就不那么僵硬了,疼痛也减轻了许多。接着每天晚上睡觉时还照样套好。坚持一个多月后,奇迹般地将腱鞘炎治好了,消除了痛苦,至今未再复发。此偏方真灵。

荐方人: 辽宁锦州工务段退休职工　李庆春

引自: 1994年4月29日《辽宁老年报》

指甲炎

指甲炎滴浸红花油能治好

前些日子我右手拇指患了指甲炎,阵阵的肿痛常常使我难以入睡。我无意间看见放在床头柜上的一瓶红花油,抱着试试看的心理,在指甲沟内滴入了一些。没想到这一滴,我夜里居然睡得很安稳,次日早晨起来,红肿已经减轻了许多。后来,我每天夜里临睡时将一些脱脂棉球捻成指甲沟那么长、火柴棒般粗细的长条,然后用镊子夹着浸在红花油里,待浸透以后,将棉条塞入指甲沟内,再用纱布轻轻包上,用胶布包上固定。这样连用了4天,指甲炎完全好了。

荐方人: 河南潢川县南城转运站家属院169号　李凯

神经性皮炎

涂抹醋蛋液可以
治好神经性皮炎

1976年,我脖子周围生了像痱子似的小疙瘩,刺痒难忍。经郑州市几家医院诊断为神经性皮炎,治疗几年也不见好。最后我用醋泡鸡蛋,搅成糊状往患处抹擦,每天两三次,抹了五六天,脖颈上脱皮,皮脱下后神经性皮炎竟出奇地痊愈了。

荐方人:河南省离休干部　晁钟鸣

艾韭椒洗患部治
神经性皮炎有效

我患神经性皮炎20余年,久治不愈,奇痒难忍。后从一老农处得一方,药到病除。

配方及用法:艾蒿200克,韭菜200克,花椒50克。将上药加水煮沸,趁温热洗患处。每日洗1~2次,一般3~5剂可愈。

荐方人:山东省招远县十五中　王亭

引自:广西科技情报研究所《老病号治病绝招》

大蒜泥涂敷能
治好神经性皮炎

我是一名神经性皮炎患者，皮痒难忍。患病5年来不知跑了多少家医院，但用药只能是解一时之痒，治标不治本，甚是苦恼。最近我在《晚晴报》上发现一个偏方——用大蒜治皮炎。试后疗效甚佳，如今我已痊愈。现将治疗方法转告读者，以解众苦。

方法：将大蒜捣碎成泥状，涂于患处，过5~7分钟洗净，隔1天涂1次，3~5天后即可见效。

荐方人：山东济南市槐荫区房地产管理局　张益亭

过敏性皮炎

用磁铁治过敏性
皮炎病很有效

李秀玉是我校离休老医生。今春，我们到苏杭旅游时，我问她怎么不吃鱼，她说她患了过敏性皮炎，不敢吃。这病很讨厌，越挠越痒，有时会挠得血迹斑斑。为此，她两次住院注射激素，花了4000余元也没治好。

当时我告诉李医生，备一块磁铁。磁铁的磁力能消除风湿热邪，促进气血运行，增加肌肤失去的营养，从而达到活血化瘀、祛风消炎止痒的作用。后来，李医生依法治疗，一个月就治愈了过敏性皮炎。

荐方人：山东省委党校　张明

引自：1997年10月11日《晚晴报》

蜂窝组织炎

用五倍子药
可治好蜂窝组织炎

我老伴今年4月中旬左腿下肢患蜂窝组织炎，皮肤红肿，内有硬块，且痛痒发烧，打针吃药效果不佳。我们商量后决定向《家庭医生报》求教。我们在1994年1月17日《家庭医生报》的第3版上找到了治蜂窝组织炎验方，按验方我们买回纯五倍子50克，研成细末，用米醋调成糊状，然后再按验方消毒，将药敷在红肿的皮肤上。连敷2次，共6天，药尚未用完，老伴的蜂窝组织炎就好了，而且至今没复发。

荐方人：四川合川二中　雷安义

外伤感染

仙人掌治外伤感染三天见效

我是一个足球迷。一次踢球时，因穿的是凉鞋，脚拇趾甲不慎被掀起。我没当回事，用自来水把泥垢冲掉了事。第二天患处流脓了，知道是感染了，即去医院治疗。大夫检查后，说是要拔甲。那指甲还有三分之一连在肉上，就是打麻药肯定也疼，我不敢接受治疗，告辞而回。

回到家里，母亲得知，心疼不已。听人说仙人掌能拔毒，便把家中种的仙人掌掰下几片来，去其刺，在蒜臼里捣成泥状，敷在感染处，用布包好，再套上塑料袋。我仍然去上班，没有疼痛感。第一次换药，发现有些好转，换了3次后，脓不见了，指甲自行脱落，不痛不痒，只等着生长新指甲了。真想不到，仙人掌竟有如此作用，可谓妙药！

荐方人：河南郑州　史好欣

验例：江苏涟水县方渡乡潭东村韩志用此方治疗外伤感染只一次痊愈。

517

漆　疮

用螃蟹曾治愈
十余位漆疮患者

漆匠漆家具时手沾了漆，易生漆疮（也叫"漆痱子"），脸、手和身上生红斑块，起红疱，痒痛难忍。用螃蟹治疗可获得显著的效果。

方法：发现生漆疮，可捉活螃蟹几只，将其捣烂，用纱布滤汁，涂搽患处。每天早、中、晚各一次，一般2天可治愈。

在下乡工作中, 曾用此方治愈10多例患者, 特作介绍供患者采用。

荐方人: 贵州江口县农经委　胡定绥

冻　疮

芝麻花治冻疮有良好效果

我是内科主治医师, 从医36年, 已于1996年6月满60岁退休。记得30多年前我在江苏盐城中学时, 两脚后跟每到寒天都会得冻疮, 许多方法都用过, 可就是治不好。当时中学有位历史老师叫李卓斋, 已70多岁的高龄。见我害冻疮非常痛苦, 就对我说:"我教你一治冻疮的绝招, 保证不复发。"

他说:"冻疮一般都有固定部位, 今年害在什么地方, 明年大体还在什么地方。要记住冬病夏治, 夏天是芝麻盛开的季节, 当六月正午, 用芝麻花使劲搽患冻疮的部位, 连搽3个中午, 包你不复发。每次搽至见到针尖大血珠为度。一定要咬紧牙关, 忍受痛苦连搽3天。"我把他的话牢牢记住。夏天到了, 我照他说的去做了, 连搽了3个中午。再到寒天, 我有意光着脚不穿袜子, 冻疮未再复发。后来每遇有冻疮病人, 我都告诉用此方, 疗效达到100%。

荐方人: 江苏响水县灌东医院　蒯本贵

我的冻疮是用鲜姜治好的

冻疮红肿未破皮者,用鲜生姜一片,搽患处,每次5~10分钟,1日2次。去年冬季我手上生冻疮,只搽2次痊愈。

荐方人: 浙江省长兴县新塘乡　王胜华

我的老冻疮用当归醋治愈了

每年冬季,我的手脚总是长满红肿的冻疮,奇痒无比。近10年用过不少药方,总是不能治愈。经朋友介绍,我抱着试试看的心理,采用本方治疗,结果奇迹出现了:用药1天痒症消失,用药2天红肿退去,4天痊愈,至今未见复发。我介绍几位亲戚使用,同样灵验。

配方及用法: 取米制陈醋500克,当归20克,共放入陶制器皿用文火煮开,时间不得少于20分钟,然后连当归一起倒入容器内,趁热浸泡冻疮处(如冻疮长在鼻子、耳、脸等部位,可用纱布蘸药液擦于患处),直至患处皮肤松皱为止。

荐方人: 浙江省永康县　吕志明

引自: 广西科技情报研究所《老病号治病绝招》

我用井温水治冻疮很灵

我从小就有脚冻伤的毛病,每年冬天都把脚冻得红肿,

519

甚至溃烂,一发热就痒得难忍,尤其是夜间睡在被窝时痒得更厉害。为此,用了许多种药,但疗效甚微。后来,听本村李东亮同志说,他在朝鲜战场上用新打出来的井温水洗脚,每次20~30分钟,浸泡、搓洗至脚发热为止。这一招真灵,迄今几十年过去了,我的脚再未冻伤过。

荐方人:河南原阳县师寨乡医院　陈凌云

我的冻疮是用揉耳法治愈的

过去我每到冬季气温降至零度以下,室外结冰时,两只耳朵边就被冻伤(俗称"烂耳朵"),晚上睡觉时常把枕巾染得血迹斑斑,要是遇到热气就又痛又痒,这样一直要延续到第二年的春暖花开时,冻伤才能结痂好转。

一次我在报纸上看到揉外耳部可以预防耳朵冻伤的消息,于是我在每年初冬,就开始用两手揉搓两只耳朵边,每天早、晚各1次,每次揉80~100下,直至耳红耳热,以刺激耳部周围神经,加强血液循环。就这样我的耳朵已有两年没有冻伤,避免了皮肉痛痒之苦。

据资料介绍,这种揉耳方法还可以刺激听觉器官血液循环,改善老人听力。有听力开始减退的老人,只要坚持锻炼,可以收到好的效果。

荐方人:安徽含山县经委退休干部　谷业茂

用大白萝卜治冻疮几天可愈

配方及用法：大白萝卜1个，麻油适量。在白萝卜中间挖一个坑，倒入麻油，放火上烤至油沸，趁热用油涂擦患处，一日2次，几天后即见效。

荐方人：河南宜阳县赵堡乡文化站　李纪从

验例：李纪从患冻疮，用此方1周而愈。

内蒙古扎赉特旗二轻局屈振清用此方治好了他单位同事孩子的冻疮。

我用茄子茎叶治冻疮获良效

隆冬季节，人的肌体如果长时间受到寒冷刺激，血管就会痉挛，血液循环就会遭到阻滞而造成缺氧，血管壁长时间缺氧就会出现冻疮。我用茄子茎叶治冻疮效果很好，有60多位患者按此方治疗已痊愈。

方法：在冻疮初发期，取茄子茎叶500克，将污物、泥土洗净，用刀子砍成4厘米左右长的段，放在锅里加5千克水，用旺火煎成酱油色起锅，滤去渣质，装入盆里。待水温降至50℃左右时，加入5克食盐，用毛巾擦洗患处，每天1次，睡前洗，连续3~5天可治愈。

荐方人：贵州江口县委农工部　胡定绶

我的冻疮是用大蒜治好的

配方及用法: 取大蒜2~4瓣(视冻疮面积大小),将其放入灰火中烧熟(无硬芯,不要烧焦),然后去皮,用其蒜肉涂擦冻疮面。此法有消炎、止痒、活血功能。每天3~4次,一般1周即可痊愈。痊愈后注意保养,复发率极低。

我的冻疮就是用此法治好的,至今已4年未复发。

荐方人: 黑龙江安达市文化乡大众村6组　尹长清

疥　疮

我友患疥疮只吃蝌蚪两次痊愈

从河水中捞出的蝌蚪,先用清水泡20分钟,将肚中泥土换出。每天吃1次活蝌蚪,每次6~7个(杯中带少量水,一次喝下),连吃2~3天,疥疮自会消退。

验例: 编书人密友耿鸿钰青年时期患疥疮,仅吃两次即痊愈,至今几十年未见复发。

用硫黄软膏可 治好严重的疥疮

我曾患疥疮，在家乡治疗达10个月之久，注射针水50多瓶，吃中药12贴，西药不计其数，但病情仍继续发展。在这种情况下，我投书请教"安大夫"，他很快给我回了信，详细介绍了疥疮的治法。我按信上说的买了些硫黄软膏外用，病很快就治愈了。

荐方人： 安徽庐江县　曹先瑛

煎五味治疥疮一周可愈

配方及用法： 白矾、食盐各100克，苍耳子、蒺藜子、地肤子各30克。上5味水煎，加水5碗，煮沸半小时后，去药渣，倒入盆内，擦洗患处，一日3次。

荐方人： 河南郾城县教育局　冯茂林

验例： 冯妻患疥，四方医治无效，后用此方，一周而愈。

老红军传授的治疥疮方

1933年冬天（第二次国内革命战争时期），一位老红军与当地一位村干部走访农户时，发现这位干部不时用手在身上乱搔，经询问方知这位干部生了疥疮，奇痒难忍。于是老红军翻起他的上衣仔细查看了一番，然后笑着说："这是一种常见的皮肤病。我家乡一个药方，介绍给你试试怎样？"那位村干部高兴得连声说"好"。

老红军让他准备一碗猪油，用布包一撮硫黄，放在猪油碗里蒸。把身上的疥疮抓破，用蘸有猪油的硫黄包在疮上涂，个把时辰后，用杞树叶熬的水洗个澡。并告诉他每天涂一次，洗一次，坚持几天便能好起来。那位村干部听了介绍后，当天回去就找齐了药料，并照着老红军交待的方法去做，几天后果然痊愈了。当他再次见到老红军表示感谢时说："那个药方真灵！"老红军听后很高兴，并关心地问当地生这种病的人多不多。那位村干部回答说："有一些，但不是很多。"老红军关心地说："这也是群众的疾苦，我所传的方法，你可介绍给周围群众，也算是为群众办了一件好事啊！"那位干部听了老红军的话很受感动，从此这个治疗疥疮的药方在苏区农村逐渐传开。

多年过去了，我们祖国的医疗事业有了日新月异的进步，但在当地有患疥疮者，仍然喜欢用老红军传授的药方。一方面是当地老乡难忘老红军的功德，另一方面是那药方好使，省钱，而疗效又确实是好。（姚瑜）

引自: 1996年第12期《健康向导》

治疥疮特效单方

1935年秋天，一位红军警卫员生了一身疥疮，奇痒难忍。

当地一位老乡知道后捉到一条蛇做成清炖蛇汤。蛇汤做好后，他对红军警卫员说："蛇汤清凉解毒，是治疗疥疮的特效药。你把这碗蛇汤喝了，病就会慢慢好的。"红军警卫员激动不已，怀着感激的心情喝下了汤药。不久，身上疥疮果然好了。

（陈修生）

臁　疮

砂糖豆腐能治愈臁疮

配方及用法： 鲜豆腐渣250克，白砂糖100克，调匀，涂疮面。每日换3次，3日后疮面缩小，鲜肉芽齐生。敷5日后，再取干柿叶若干烧灰存性，研末，撒在疮口上，每日1次，不用包扎可愈。

荐方人： 河南镇平县高丘乡家河村　刘炳坤

验例： 刘同志30多年来，用此方共收治20多名臁疮患者，效果极佳。

黑龙江龙江县济沁河乡王万顺的邻居患臁疮，两腿以下全呈紫黑并肿大，多家医院均认为无法治愈。后用此方治疗，仅3天就大见功效，肿也消了。

瘩背疮

用此方治瘩背疮效果好

去年夏天，母亲在泗阳老家害瘩背疮，我回去探视。到家时只见疮口已有碗口大小，红肿高大，吃药、打针、输液、外敷药膏，仍不见好，病情越治越严重，眼看危及生命。正在无奈之际，一位亲戚来告诉一个治瘩背疮的秘方，买回药一试，果然有效，只治疗3天就大见效果：高烧全退，疼痛停止，红肿消失，疮头缩小，饮食恢复正常。今年夏天，父母到我这里来说，经常有人要方，后来又治好了四五个人。就连"对口疮"，用此药也能治好。

配方及用法：樟脑、卢甘石、轻粉各3克，冰片、煅石膏、煅牡蛎各2克（3味药研末过筛），6味药充分混合，装小瓶里塞紧瓶塞备用。用两块手帕大小的新白布，放在盐开水中浸泡片刻，待盐开水冷却至不烫伤皮肤时可用。取出一块白布略挤去水分（有水滴为宜），团起来捂在疮上捂泡，布不热时换另一块布再泡，两块布轮流捂泡30分钟（中途盐开水凉时应另换热的）后停止。将疮头上已经泡起的脓血、烂肉轻揩去，有小白脓头未破皮的还可以用针挑破，并轻轻挤出脓头（挤不出就算了，不可挤得太重）。然后，用干净的小竹片取少许药粉撒在已经破皮的疮口上（不宜太多，重点的地方可以适当多撒一点）。最后，取一块比疮头略大点的白纸或卫生纸，底儿略涂点油性药膏后盖在疮头上，以防药粉撒落和疮头干燥疼痛。每天换药2次。换药之后，两块白布上的脓血当即洗掉，重新用盐开水消毒晾晒备用。只要开始用此药粉，其他药都不必再用。

荐方人：江苏盱眙县马庄乡政府　乔丰桂

引自：广西科技情报研究所《老病号治病绝招》

无名肿毒

食醋泡六神丸治
无名肿痛可药到病除

2年前，不知何故，我腿上出现了红肿疼痛的症状，经医院治疗，也未见效。后经一个老乡告诉我，食醋泡六神丸，可治无名肿痛。我抱着试试看的想法用了用，果然药到病除，很快解除了痛苦。今年春季我的牙齿发炎，疼痛难受，吃饭都受影响。于是，我又用该法涂搽了2次，牙痛也很快好了。

配方及用法：用六神丸6~7粒，放入盛醋的小容器（用小酒杯或小瓶盖均可）里，让醋浸泡六神丸15分钟后，即可溶解，然后用食指蘸六神丸醋液涂搽患处。一般1~2次即见效。

荐方人：河南信阳市水利局　贾庭芝

引自：1997年9月16日《老年报》

服醋蛋液能治好无名肿物

我们赵光农场机械修理所有位姓孙的老技术工人，患有风湿症，病重时腰向前弯。右侧膝盖上还不知不觉长出个拳头大小的软疱，既不是肉瘤，也不是肉疱。秋冬季怕冷，软疱部位得加棉垫、皮垫包裹。结果不到退休年龄就提前退下来了，一病就是10年。

去年，吃了七八个醋蛋后，感到腰腿轻快，疼痛大大减轻，膝盖上的软疱变小。连服了40多个醋蛋后，风湿症状基本消失，膝盖上无名囊肿不见了，关节活动完全自如。

荐方人：黑龙江省赵光农业机械化学校离休干部　李秀波

528

各种疔毒痈疽

猪苦胆治手指毒疮有效

疔疮即手指尖部红肿、发烧、奇疼，重则溃烂的一种毒疮，吃药打针效果均不明显。我母亲和我均长过此疮，都用猪苦胆（猪的胆囊）治好的。我母亲曾两次长此疮。第一次严重，长在拇指尖部，疼得她吃不下饭，睡不成觉。吃药打针贴膏药均不见效，两天后化脓溃烂。后经人介绍，用猪苦胆治好了我母的疮。我长此疮时也用此验方，未受罪，仅用一个猪苦胆就痊愈了。

方法：猪苦胆一个，套在长疮的手指上，让胆汁浸泡患部，不需添加任何药物，几分钟后减轻止疼，慢慢消肿生肌，伤口愈合。胆汁干了另换一个，3~5天可痊愈。轻患者一个，重则两三个就可治好。新鲜的胆汁最好，存放的干苦胆也可以用，但需用温水泡软后使用。此方我曾介绍给亲戚邻居使用，均收到立竿见影的效果。

注意：为防止胆汁流出，需用线扎紧胆口部位，但也不能太紧，紧则影响血液流通，降低疗效。

荐方人：河南社旗县唐庄乡冀岗村　刘基尧

此方治痈有效果

苍耳虫是生于苍耳茎内的一种昆虫的幼虫，形如小蚕。苍耳在全国各地都有分布。夏秋季节把苍耳茎秆剥开，从中取出小虫，用麻油或茶油浸泡。苍耳虫具有消肿止痛、解毒散结的作用。民间关于苍耳虫治疗乳痈还有一个有趣的传说：

从前，有一位老中医，治疗乳痈技术高。无论乳痈多么严重，只要病人找到他，他只需用棉团蘸此药水，在患处擦几遍，几天后就肿退毒消。老中医的名声越传越远，方圆数百里无人不晓，找他治病者络绎不绝，抱着期望而来，总能满意而去。但这种神奇的药水到底是何贵重药物配成，却无人知晓。每当有人问起，他总是笑答："秘方，秘不传人也。"经过年轻人再三虚心地请教，老中医实在不好再隐瞒，只好告诉他们只需把苍耳虫子放在麻油中浸泡半月即可使用。年轻人回去如法配制，果然十分灵验。苍耳虫用于治疗乳痈从此传开了。

现在，苍耳虫不仅仅用于治疗乳痈，由于它能解毒散结、消肿止痛，已广泛应用于痈肿、疔毒、痔疮等疾病的治疗，并且疗效都很好。下面简单介绍几种用法：最常用的就是上述的麻油浸泡法；另外可将苍耳虫放在膏药上，贴患处，用于治疗疮疾；还可与白僵蚕、雄黄或冰片共研细末，蜜调敷贴。

荐方人：安徽中医学院　薛松

巧用鸡蛋治皮肤红肿疮疖
效果很好

新鲜鸡蛋除能供人们食用外，其蛋白（蛋清）还可治疗皮肤红肿及疮疖等。

新鲜蛋白中含有一种能溶解细菌的酶，称作"溶菌酶"，鸡蛋越新鲜其蛋白里所含的溶菌酶就越多。因此，如用鸡蛋白治疗皮肤红肿疮疖，最好是选用刚生下的鸡蛋，其治疗效果更好。

方法：在患部先铺上一层厚约1厘米的脱脂棉片，其大小以略大于炎症范畴为度。然后取新鲜鸡蛋放入75%酒精中浸泡15分钟消毒，用消毒筷子在鸡蛋两端打一个小孔，让鸡蛋自流入事先消好毒的碗内，之后将碗内的蛋白倾于脱脂棉片上，使其均匀吸饱蛋白，上面再用胶布固定。每日一次，范围较小的仅治一次即可见效。

荐方人：辽宁本溪市兽医站　许乃廉

验例: 河北承德县三家乡河北村刘宝荣的二舅肩头上生了一个疮,吃消炎药打针都不顶用。采用此方治疗,5次消肿,7次痊愈,没花一分钱。

民间秘传的"疔疮白膏"治疗疮很有效

配方及用法: 用猪苦胆加等量的红糖在锅内混熬到一定黏度后装入瓷罐内,并封口密闭埋入地下(阴凉处)。埋的时间越长越好,等打开罐后就成白色药膏了。这种外敷药膏治疗各种无名疔疮效果好,能提毒化瘀,生肌愈合。

验例: 四川武胜县清平镇方沟村陈井文用此方治好了自己的疮。

荐方人: 辽宁阜新市太平区高德西部五楼1–3号　石明远

531

用此偏方治毒疮效果好

我曾经肚脐眼上长一毒疮,经几名老中医、西医诊治均无效,后看书发现一偏方,一试就好了。

配方及用法: 大葱、鲜蒲公英、蜂蜜各等份。将大葱、鲜蒲公英切碎捣烂,加蜂蜜调和贴患处,3日可愈。如不好可再贴一次。

荐方人: 黑龙江嫩江县九三局尖山农场林业科　胡立德

蜜糖葱治痈疽疮疖患者
数百例均有效

此药专治痈疽疮疖、无名肿毒等化脓性感染症。

配方及用法: 将蜜糖和葱适量捣烂,用时将该药敷于患处,用纱布捆好,数日一换。效果显著。

我经过临床治疗患者数百人,均取得很好的疗效。

注意: 此药不可入口,恐中毒。

荐方人: 贵州锦屏县偶里乡卫生院　龙小安

蛇咬伤

赤芍嚼涂治蛇咬伤
数百例皆痊愈

配方及用法: 取蛇草(土名叫"赤芍")数叶,切勿用水洗,必须用口嚼碎对伤处涂之,可立即止痛。经24小时后痊愈。但此草涂上后不可让它掉下来,一掉下来再涂就无效了。若不经口嚼也无效。如蛇咬伤厉害,需用草头煎水服之即愈。

验例: 福建厦门市老中医用此家传秘方治疗蛇伤患者几百例,无不痊愈,有效率达100%。辽宁清原县湾甸子镇二道沟村王安才用此方医治5人,皆痊愈。

荐方人: 辽宁清原县湾甸子镇二道沟村　王安才

引自: 广西医学情报研究所《医学文选》

蝎蜇伤

碘酒醋精是治蝎蜇伤的妙方

10年前的一个春天, 海龙宝在辽宁阜新县佛寺乡参加农田劳动, 挖出一堆砖头。在他蹲下用手拾砖头时, 不慎被蝎子蜇了中指, 急忙用嘴吸蜇处之毒, 又用手帕缠上中指根部, 以防毒气上窜。就这一会儿时间两腋窝淋巴结已肿大, 到医院涂药无济于事。回到家里, 他就试着先涂碘酒, 后涂醋精, 立刻不疼了, 涂过三两分钟完全好了。

引自:《蒙医妙诊》

蜈蚣咬伤

蜈蚣咬伤用耳屎压伤口有效果

去年末伏的一天早上, 我老伴洗衣服, 不慎被藏在衣服盆里的蜈蚣将左手小指头咬了, 随后剧痛难忍, 并迅速地从小指痛到手腕和胳膊。几位邻居得知后, 介绍一方: 用耳屎治疗被蜈蚣咬伤有特效。先把伤口的毒液尽早、尽快、尽量挤出来, 以减少毒素, 然后挖适量的耳屎按压在伤口上。我老伴立即按照她们介绍的方法去做, 果真有效, 不到半个钟头, 整个左手臂的疼痛就开始逐步缓解,天黑前,连疼痛最厉害的伤口周围也不疼了。想不到耳屎竟有如此的药效!

荐方人: 河南光山县委对台办退休干部　黄吉政

引自: 1997年第4期《老人春秋》

黄蜂蜇伤

马蜂蜇伤立即用
热尿淋、涂效果好

即使是城里人,也难免碰上被蜂(黄蜂或马蜂)蜇伤的事。蜇伤后患处疼痛难忍,个别过敏体质者甚至发生休克并因此而丧命。那么,被蜂蜇伤后如何进行快速而有效的治疗呢?下面我就介绍一个确实有疗效的简便疗法:我本人年少时在山上被一大马蜂蜇了后,由一牧马人指点用热尿淋、涂患处多次而治愈。前两年在南京,爱人在五楼阳台上晾晒被子,不小心也被钻在竹竿里的黄蜂蜇了,我当即招来小儿撒尿,并将尿洒在他妈妈的手伤处,也立见效果。

荐方人: 江苏南京市卫生局　胡波

蚯蚓屎治马蜂
(黄蜂)蜇伤有特效

3年前的一天傍晚,我躺在门前梧桐树下的躺椅上,一面纳凉，一面品茶。突然一马蜂从我面前掠过，误触了距我只有4米远的屋檐下的蜘蛛网。它跳着蹦着，企图逃脱。早已卧在网心的大蜘蛛，哪肯让到嘴的美味逃脱呢？迅速冲到马蜂前抓住马蜂。就在这一刹那间，马蜂用尾刺刺了蜘蛛的屁股，蜘蛛立即放开了马蜂，迅速回到网心，颤抖几下后，然后垂丝而下，在方圆一米左右范围内爬寻了几周后，在一处停下来。先从口中吐出黏液，然后把被马蜂刺伤的屁股，在吐黏液的地方擦了几下，又顺丝而上。此时马蜂已气息奄奄，蜘蛛开始饱食美餐。

马蜂与蜘蛛这不足10分钟的表演，引起了我极大兴趣，便起身到蜘蛛吐黏液擦屁股的地方仔细地察看了一下，这个地方仅有点蚯蚓屎，别无其他什么东西。于是我开始想到蚯蚓屎可治马蜂刺伤。

事过两个月后，有友人砍柴，误触了马蜂窝，马蜂随即群起而攻之。我这位友人面部和手、臂四处被刺伤，痛得呼天叫地。我得知后，即以蚯蚓屎擦刺伤处并敷其上，马上止痛消肿，安然无恙。此后，我又给被马蜂刺伤的数十人做过这样治疗，均同样有特效。（吴仁义）

烧烫伤

用尿洗冲能治好烫伤

去年夏天，我提茶壶到茶炉房打开水，打完开水正提着壶朝前走，茶壶提手后边螺丝掉了，开水顺右小腿上边浇下来，把右脚趾头烫伤。赶快回屋即用自尿浇冲烫伤的右脚，第一次尿浇得热疼热疼的，到晚上睡觉前看到烫伤的右脚没有起水泡，我想此方对症。所以每天早晚坚持，没去医院，也没花分文，10天左右烫伤的右脚和左脚皮肤颜色一样了。经我亲身体验，自尿确能治开水烫伤。

荐方人：河南平顶山矿务局工程处　　张春健

桐花治烫伤可见效

桐花盛开的季节，我的邻居老大娘告诉我："桐花是治烧伤的好药。"我按照她告诉的方法，采一些桐花（拾刚落下的花也可），装在大罐头瓶内，捣踏实，然后用塑料布将瓶口封好，放在院内向阳地方。晒上一个月后，瓶内桐花腐烂变成黑糊时，把它保存起来。第二年春季，我的一个侄女手脚被茶水烫伤，于是把这瓶桐花水交给她，让她用新毛笔蘸着涂在伤处，每日涂1次。结果她涂上桐花黑糊就不疼了，一分钱没花，把一瓶涂完，烫伤完全好了。第二年我又制了两瓶。邻居弟妹烧伤脚用它，也完全好了。从此，我的邻居们年年采桐花，制药备用，以防烫伤。

荐方人：河南鲁山县农行职工医疗室　　谭宗泽

烧伤处用土豆皮一贴即愈

本人曾不当心烧伤了手，伤口肿痛。后经人介绍用土豆皮治疗，试用证明，土豆皮是治疗烧伤的妙药。

此方配制简单：先把土豆煮上25分钟，然后把土豆皮剥下，裁成与伤口一样大小，敷在伤口上面，用消毒纱布扎紧，3~4天便可痊愈。无剧痛，无疤痕，无后遗症，是一种医治烧伤的好敷料。

　　荐方人：江苏省滨海县北坍乡政府　姬锦双

　　引自：广西科技情报研究所《老病号治病绝招》

石灰粉治烫伤非常有效

　　原料：石灰粉（暴石灰粉尤好）、香油（麻油）。

　　配方及用法：将石灰粉加香油（须用生香油）调成稀粥状，涂敷伤处，即能缓解疼痛，渐感凉爽，直至不痛。每天涂敷3~4次。如当时涂敷伤处，既不起水泡，也不留疤痕。

　　我单位一名烧开水工人，手臂烫伤，住院3个月，治疗费花500多元，出院后留下一大块疤痕。后按此方治疗，逐步生肌换肤。本文屡试屡验。

　　荐方人：云南曲靖地区司法处　刘元民

我朋友用黄蜡
治烫伤产生了良效

　　药用黄蜡（去药店购买）、食用豆油，按1∶1的比例称好，用量可根据烫伤的面积大小而定。

　　先将豆油放入锅中温热（不要太热），再将称好的黄蜡放入油中, 待蜡化开后便将锅端下, 取出化好的蜡摊在纸上, 敷于患处, 包扎好。早、晚换药1次。

我朋友的妻子由于碰翻火锅将自己小腿烫伤, 造成三度烫伤, 去两家医院没治好, 后来是用此方治好的, 而且无痛苦。

荐方人: 辽宁沈阳铁路分局抚顺车务段　王重

引自: 1991年3月30日《辽宁老年报》

海金沙治烧伤
不留疤痕

海金沙, 又名座转藤, 10月左右采收。用它治疗烧烫伤, 效果很好。

1993年8月, 我的双脚被酒精严重烧伤; 1994年5月, 安澜村农民何勇的幼女 (一岁半) 右手大面积被开水烫伤。我们均用麻油或菜油调和海金沙敷患部, 第一次敷后36小时换敷, 换药2次就好了, 皮肤上几乎见不到任何疤痕。

荐方人: 四川重庆市南区安澜镇通联站　牟显军

蚯蚓糖水治烫伤一涂即愈

配方及用法: 从地下挖几条蚯蚓, 洗净放入干净瓶中, 再放适量白糖搅拌, 密封几日溶化后即可涂抹患处。

验例: 邻居小孩不幸被开水烫伤, 遇一女电焊工传授此方,回家后照做,不几日即愈。

荐方人: 河南灵宝市大王镇西路井村三组　张振东

臭虫治烫伤立见效果

臭虫名声很坏,但是有一农家在一次偶然中发现,它还有一点药用价值呢。这户农家臭虫较多,难以消灭干净,他就在床边放上一个小瓶,内装有菜油,捉住臭虫,即投放瓶内。有一天,孩子被开水烫后,啼哭不止,这位家妇在忙乱中将泡有臭虫的菜油涂于孩子的伤处,立见效果,不痛也不起泡。偶然的发现,多次验证,果然效果不差,成了当地的一个小秘方。

用南瓜粉治疗烧伤有好效果

我父亲从事外科医疗55年,他传给我治烧烫伤一秘方。这秘方是将老南瓜瓤、籽晒干,用瓦烧烫烤干打成粉,加菜油调和成糊状涂局部烧烫伤患处,每日3~4次,一般3日可治愈,愈后无伤疤。如找不到老南瓜瓤、籽,也可将嫩南瓜切成薄片蘸上菜油贴于伤处,也同样有好的效果。

我近2年先后治疗烧烫伤者18例,例例效果好。如南津街一居民王某,女,45岁,熬猪油时油溅在左脸上,3小时后起泡,疼痛难忍,用本方3日治愈。又如某厂修理车间卞某,男,26岁,打铁不注意烧红铁体掉在右脚背上,30分钟后起了鹅蛋大的泡,疼痛难忍。去某诊所治疗,花1105元没治愈,流浓不

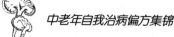

止。后经我采用本方治疗，只花0.5元，6日治好了烫伤。他对我感激万分。

荐方人: 四川合川市清平医疗站　邓增惠　邓碧兰

引自: 1997年第10期《农家科技》

此方治烫伤数十例皆治愈

配方及用法: 当归6克，细辛3克，白芷3克，冰片3克，蜂蜡10克，香油2克。将当归、细辛、白芷放油内炸黑，捞出，再放入蜂蜡溶化，后加入冰片搅匀，稍凉装瓶内密封。用时用棉花涂药敷患处，勿包扎，每日3次。

荐方人: 河南滑县交通局中医　吴星云

验例: 李平伦于1970年电烧伤，右手拇、食、中指及虎口呈焦甲型，到郑州某医院诊治，让其截肢。李返回县经吴医生用此方两月而愈，且未留疤痕，手指功能无损。吴用此药治烧伤数十例，皆愈。

猪毛灰治烧烫伤屡治屡效

主治: 1~3度烧烫伤。

配方: 猪毛适量化灰，加蛋黄油（鸡蛋煮熟后去壳，仅用蛋黄煎烤出油）调成稀糊状。如无蛋黄油可用蜜蜂糖代替。

用法: 涂创面，每天1~2次。

疗效: 此系民间秘方，本人实践屡治屡效，且愈后创面很少留疤痕。

荐方人: 海南省儋州市东风路168号主任医师　　丘天涯

引自:《当代中医师灵验奇方真传》

妇科疾病

崩 漏

用葡萄根治崩漏一剂可见效

我岳母患崩漏两个多月，多方治疗无效，后用下述秘方，只服一剂药病就全好了。

取新鲜野葡萄根的皮约150克，切细用布包好，与瘦猪肉200克剁成肉饼放少许食盐，共放碗里隔水蒸熟，去布包、葡萄根，食肉饮汤。

荐方人: 陕西省旬阳县神河镇牛家沟村　刘正根

引自: 广西科技情报研究所《老病号治病绝招》

用槐角灰治10余例
血崩患者均有效

配方及用法: 槐角烧灰为末，用酒调下，每次服6克。

妇女血崩令人乏力烦恼，影响正常的生活和工作。我好武喜医，闲暇时收集了很多极简易行的医方。上述效方，曾治好十几例血崩患者。方药易得，且无副作用。

荐方人: 四川省三台县琴泉区广化乡　宋肖龙

带下病

墨鱼加鸡蛋治带下病两剂可愈

我爱人近年来患了严重的带下病,整天无精打采。吃了很多中、西药,花了不少钱,就是效果不灵。后来用下方治疗,吃第一剂病情就有好转,第二剂病就治愈了。

配方及用法: 干墨鱼1只,温水泡软后,刀切细丝,和3个新鲜鸡蛋搅拌均匀。加少许清油入锅炒热,把墨鱼和鸡蛋倒入,翻动1~2次,接着倒入25克甜米酒或葡萄酒炒几下即好,不放盐。趁热吃下。

荐方人: 江西瑞金县九堡乡清溪村　钟德茂

引自: 广西科技情报研究所《老病号治病绝招》

543

阴痒

本方治阴痒3次可愈

配方及用法: 黄柏45克,蛇床子60克,苍术45克,白矾30克。上药分为3服,每服煎熬后用干净毛巾在阴道部擦洗3次。

荐方人: 河南许昌县陈曹乡前孙汪学校　李全恩

验例: 前孙汪有4位40多岁妇女,患阴道瘙痒症,病程两三年不等,吃药打针无效。本村张喜池医生用此方为她们治疗,均已治愈。

辽宁凤城县爱阳新开村五队医生教国忠用此方治阴痒病,已痊愈。

用三种西药治阴痒
300多例效果好

妇女阴痒往往久治不愈,使患者万分痛苦。我在临床上采用下述方法治疗300多例,取得了满意疗效。

配方及用法: 取氯霉素0.25克,强的松5毫克,灭滴灵0.1克。每天晚上休息以前,用肥皂水将手洗净,然后将上述3种药轻轻塞入阴道深部,7天为一疗程,一般用药5~7天即可痊愈。用时应避开月经期、妊娠期。对较顽固者,可间断使用。

荐方人: 江苏江宁县东善乡　耿万龙

引自: 广西科技情报研究所《老病号治病绝招》

阴道炎

鸦胆子治阴道炎
百余人均获良效

配方及用法: 鸦胆子20个去皮,水一茶杯半,用砂锅煎至半茶杯，倒入消毒碗内。用消过毒的大注射器将药注入阴道，每次注20~40毫升。轻者一次，重者2~3次即愈。

疗效：共治百余人，均获痊愈，有特效。本方治寸白虫也有良效。

荐方人：河北李蓬春家传。后经辽宁清原县湾甸子镇二道沟村王安才验证5人，均有良效。

子宫下垂

萝卜叶艾叶治子宫下垂有治愈效果

配方及用法：萝卜叶250克，艾叶200克，高粱糠1000克，加水煎汤过滤去渣，将热药汤倾入瓷盆（高装的）或罐内，上盖毛巾或其他布类，趁热坐在上面熏之，稍凉再换。熏半小时至一小时即见效。如一次不能痊愈，可继续再熏至愈为止。

验例：广东电白县霞洞镇韩剑用此方治好了一位在大医院治疗都无效的子宫下垂患者。

痛 经

棉籽能使痛经立止

配方及用法：用棉籽一把，在新瓦上焙干碾粉，服15克立即止痛。

验例: 辽宁建平县二牛岔海村中学彭继佳用本条方治好了他母亲的痛经症。其母患此病已11年多了, 患病时吃止痛片也不管用, 但用此方仅1小时肚子就不疼了。她连续喝药两天, 她说这回病好了。

倒　经

本方治倒经有治愈效果

配方及用法: 路参、条参、黄芪、薏米、熟地各15克, 炖黄老母鸡, 吃肉喝汤。

荐方人: 河南社旗县下洼乡机关　封文瑶

验例: 封文瑶所识一位老媪, 年近古稀, 患倒经, 出血较多, 持续时间较长, 后用此方, 病愈。

产后腰痛

牛腰子治产后腰痛
有良效

广西玉林市福绵镇水岭村中年妇女李琼芳, 9年前患产后腰痛症。当时经中西医治疗未见好转, 后多方求治百药无效, 成天腰痛行动不便, 病愁多年。

去年秋天，在福绵镇中学任教的李琼芳爱人，听到一位校友介绍吃酒炒牛肾（即牛腰子）可治久年腰痛，随即买回牛肾给妻子试服。当吃完第3个牛肾后，多年的腰痛症竟然痊愈，走路自如了。为此，全家人为她的身体康复而高兴，村里人也前来向她祝贺。在向李琼芳祝贺的人群中，有人请她介绍用牛肾治腰痛的方法，她笑着说：取牛肾一个，去网膜洗净切片，放入铁锅内，加一二两米酒炒熟，趁热空腹吞食，一次或分二次吃完。每天吃牛肾一个，连续服用一段时间。服药期间，忌食酸辣和生凉食物，禁房事。

　　验例： 广东乐昌省农机二场曾光荣按此方治好2名产后腰痛妇女。他说："花钱不多，病就好了。"

　　江西靖安宝峰华坊洋罗组舒信堂按此方治好2名妇女产后腰痛病。他说："真是药到病除。"其中有一位患者，是本地信用社主任的妻子，产后腰痛3年多，不能洗衣做饭，按此方服后腰痛病好了。

　　福建邵武市棉纺厂职工郑淑贞按本文服3服药就治好了16年的产后腰痛病。

　　辽宁辽阳市白塔区红旗委十二中胡同14-52号黄志安的老姑娘黄爱华由于做人工流产，得了严重的腰痛病，不能正常上班，在家休养。按本方仅服2天就出现了令人难以置信的疗效，至今没有复发。

547

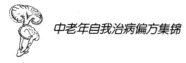
乳腺增生

乳腺增生吃橘子籽可治愈

橘子籽还能做药？大概你不会相信。我老伴患了乳腺增生，乳头流黄水，可吃了橘子籽以后竟痊愈了，乳房里的硬结消失了，肩膀也不酸痛了。

那是1994年夏季，老伴不知因为什么患了乳腺增生。到沈城几家大医院医生都说最好的办法就是手术治疗。老伴是当老师的，一位学生家长是老中医，他说治这种病吃橘子籽就行。

具体方法：取橘子籽400~450克，研成粉末用水送服。如咽不下去，还可把橘子籽粉末装到胶囊里。

实践证明，这橘子籽胶囊药真好使，可以说立竿见影。

荐方人：沈阳市大东区小东路231号　　赵恩溥

引自：1998年5月22日《晚晴报》

老年长寿方法五则

百岁酒配制法

配方及用法：党参、麦冬、白术、龟胶、枣皮、川芎、防风、广皮、枸杞、茯苓各30克，当归、熟地、生地各36克，羌活、五味子各24克，肉桂18克，蜜炙箭芪、茯神各60克，红枣1000克，冰糖1000克。将以上药泡入10升白酒或黄酒中，埋入土中7日，取出每服数杯。

验例：上海市崇明县陈家镇滨江五队张卫国的父亲自从服用百岁酒后，效果很好，服酒一个月后腰不痛了，皮肤发热现象也消失了。

长寿丹配制法

配方及用法：熟地、熟红枣各15克，川芎、秦艽、玉竹、羌活、灵仙、肉桂、前胡、甘草各6克，大枣5枚，陈皮、茯神、防风、杜仲、枸杞、牛膝、小茴、白芍、木瓜各10克，沙参13克。以上21味用白酒1升浸泡7昼夜，沥去药渣，加入白糖500克即成。每日3次，每次15克，3次均宜饭前服下。

荐方人：此方系广西一位老中医亲献的秘方。

验例: 江苏铜山县拾屯乡吴屯村医生杜庆强的老师徐俊生老大夫对此方曾多次应用验证,证明100%有效。

内蒙古扎赉特旗二轻局屈振清用此方为一位六旬的老者配药一剂,服用后精神焕发,浑身有劲,效果很好。

广东封开县曙光路14号401室聂建雄用此方给岑老伯连服百日,老人说现在行路脚步轻松,浑身有劲,感觉越来越精神了。

黑龙江哈尔滨糖厂龙泉酒精分厂发酵组张亚军服用此酒后,治好了自己的失眠症。

我施行"长寿灸"尝到了甜头

过去,我经常腰腿酸痛,行走有困难,多处医治无效。1984年我看到"长寿灸"的有关资料后,就请针灸大夫指点穴位,用艾在两腿足三里处轮换烤灸,每天15~20分钟,至局部发红,甚至下肢发麻方休。这样坚持了年余,腰痛腿酸的症状基本消失,并能在400米的场地上连跑3~4圈,也可做贴墙倒立等难度较大的形体动作。如今,我已精神饱满地回到了工作岗位。运城市还有其他几位老同志患腰脊肥大、坐骨神经痛等疾病,经我介绍用此方法后,症状也明显改善或消失。

我原以为"长寿灸"需从童年施治才可见效,实践证明,老年人只要善于坚持这种灸法,同样能收到增强体质、延年益寿的效果。

荐方人: 山西运城行署科委　王自育

"长寿灸"具体实施法

"长寿灸"可用两种方法实施,一种艾灸,另一种是香烟灸。

艾条灸:即点燃艾条(艾条药店有售),使火头停于距离穴位2厘米处,将温热传入穴位。穴位选足三里(见图49),每次穴灸5~10分钟,每天灸1次。坚持下去,必能延年益寿。

香烟灸:将点燃的香烟头朝前,用拇指和食指、中指横着捏住,由穴位上2厘米处慢慢接近,至距离5毫米时停下。等到皮肤灼热,感觉烧痛时立刻移开。然后再由2厘米处开始移近。此法用于保健时,每次灸10下,每3日灸1次,效果甚佳。

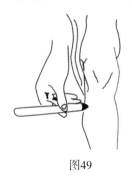

图49

"足三里"是强壮穴——长寿穴

当人过度乏累或病后虚弱,耳内往往会有嗡嗡的蝉鸣声,此时如针刺足三里穴,蝉鸣声就会消失。

足三里穴在膑骨下四横指,胫骨外凹陷中,若以指甲掐其穴,有酸麻胀感。

中医认为,足三里穴是全身强壮穴之一,它不仅主治脾胃

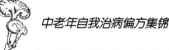

病，素有"肚腹三里留"之誉，而且能降气逆，补虚乏。现代医学研究发现，针灸足三里穴，使血中调理素增加，并促进白细胞的吞噬能力，对血压、心率、血糖都有良性双向调节作用。同时能提高机体内的各种免疫力，从而增强了人体的抗病能力。

因此，足三里穴不仅有补虚、行气、平喘、利尿等功效，而且还能预防疾病发生。我国民间有"若要身体安，三里常不干"（针灸）、"三里灸不绝，一切灾病息"的忠告。

返老还童健身丸配制法

人老则气血衰竭，肾精枯槁，面焦发白，筋骨无力，所谓"七八肝气衰，筋不能动，天癸竭，精少；八八则齿发去。"由上可见，人老则衰退是人生规律之必然。

如何延缓衰老？服用有益的药物也是起作用的。中医补药浩如烟海，积数十年的经验，我认为以孙思邈《备急千金药方》中的治诸虚劳丸方最佳，老人服用很有效验，具有一定的"返老还童"之功。

配方及用法： 生山药60克，肉苁蓉120克，五味子100克，菟丝子、杜仲各90克，牛膝、泽泻、生地、山茱萸、茯神、巴戟天、赤石脂各30克。将药研细末，蜜丸如梧桐子大，食前以黄酒温服30丸，每日早、晚2次。

禁忌： 醋、蒜、陈臭食物。

一般老人服一周后，四体润泽，唇口之色变红，手足温暖，

面色光悦, 消食, 声音清明, 十日后, 其药通人脑。　　（刘渡舟）

引自: 1988年4月25日《健康咨询报》

验证: 江西宜中县一建公司兰太清的父亲年老体衰, 每年都要花几十元买各种药物补品维持。自从服用了返老还童健身丸后, 精神比以前好多了, 食量增多, 身体日渐轻松, 脸上有了血色。

百岁老僧长寿方

八宝饭具有很好的补脾益肾和健胃功能。此方由寂勤老和尚三创成功, 传到民间应用, 均有良好效果。

原料: 小米1500克, 大米500克。

辅料: 花生仁50克, 胡桃仁150克, 松子仁50克, 杏仁（浸泡7天, 去皮、尖）15克, 红枣10枚, 山楂100克, 豇豆30克, 冰糖500克。

制法: 把米淘洗干净备用。锅内加水5000克, 放入豇豆、果仁等辅料（除大枣、山楂、冰糖外）, 煮40分钟, 然后将米倒入锅内, 用文火熬烂成粥, 再加冰糖, 待糖溶化时放入大枣（去核）、山楂, 3分钟后离火即可。

每天中午吃。年老者半碗, 身体强壮者可增至一碗半。一般在冬季、春季、秋季吃此饭更宜。

引自:《佛门神奇示现录》

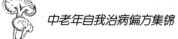
儿科疾病的诊疗法

小儿高烧不退

白酒草木灰能治小儿高烧顽固不退

我父曾救一男孩。男孩发烧，吃药打针全无效，烧了好几天，不吃不喝也不睡，眼看要死了。我父亲知道后，动员男孩父母赶紧出院回家，我父亲施一方法后，小男孩得救了。

方法：白酒500毫升，草木灰适量用酒拌，干湿度以不流淌为宜。令患者光上身躺下，将酒灰摊在患者胸口、肚子、额头上，身下铺塑料布以免弄脏被子，将塑料布包在身上盖好被子，不要翻身乱动。患者亲属守在身旁，等灰干裂后，如不退烧，再用原来的灰加酒再搅拌摊在身上，退烧效果好。

荐方人：黑龙江嫩江县九三局尖山农场林业科　胡立德

姜片、感冒通用于退热有效

前一段时期，小儿断奶后被他外婆接回去。有一日受了凉，突发高烧，且哭闹不止，正欲抱其前往医院就诊，恰遇一近邻王师傅，他问明情况后，忙说："不用急。用土方可治且简便，效果也不错。"王师傅说："将研好的感冒通粉末均匀地撒在已切好的两片薄薄的鲜姜片上,(含汁丰富者为佳。感冒通用量视病情而定,一般4~6粒即可)然后将两片姜用胶布分别贴在左右手腕处,一般4小时左右可见明显效果。成人也可使用此法。"

外婆听后急忙一一照办,3小时后,小儿开始退热,至傍晚时分,已恢复如初,嬉笑如常。此法可试治一般感冒。(朱学文)

引自: 1996年9月2日《家庭医生报》

小儿支气管炎

大蒜贴足心能治好小儿支气管炎

我的两个孩子小时候患支气管炎,十分严重,后用这种奇特方法治愈。其方法是:将大蒜捣碎,用两层纱布(剪成脚底形)夹1厘米厚的碎大蒜。孩子睡觉以前,先在两只脚底抹上一层油,然后将夹大蒜的纱布绷牢在两只脚底下(为防夜间脱落可套一双厚袜子),第二天早上可闻到孩子喉头有大蒜味。再敷一夜,即可治愈。

荐方人: 江苏省武进县　朱永清

引自: 广西科技情报研究所《老病号治病绝招》

五味子泡鸡蛋能治好孩子气管炎

我大女儿六七岁时得了气管炎,呼吸如拉风匣,小肩膀一端一端的,嘴唇发紫,睡觉时还发出"滋滋"的声音。我领她跑了好几家医院,吃了不少药都不见效。后来,她母亲班上有位阿姨告诉一个偏方,结果吃了3个伏天,病就痊愈了。至今已30多岁了,从未犯过。

配方及用法:在夏季入伏前7天,准备250克五味子,20个鸡蛋。将五味子放在锅里,倒上水(以能没过20个鸡蛋为限)烧开就停火,放凉;将鸡蛋放入罐内,把五味子和水倒入,罐口用纱布盖上。入伏第一天开始,一天2个鸡蛋,早饭前、晚饭后各服一个。吃时扯去软皮(破壳已脱落,吃鸡蛋清与蛋黄)。此方得准备两个容器,中伏与末伏仍按上述方法泡制。 (陈华)

引自:1996年4月23日《家庭保健报》

小儿腹泻

本方治小儿腹泻五日可获愈

我儿7岁那年腹泻不止,起初一天腹泻数十次,后变拉脓血,最后发展到不消化,吃啥拉啥。住院治疗,亦无效果,身瘦如柴,奄奄一息。一天偶得一家传秘方,服用当天见效,服药5

日病除。

配方及用法: 鲜椿树皮(内二层白皮)500克,鲜黄豆芽、白萝卜(用青头)各250克,红糖适量。上述3味混合捣碎,用白布(最好用手工织的粗白布)一块包住,拧汁入碗内。早、晚各1次,每次服一小酒盅,配红糖服,成人加倍。用此方治好过多人。

荐方人: 河南焦作煤炭工业学校　张坤

引自:《当代中医师灵验奇方真传》

小儿泄泻腹部膨胀自己可配特效药

年龄在3~4岁的小儿,如果泄泻已3~15天了,大便呈水样或蛋花汤样,腹部膨胀,脱水不明显,可自配温脐散贴脐处治疗。

配方及用法: 取丁香5~10克,肉桂4~6克,木香6~10克,研细末置纱布袋内,用绷带缚小儿脐上一夜,一般1~3次即可见效。

验例: 浙江江山市云宾路14号毛鹏鸁来信说:"我家小孩出生3个月,因泄泻去了医院,打针、吃药,折腾了好几天,把小孩治得十分可怜,可是仍然泄泻,腹内咕噜响,大便水射状,一日数次,苦不堪言。偶然想起史老师寄来的这一药方,对照一看很符合,于是到药店购药回家后,只贴脐一晚,第二天大便已停泻。此方真是太好了。"

557

小儿癫痫

小儿癫痫病按本方治两个月可痊愈

我小儿今年3岁，经常犯癫痫病，神智昏迷，全身抽搐，在大医院医治花去600多元仍无效。后来在1994年第4期《农村百事通》看到湖南汨罗市人民医院李红辉推荐的治癫痫方给小儿治疗两个月，竟然痊愈了，到现在一直未复发，真可谓"灵丹妙药"。

配方及用法： 太子参、茯苓、石菖蒲、胆南星、天麻、半夏、枳壳、沉香、青果、神曲、琥珀、川芎、羌活各40克，橘红60克。加减：风痰痫加钩藤40克，生铁落26克，朱砂4.5克；痰浊痫加天竺黄40克，瓜蒌40克；风痰火痫加山栀40克，薄荷40克，黄连15克，大黄25克；风痰瘀痫加香附30克，牛膝40克，益母草30克；风痰惊痫加夜交藤40克，朱砂4.5克；风痰虚痫加党参40克，白术40克；伴肾虚者加服河车八味丸。

请医生诊断后再根据以上所属症型用药。先将所需药物碾成细末，过120目筛成散剂或炼蜜为丸。6岁以下患儿每次服2~4克，每日2~3次；6岁以上患儿每次服4~8克，每日2~3次。用温开水冲服。一个月为1疗程，连服1~3个疗程即可奏效。

荐方人： 福建上杭县临城镇龙翔村天山远耕队　温金生

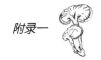

小儿夏季热

小儿夏季热用本方一剂能治愈

配方及用法： 冬瓜叶、丝瓜叶、南瓜叶各约30克，冰糖50克，加清水400毫升煎至200毫升。待温喂服，一次即愈。

验例： 我地一小孩儿患了夏季热，几家医院治疗，花费1000余元未好，后服此方治愈。我自己的小男孩也患此症，打针吃药一个多月无效，后用此方一次治愈。

荐方人： 江西九江市星庐瓷土矿瓷厂　杨金泉

小儿盗汗

五倍子敷脐可治愈小儿盗汗

配方及用法： 五倍子10克，研末，加水少许搅成糊剂，睡前置患儿肚脐中心，外用纱布固定。

荐方人： 福建龙岩县　张金鹿

验例： 辽宁凌源市沟门子乡毛丈子村毛东组杨永利用此方治好了本村小女孩的盗汗。

小儿痄腮

用仙人掌贴敷治小儿腮腺炎两天可愈

近年来，我采取仙人掌治疗此病，获得了显著的效果。

配方及用法：鲜仙人掌适量，刮去毛刺，切成小块，白布包好，捣蓉，贴敷腮腺肿胀处，用消毒纱布或白布包扎，早晚更换，一般2~3天即消肿。

验例：1993年4月，江津市和平镇普安村三社小学生吴越，双侧腮腺红肿，剧痛，用仙人掌外敷，两天后红肿和疼痛明显消退。同年11月下旬，丹池村6岁儿童杨静的左侧腮腺肿大，波及脸和颈部，用仙人掌敷贴一天，即迅速消肿。

荐方人：四川江津市　邱碇华

此家传验方治小儿痄腮有特效

我随父行医，得家传治疗痄腮验方一则，每用必验。此方不但对痄腮有特效，而且对化脓性腮腺炎、颈及耳后淋巴结炎、甲状腺肿大等颈部疾患亦有很好的疗效。

配方及用法：昆布10克，赤芍15克，夏枯头12克，山慈菇10克。每日1剂，水煎温服。

验例：翟某，男，5岁，双侧腮腺肿大而硬2日，以耳垂为中心，局部皮肤发亮紧张，不红，边缘不清，胀痛拒按，张口、咀嚼、吞咽时疼痛加剧，腮腺管口红肿呈脐形。患者倦怠、头痛、身热（体温39.5℃），咽喉红肿，口渴烦躁，尿少，舌红苔黄，脉滑数。发病2天来曾服用板蓝根冲剂等中西成药罔效。给予本方2剂后，患者热退身凉，精神转佳，腮肿胀痛完全消失。

荐方人: 山西昔阳县李家乡北南沟村中西医诊疗所　吴春林

聚肌胞治流行性腮腺炎治愈率100%

主治: 流行性腮腺炎。

方法: 聚肌胞注射液1毫克，肌注，1次/日，共3天。醋酸泼尼松片5毫克，盐酸吗啉胍片0.1毫克，3次/日，共3天。

疗效: 2年共收治236例，均3天痊愈，总治愈率为100%。

按: 本法治疗迅速，疗效可靠，无不良反应。

荐方人: 四川宣汉县东乡镇诊所所长　唐克强

引自:《当代中医师灵验奇方真传》

561

小儿淋巴结炎

我小外甥患淋巴结炎用壁虎治愈

我的小外甥5岁那年患淋巴结炎，大的如枣，小的如玉米粒，经多方治疗无效。正在发愁之际，忽得一验方，经治疗确实有效，没用一个月时间就治好了。

配方及用法: 活壁虎30条, 火焙焦黄研末。早晚各一条, 配馍吃, 服完自消。

注: 本方主要治未成疮的淋巴结炎, 已成疮不能用。如身内有毒气, 服后可能身上会出红疙瘩, 但数日可自消。

荐方人: 河南焦作煤炭工业学校　张坤

小儿麻疹

麻疹初起用本方治效果好

麻疹是由麻疹病毒引起的出疹性、急性传染病。临床以发热咳嗽、鼻塞涕、遍身现红色斑疹为特征。

配方及用法: 鲜蒲公英40克, 公鸡血20克, 母乳20克。将鲜蒲公英捣烂取汁, 加公鸡血、人乳和匀, 每服5克, 日服两次。

按: 麻疹一症, 以其发病急骤、来势凶猛、传染性强为人们所恐惧, 故患病之后, 多求于西医诊治, 然殊不知祖国医学治此病亦有独到之处。我治本病多例, 用此方治疹退热, 诸症渐除, 尤其于麻疹流行时, 服此方以预防之。

引自:《医话奇方》

小儿夜啼

蝉蜕竹叶治小儿夜啼有特效

配方及用法: 蝉蜕3个, 竹叶3个, 水煎, 每晚一服。

荐方人: 河南罗山县庙仙供销社　王远德

验例: 王远德之女, 1岁, 夜间常哭, 治无效。其邻居介绍此方, 服3次哭止。

山西山阴县环境保护所丰继文的单位有位女同志, 她的小孩每天半夜醒来得哭闹3个小时后才能入睡。用此方只喝一剂, 夜里就不再哭闹了。

四川阆中市思依镇木兰乡尖山村八组徐永鸣用此方治好了小儿的夜哭症。

563

本方治婴儿哭闹有效

方法: 将自己宝宝的哭声录于磁带上, 在孩子再哭闹时, 把哭声放给他(她)听。婴儿对复制的哭声极为敏感, 会流露出认真品评的意向, 从而忘记哭闹。这对出生3~5个月婴儿的哭闹习性, 具有特殊的抑制作用。

验例: 辽宁义县东北街王乐天小庙胡同1-6号白瓴按此方治好了邻居小孩的夜哭症。他说此方有良效。

浙江临海市双港乡中学洪方法也是按此方法把邻居小孩

的夜哭症一下子就治好了。

小儿疝气

我的孩子患疝气，用此方治四天便痊愈

我的孩子在3岁时身患疝气病（又名"小肠气"），请老中医开了一个处方，服了3剂药，第4天就痊愈了。

配方及用法： 川楝子10克，大茴香9克，小茴香10克，广木香6克，炒山楂6克，赤茯苓6克，木通6克，吴茱萸2克，荔枝核9克，青皮3克，肉桂2克，没药2克，乳香2克，甘草3克，金樱子3克，用水煎服即可。

荐方人： 陕西省柞水县霍台派出所　曹文华
引自： 广西科技情报研究所《老病号治病绝招》

蒙医巧治小儿疝气一绝招

辽宁阜新县大巴乡杜代村照文勿力吉6岁的儿子患有疝气，父母领着孩子到县医院诊治，大夫说需要做手术。当时他们身上没带多少钱，无奈走出医院，去找在蒙医药研究所工作的哥哥，说明来意。哥哥说："在我整理的民间验方中有治疗疝气的偏方，不妨试一试，如不妥再动手术。"他们回去照方用了四五次，孩子的病就好了。

配方及用法： 先将50克花椒煮沸，对些温开水，让患者洗

（泡）脚20分钟左右；再将研碎的羊粪（1000克左右）放在铁片或锹头上炒成焦状，放些黄油（奶油）合拌，装入事先准备好的小布袋里，趁热敷在小儿小腹上，一次约半个小时，几次便愈。

药方之道理是花椒性热，烫脚具有祛寒通络之功，羊粪、黄油亦属热性，故有祛寒通络作用。

引自：《蒙医妙诊》

小儿脱肛

本方治疗小儿脱肛多例均药到病除

前些年，我校一老师的小孩得了"脱肛"症，几次上医院治疗，效果都不理想。后来，他自己试制了一种药方，在小孩患处试用几次，果然起到立竿见影的作用。后另有三位患者使用此方，同样药到病除。

配方及用法：鳖（又名甲鱼）头1~2个，桐油100~150毫升，蛇蜕（龙衣）0.5~1条。用新瓦片将鳖头加热烤干研末后，把桐油加热至沸并加入蛇蜕再煮几分钟，使之化尽；最后再将鳖头粉末加入滚沸的桐油中拌匀，降温即可用。涂搽肛门，每日2~3次。

按：鳖有归缩之特点，桐油有紧固之效益，蛇蜕有清凉、祛风、消炎之功能。

荐方人：江西南昌新建石岗中学　陈重信

小儿遗尿

我用金樱膏治好外孙女尿床症

我外孙女长到十四五岁时发现她尿床，就选用一单方"金樱膏"，服用一料药痊愈。后用于本村三位患者治疗，都很有效。

配方及用法：金樱子500克，捣烂，潼蒺藜100克，加水适量，用文火煎取浓汁，共煎3次，去渣，再将3次药汁掺和一处，用文火煎熬，使水分蒸发一部分，浓缩成粥状，最后加蜂蜜130克，搅匀即成"金樱膏"，倒在瓶内。每天早上空腹和晚上睡前各服一汤匙。一料药可愈。（张世忠）

注：如无潼蒺藜，单用金樱子治尿床同样有效。

引自：1997年第3期《老人春秋》

我小孙子天天尿床用本方一剂而愈

配方及用法：鲜葱根7根，硫黄10克，放一起捣为泥状，晚上睡觉前摊在肚脐上，用布带拦腰绑好，次日早晨取下。一次或几次即愈。

几年前，有位同事的儿子18岁了还尿炕，到医院治疗无效，按此方治病两次痊愈。我的小孙子今年5岁，几乎每天晚上尿床。后用此方治一次就不再尿床了。

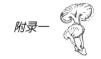

引自: 1996年11月7日《辽宁老年报》

公鸡肠饼治小儿遗尿很有效

配方及用法: 用公鸡肠一具, 剪开洗净焙干, 碾碎与250克面粉合成面团, 加油盐, 烙成小薄饼。一顿或几顿食完。此方可治小儿遗尿, 老人尿频、多尿等症。

验例: 四川乐山市十七号信箱行政科王建国说梁治明（14岁）自幼患遗尿病, 多方治疗无效, 用此方, 服药一周痊愈。

四川叙永县新隆中学九七级二班曾祥勇用此条方治好了亲戚孩子的遗尿症。

湖北省荆门市毛李镇蝴蝶村二组宋继新用此方把本村的一个遗尿病人用两个星期的时间就治好了。

567

婴儿癃闭

本方治小儿癃闭在1小时内通便

婴儿癃闭是指小便不利, 甚至尿闭者。其病理与成人大体相同, 亦属三焦气化不行, 水道不利。小儿肌肤脏器娇嫩, 故如发生少尿或尿闭时, 不宜像成人那样常规地采用导尿等措施。我在大西北从医时, 常用甘肃名医席梁丞之验方治疗婴儿小便不利、尿闭多例, 均获良效。

具体方法: 母乳一小杯, 加入葱白一寸, 煎沸, 分两次喂服；并嘱其母用口吸吮患儿心窝前后各一处，两手心、两脚心各一处。同时用妇女之耳屎少许，塞入患儿尿道口，上面覆盖花椒壳半个。如此上述处理后，均在半小时到一小时之间小便利，腹胀消。男女性婴儿均治法相同。

体会其机理：用葱白通阳行气，通窍利水。用母乳扶正健脾，以助葱白之辛温散通。以母口吸吮患儿前后心窝及手足心，使气血通畅，气行水利。肾开窍于耳，故用耳之分泌物，填塞尿道口，以开下窍，并用花椒之辛香，以助其开窍，故屡用取效甚捷。但如系肾前性及肾性无尿、尿闭，则不是此方之适应症。本方只适用于功能性之尿潴留，所以亦不适应于尿道梗阻少尿、无尿。（王永亮）

小儿气管异物

用此法已成功抢救9例小儿气管异物

异物误入呼吸道，如实在来不及送医院的，应立即采取紧急措施。现介绍一种简便易行而又行之有效的气管异物排除方法：令患者抬起下巴，使气管变直，施术者从患者身后将其抱住，右手握拳，拇指藏于拳内，按压于脐与剑突连线正中处，左手按压在右拳上，然后突然向后上方用力推压（注意不要伤其肋骨）。重复上述动作，直到使患者呛在气管内的异物吐出。这样，患者感觉一股气流猛地从气管中冲出，排出异物。多数患者1~3次就能获得成功。

其作用机理是： 突然增大了腹内压力，使横膈膜上抬而推挤胸腔，迫使肺泡余气经管冲向喉部，卡在气管内的异物由于突然产生的气流冲击作用，被"驱逐出境"。

我用此法已成功地抢救了9例小儿气管内异物。据不完全统计，近10多年来，运用此法全世界已成功地抢救了近万例气管异物患者的生命。如用此法不成功，要马上去医院抢救。

（许昌华）

引自： 1996年2月16日《家庭保健报》

附录二

第二掌骨侧全息律诊疗法

1986年6月10日，新西兰专家考克丝女士患两脚浮肿麻木1周余，请山东大学教授张颖清测其双手第二掌骨侧，有足穴压疼，便为其针刺双手第二掌骨侧足穴。针刺约10分钟，她的双脚感觉到了微微发热。留针50分钟后，起针，脚就变得轻松多了。下午又针刺1次，双脚热感更明显，并从手臂到腿有针刺感传现象。6月11日、12日再针刺2次，原各种症状便基本消失。考克丝女士不住地称赞："神奇！神奇！"

一个简单而神秘的治疗方法解除了人的病痛，而解释这种疗法的一种崭新的理论又触动了千千万万学者的神经，这就是山东大学全息生物学教研室主任张颖清先生1980年发表的"生物全息疗法"。

崭新的理论

我国中医学的针灸疗法，只是在人体表面的某个局部进行刺激，便可治愈人体内部的各处疾患，实际上应用的便是人体局部能够反应整个全体的生理病理信息这个全息理论，中医历来把它叫做整体观念。它在我国至少已应用了3000年以上，只是一直未提出科学的理论依据。而1980年张颖清先生发现的"第二掌骨侧全息穴位诊疗法"首次提出了我国针灸穴位全息的科学依据——"穴位全息律"、"生物全息律"。这个新学说是在植物学家、动物学家及医学家所公认的泛胚论的基础上发展而来的。它指出：生物体（包括人）的每一个组成部分，甚至小到一个细胞分子，亦隐藏着整个生命最初形态的基本结构特征。也就是说，生物体（包括人）的每一个局部，小至肉眼不可见的细胞，都像是整体的缩形，它包含着整体各个部位的病理生理信息，能真实反映出整体的全部特征。因此，每一局部，实际上是一个缩小了的整体，它称为全息胚，它是人体相对的独立部分，在结构和功能上都有相对的完整性，与周围部分有明显的界线。所以，医学家完全可以通过某个局部的观察来诊断和治疗全身疾患。这一学说成功地解释了中医学的耳针、颅针、眼针、脉诊等传统疗法，并且用全息胚的重演性圆满地解释了2500年前绘制的经络图谱，用生物泛控论仔细地阐明了针刺麻醉的机理，用全息胚的滞育论首次阐明了癌细胞实际上是一个滞育于早期阶段的全息胚，因此提出可以用动物性全息胚分化催化剂来抗癌，从而肯定了甲状腺素、雌激素、糖皮质激素等会成为有前途的抗癌药物。"全息胚分化促进剂"将使人类从癌症恶魔的困扰中解脱出来，这是多么振奋人心的新战略。这一学说，不仅使中医学"道经千载更光辉"，而且为人类征服艾滋病及癌提出了斯的希望。这一论著已被日本、巴西等国家及港台地区翻译应用, 将世界生物全息医学的研究推向了一个新的高潮。

人体可分为若干小人形

张先生认为: 既然人体是符合生物全息律的, 那么人体的任何一个相对独立的部分都可以代表人的整体。再根据中医针灸穴位分布规律及他多年的临床实践, 他便把人体划分成这样的若干个小人形了。

这样的小人形称为"全穴位系统"。据张先生的划分, 人体至少可以找到102个全息穴位系统。例如, 手指节系统中, 两手便有28个。所示的这些小人形只不过是众多全息穴位系统中最主要、最方便使用的小部分而已。(如图50所示)

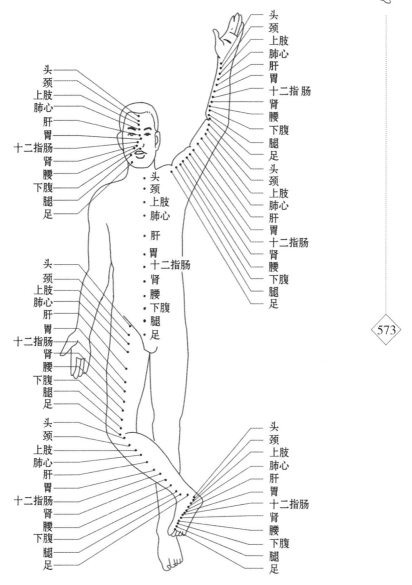

头
颈
上肢
肺心
肝
胃
十二指肠
肾
腰
下腹
腿
足

头
颈
上肢
肺心
肝
胃
十二指肠
肾
腰
下腹
腿
足

头
颈
上肢
肺心
肝
胃
十二指肠
肾
腰
下腹
腿
足

头
颈
上肢
肺心
肝
胃
十二指肠
肾
腰
下腹
腿
足

头
颈
上肢
肺心
肝
胃
十二指肠
肾
腰
下腹
腿
足

头
颈
上肢
肺心
肝
胃
十二指肠
肾
腰
下腹
腿
足

头
颈
上肢
肺心
肝
胃
十二指肠
肾
腰
下腹
腿
足

573

图50

全身各部全息穴位确定法

每个全息部分的具体取穴方法是：先找到头穴和足穴，以后在这两穴的连线上逐次平分，即头穴与足穴的中点是胃穴，胃穴与头穴的中点是肺心穴，胃穴与肺心穴的中点是肝穴，等等。当然，依照全息胚理论，这个区域的穴位是可以无限划分的，细微到可以找出人体各部位的对应点，但是为了切合临床实用，只以这7个定点穴为代表。每个全息穴系统的头穴足穴的确定方法是：面部头穴的神庭穴（发际与面正中线相交点），面部足穴在两嘴角正下方与承浆穴水平处。上臂头穴在尺泽穴上一横眉上处，上臂足穴在肩髃穴（肩峰与锁骨大结节间）。前臂头穴在经渠穴（桡骨茎突内桡侧凹陷处），前臂足穴在尺泽穴（肘横纹中，肱二头肌健桡侧），腹部头穴在璇玑穴（锁骨内突之间胸骨柄中线上），腹部足穴在曲骨穴（腹正中线与耻骨联合交界处），大腿头穴在冲门穴（腹股沟动脉外侧平耻骨），大腿足穴在犊鼻穴内侧（犊鼻穴在膝下正中），小腿头穴在商丘穴（足内踝骨前下方凹陷处），小腿足穴在阴陵泉（胫骨上端内侧凹陷处）。

第二掌骨侧穴位确定法与速诊法

在全身102个"小人形"中，最方便使用、反应最为敏感的全息穴位系统是第二手掌骨的拇指侧弧形区域（如图51所示）。根据穴位分布的全息律，在第二掌骨侧存在着一个新的有序穴位群，该掌骨远心端稍内与掌心横纹的交点是头穴，近心端稍内第一、第二两掌骨的交点是足穴。头穴至足穴连线的中点为胃穴，胃穴与头穴连线的中心为肺心穴，肺心穴与胃穴连线的中点为肝穴，头穴与肺心穴分为三等分，其间两个分点依次为颈穴、上肢穴。胃穴与足穴之间分六等分，五个分点依次为十二指肠、肾、腰、下腹、腿。这是整体部位粗略的在第二掌骨侧划分的对应部位。整体上的部位可以更详细地划分，由此，我们可以把上述这些穴位看成是区域。比如，头穴这个区域就包含有眼、耳、口、鼻、牙等。医生只需要在这些弧形区内触按，便可迅速诊断疾病。在这区域内针刺按摩，亦可迅速治疗疾病。具体做法是：

让患者手放松如握鸡蛋状，虎口朝上，食指尖与拇指尖相距约3厘米，医生用右手拇指尖顺着患者左手第二掌骨侧长轴方向（或用左手按右手）来回轻轻触摸，会感觉出有一个浅凹弧形槽，全息穴位便分布在这里。医生用拇指按（如图52所示）顺时针方向逐次按压。按压时注意患者表情或询问病人感受，如果病人有明显的麻、胀、重、痛感觉，或者按某穴时，病人会有不自觉的皱眉、咧嘴、抽手躲避等反应，就是找到了压痛点，就说明与此穴对应的内脏可能有病。正常人可以自己用自己的左右手相互按压，经常注意哪个穴位有异常感觉，有利于早期发现疾病。

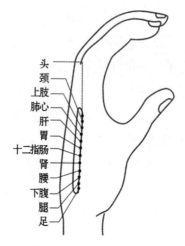

头
颈
上肢
肺心
肝
胃
十二指肠
肾
腰
下腹
腿
足

第二掌骨侧全息穴位图

图51

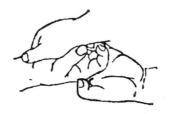

第二掌骨侧穴位诊病与治病按摩示意图

图52

第二掌骨侧全息穴位诊病与治病具体实施方法

（一）诊法：一般采用第二掌骨侧全息穴位诊疗法，施诊手法见图52。在待诊者掌骨侧从头穴到足穴以大小适中的均匀压力揉压一次。结果不明显，可重复1~2次。边揉边观察待诊者是否出现皱眉、咧嘴等表情或产生躲闪、抽手等反应，并询问待诊者有无明显的麻、胀、重、酸等感觉。如果某全息穴被揉时出现上述表情或感觉，那么此穴所对应的部位、器官或邻近部位、器官有病。如果左手被揉之穴压痛比右手同一穴位感觉强，则表明左侧部位、器官病重或病在左侧。反之亦然。

（二）治法：有针刺和按摩两种。一般用按摩法。在疾病相应的穴位上，用拇指尖（或圆珠笔笔帽、钢笔笔帽、小圆木等，必须平滑）以穴位为圆心做小圆周运动（顺、逆时针均可）。必须用力，以在穴位深层组织有较强的麻、胀、酸感为宜。揉压一小圈为一下，每分钟150下，每次3分钟，可揉400~450下。如果病程短或突发性疾病，往往按摩1次即愈。如1次不愈再揉压治疗几次（每天1次）。病程长或慢性病需要多次治疗，每天1次，7天为1疗程。休息2~3天后再开始第2疗程。诊治时可请他人按摩，也可自我按摩或为他人治病按摩。

（三）注意：①最好抹上凡士林或油脂，以免表层皮肤损伤。②部分患者按摩时可能出现恶心眩晕等，应立即停止按摩，躺下休息片刻可恢复。严重者可按压人中穴。③患者宜平卧、仰卧或侧卧,可避免"晕针"现象。

治疗一般使用针刺或按摩方法。针刺要求:"少针",即一般用两根针在左右两手同一穴针刺,亦可在同侧肢选两穴,如右手第二掌骨的某穴与右手前臂的某穴同时进针,或左臂左腿选两穴等,以"毫针"为准。"穴准",即寻找压痛穴一定要准确。"强针感",指针刺按摩要有较强的酸、麻、胀、重的感觉,即中医所说的"得气"感。针刺补泻手法要掌握得体,务求得到"强针感"。假若用按摩法,则在第二掌骨侧与疾病相关的穴位上按摩,用拇指尖以穴位为圆心做小圆周运动,每次3分钟。除用针灸毫针(1~1.5寸为宜)手指按压外,还可以选用棉花棒、圆珠笔尖等前方不太尖锐的部分为按摩工具。

全息穴位诊断疾病时
必须掌握对应法则

(一)部分整体对应法:如果某一穴位是压痛点,就表示与此穴有关的脏腑或器官有病,如胃穴压痛明显,就提示胃、脾、胰等脏腑有病;若某穴无压痛,则表明相应部位器官状况良好;若双手第二掌骨侧都没有明显压痛,则表示全身无大的疾患。

(二)同侧对应法:若左手穴位较右手穴位压痛反应强,表示身体左侧器官的病变较严重;如左手肺穴压痛重,则提示左侧肺部病变等。

(三)脏腑与器官对应法:若某穴明显压痛,除说明对应脏腑有病外,还可推断与此脏腑相关联的其他组织、五官、情志等病变。如肝穴压痛,可诊断眼病、更年期综合症等,完全遵循中医学的脏腑经络学说的理论。

(四)全息穴位系统互参法:如果在第二掌骨穴群中发现胃穴压痛,医生还可以继续在上臂前臂、大腿小腿、腹部足底等系统的胃穴依次按压,参照压痛点是否统一。如果几处胃穴全部都明显压痛,确诊胃病便毫无疑问了。

具体穴位对应器官

①头穴:头、眼、耳、鼻、口、牙;②颈穴:颈、甲状腺、咽、气管上段、食道上段;③上肢穴:肩、上肢、肘、手腕、气管中段、食道中段;④肺心穴:肺、心、胸、乳腺、气管下段、支气管、食道下段、背;⑤肝穴:肝、胆;⑥胃穴:胃、脾、胰;⑦十二指肠穴:十二指肠、结肠右曲;⑧肾穴:肾、大肠、小肠;⑨腰穴:腰、脐周、大肠、小肠;⑩下腹穴:子宫、膀胱、直肠、阑尾、卵巢、阴道、尿道、肛门;⑪腿穴:腰、膝;⑫足穴:足、踝。

以上部位疾病,分别取各自对应穴位揉压即可。

按中医脏腑所主原则:神智、血脉、舌的疾病可取心穴,血液、筋、目、精神的疾病可取肝穴,肌肉及口唇病症取胃穴,鼻、皮毛、牙齿的疾病取肺穴,耳、骨、腰的疾病取肾穴。

第二掌骨侧全息诊疗法可治80余种疾病

用此法诊治80多种疾病,总有效率在90%以上,并多有良效。它对以下80多种病有良效：神经官能症、面肌痉挛、暴发火眼、神经性头痛、感冒、牙痛、失眠、面神经麻痹、三叉神经痛、落枕、颈肩周炎、美尼尔氏综合征、神经衰弱、扁桃体炎、高血压、心绞痛、胸痛、肝区腹痛、糖尿病、咽炎、嗜睡症、慢性口腔炎、神经性耳聋、鼻炎、颈淋巴肿痛、链霉素过敏性耳聋、癫痫、昏厥、气管炎、呃逆、荨麻疹、乳腺炎、心律失常、胆囊炎、胃溃疡、急慢性肠胃炎、痢疾、急性腰扭伤、风湿性腰痛、软组织挫伤、膝肘踝扭挫伤、腰腿痛、急性腹痛、坐骨神经痛、运动中腹痛、骨瘤、肾炎、胃下垂、多发性神经炎、植物性神经紊乱、偏瘫、关节炎、腰肌劳损、遗尿症、遗精、痛经、闭经、月经不调等。凡针灸疗法的适应症均适用本法治疗。

第二掌骨侧全息诊疗法疗效好

这种疗法自1980年问世以来，已治愈数十万人次的各种疾病，可以说是"手到就有治疗效果"。

1980年7月7日，张颖清先生给美籍生物学家牛满江教授按压手第二掌骨侧，有胃穴压痛。医生说："您有胃病吧！"教授回答："对！是有胃病。"多么神速而准确的诊断！

这种疗法也被日本、巴西等国翻译应用。

巴西医生皮克尔写信给张先生说："您这个伟大的发现对医学界的贡献太大了。无论任何病我都先利用第二掌骨侧按压法找到了痛点加以针刺，90%以上都减轻病痛。"

编书人接收本疗法之后并积极向全国广大群众推行，也同样收到了良好的效果。验例如下：

●河北邯郸纺织机械厂保卫处马同喜来信说："用第二掌骨侧全息诊疗法一个疗程零两天，长期食管狭窄（2.5厘米）疾病奇迹般地治好了。又用此法治好了一位女工达5年之久的头晕病，至今有8个月未再头晕了。还有一位退休干部，因两腿酸胀而导致瘫痪，生活不能自理，几乎与世隔绝。我抱着试试看的想法为他医治，用触按法检查病人'肺心'和'腿穴'时，其疼痛无法忍受，我开导病人要坚持6分钟。在揉完'肺心穴'后的时刻，病人的两脚微微抖动，我又着手按'腿穴'3分钟，采用了激将法让病人下床，并开始让其扶着楼扶手，后来他就独立下了楼，高兴得像个小孩那样喊叫着：'我能走路了，我能下楼了！'"

●新疆沙县邮电局张少辉转曾广才来信说："1994年1月27日我儿子住院时认识一位患者小孙，他的左胸乳部上方处痛得很厉害，连气都不敢喘。按照全息律诊疗法在第二掌骨的全息穴位进行按揉，用钢笔帽进行顺、逆按摩各300次。结果奇迹出现了，他的疼痛随即减轻，喘气时疼痛消失。第二天他高兴地对我说：'睡了一夜觉后患处完全不疼了。'又用此法治好了他的偏头痛。我还用此疗法治好了法院院长多年的颈椎骨质增生病。

●陕西西乡县私渡乡新路村七组陈恩学来信说："我左脚腕去年冬天开始疼痛，走100米左右就得蹲一阵再走，否则胯骨也痛。在一家医院服中西药、针灸效果甚微，花去药费200多元不见好转，后用第二掌骨侧全息诊疗法按穴位按摩，现已基本痊愈。"

●湖北竹山县土产公司家属院储呈龙来信说："用第二掌骨侧按摩治疗胃病，每天早晚坚持按摩，胃病已痊愈。以前什么都不敢吃，现在吃什么都行，精神饱满，病魔匿迹了。"

●辽宁凌源市五家子乡楼上村任学中来信说："我用全息律诊疗法治好了自己的肺气肿病，也为别人治好了肩周炎、脚鸡眼和感冒。"

●福建邵武市棉纺厂吴文华来信说："我厂职工郑淑贞的女儿耳朵背上长出一个比黄豆大的疖子，吃饭讲话都很痛。后来我用第二掌骨侧全息律诊疗法给她施治，结果用3分钟的时间在头穴上压揉400下，过了20分钟就不痛了，疖子消肿了，也消失了，使我自己不敢相信，这说明此疗法确实好。"

●黑龙江嫩江县九三局尖山农场林业科胡立德来信说："前几天接到寄来的《全息律诊疗法》，正好我小舅子牙痛，我为他施治，果然灵验。做为一个普通人能为别人解除痛苦感到非常高兴。"

●四川资阳市伍隍街2号孙琼芳转朱德衍来信说："我爱人的脚趾撞伤，按第二掌骨侧全息律诊疗法在有关的穴位上施治，第一次立即止痛，活动自如，第二次痊愈。此疗法真有效。"

●广东化州中垌生猪育种辅导站陈龙来信说："我患肩周炎三年，用第二掌骨侧全息律诊疗法按摩上肢穴，5次痊愈。我有膝关节炎，脚胫酸软，着地无力，也用该法在腿足两穴按摩2~3次而愈。我肝火盛巩膜红，眼屎多怕光，视物模糊，吃药打针不见效,后改用头穴按摩5次痊愈。我患流行性感冒,按颈穴5次痊愈。"

●四川成都市257信箱老干科冯本琛来信说:"我按全息律诊疗法每天用拇指尖按压另一手掌骨侧胃区穴位,每次左右手各按压3~5分钟,每天一次,坚持两个月,使我几十年的浅表性胃炎(吐酸水、灼心)大大减轻了。后来右大腿根内侧深部有条筋痛,知是老病复发,打针吃药理疗均无效,可是我用左拇指尖或笔帽旋转按压右手掌骨侧腿穴位,几天就好了,行走蹲站完全自如,真是有效。"

●黑龙江汤原县莲江口镇中学刘文军来信说:"本人踝骨挫伤一年多,吃了多种红伤药均不见愈,自用全息律诊疗法仅治一星期便痊愈了。"

●辽宁抚顺市望花区田屯街道北住宅12楼108号李海鹰来信说:"我用全息律诊疗法给人治病出现了奇迹:前几天,邻里三嫂腰痛得厉害,我按方法治疗,便立即减轻了疼痛,到第二天竟一点也不痛了。"

●河北承德县三家乡河北村刘建中来信说:"我利用全息律诊疗法每天针刺半小时,使我父亲的半身不遂病日益见好。原来脚是冰凉的,现在都是热的。这个不花钱不吃药的奇疗法太好了。"

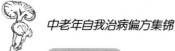

生命水治病疗法

　　1995年仲夏，香港卫视中文台向全世界50多个国家和地区播放了专题片《饮尿奇人》。片中主人公南京扬子石化技术服务公司总工程师朱锦富，年逾花甲，却精神矍铄，皓齿如玉。他当众表演在15秒钟内用牙齿咬开12瓶啤酒瓶盖。朱锦富的健身诀窍，就是坚持饮尿50年！他从不吃补药，也不参加锻炼，却体魄健壮，令人羡慕。

　　尿，古籍称为轮回酒、还元汤，在国外被称为"生命水"。饮尿疗法，源远流长，在印度有5000年历史，在欧洲有4000年历史，我国也有2400年历史。印度20世纪70年代任职的总理德赛，65岁开始饮尿，一举治愈了40年顽疾便秘；到1994年99岁时，仍然老当益壮。他通过美联社记者向全世界宣称："我的健康秘诀是每天早晨饮自己的尿。"如今，饮尿疗法已在各国悄然兴起并迅速推广。据参加1996年2月世界首届尿疗大会的记者报道，实施这一疗法的，德国有700万人，日本至少有200万人，韩国有几万人，中国大陆有几十万人，台湾省有10多万人。

　　饮尿疗法，古已有之。据医籍记载，2400年前中医就采用童尿治疗跌打、吐血、内热等症。唐代"药王"孙思邈，把人尿视为"伤科之仙药"。明代大药物学家李时珍，在《本草纲目》中盛赞人尿的药用价值，并列举了人尿能治的40多种病症。

中国中医研究院著名老中医蒲辅周教授，1934年就将童尿应用于临床，疗效卓著。他倡导的"独参饮"就是以童尿为引。河北中医学院院长夏锦堂教授、原江苏中医学院院长张继泽主任医师等专家，均对尿疗法予以高度评价。广西《农村新技术》杂志1992年发表《神奇的妙药——尿》一文后，百余位读者纷纷来信报喜，诉说实施饮尿疗法后，过去花了万余元也未治好的乙型肝炎，如今痊愈了："生命水（指尿）治好了多年的顽疾……"感激之情，溢于言表。据报道，饮尿疗法能够治疗的病症有肝炎、肝硬化、高血压、贫血、咳血、吐血、气管炎、哮喘、心脏病、中风、结石、胃溃疡、阳痿、性病、膀胱炎、痛经、前列腺疾病、风湿性关节炎、类风湿、甲亢症、糖尿病、皮肤病、不育症以及癌症等，共80多种疾病。

饮尿疗法为什么有如此良效？据分析，尿中含有清热、解毒、滋阴、活血、化瘀和抗癌等有效成分。美国哈佛大学研究发现，清晨第一泡尿含有一种名为SUP的特殊物质，能够增强人体免疫功能。尿中含有价格比黄金贵上百倍的珍稀药物尿激酶。一旦患病，尿中还会出现宝贵的抗体。通过饮尿，让上述有益成分特别是抗体重新返回体内，从而不药而愈。

在人们心目中，尿又脏又臊，不堪入口。其实，尿是血液经肾脏过滤之后的产物，比血液更清洁。刚排出的尿根本不脏不臊（只是在5分钟后因氧化才变臊），而且清澈无菌（除非患膀胱炎、尿道炎、性病等）。要想饮尿治病健身，必须摒弃世俗偏见。您不妨端起盛有啤酒般尿液的杯子，心中默念："这是圣洁的生命之水，为了战胜病魔，健康长寿，干杯！"

585

本文作者：广西南宁市星湖路24号广西科技情报研究所亢霞生

饮尿大王朱锦富自述

我是一位饮尿的继承者，自从13岁那年（1943年）喝"回龙汤"，算起来已有50年了。在这个过程中，受益匪浅。就以5年前发生的事为例吧，那时我在扬子石化公司驻北京办事处工作。1986年12月18日从北京首都机场乘坐日本海狮面包车回办事处的途中，因车速过高，与前方一辆中巴客车突然发生头尾相撞事故，车体撞烂，四轮朝天。我坐在司机旁边最不安全的位置上，身负重伤（当时休克），头部、面部和前胸、后背、腰部和腿部血迹斑斑，当即被送往医院抢救，从头部和面部取出玻璃残片20余片，缝了20多针。交警检查车祸现场时认定："坐在司机旁边人不死也要断腿。"但结果正好相反，我负伤后每日清晨和午睡起床后连服己尿7天，伤体痊愈，未留任何后遗症。

从13岁起至今几乎年年都喝"回龙汤"一个疗程，每次在服用一周后就觉得食欲增进，体力增加，精力充沛。自己在孩提时代体弱多病，两岁时坐在童车里被几个大小孩用竹杆抬着玩耍，不慎绊倒，碗片将头部面部割伤，流血不止。20世纪30年代初期的乡镇缺医少药，交通困难，只能靠土办法，即用香灰止血、吸血，用土布包扎。由于流血过多和伤口很久不愈，造成缺血性贫血，至今头面部伤疤犹存。

上学后爱做"劳作"，地龙（一种能转会响的玩具）做得好，没有胶水粘合，采用哭树浆代替。这种树砍一刀会流出白色浆液，有黏性，类似人的眼泪，俗称"哭树"。因为不慎将有毒浆液弄入眼里，造成眼睛长期发炎，如"哭树"一样流泪不止，红肿、局部化脓，多处治疗无效。11岁到13岁时，又得了两年疟疾。疟疾是苏南水乡当时的流行病，使本来就很弱的身体雪上加霜。到13岁那年冬天，到了该喝"回龙汤"的年龄，父亲动员我喝尿治病，促使生长发育。开始我坚决不喝，这时父亲给我讲了许多道理，可我还是下不了决心。最后在严父带有强制性的督导下服用了祖传秘方"回龙汤"，并再三恳求家人保密，不要往外讲，以免同学们知道了耻笑。服了一个月左右，我的眼疾痊愈了，疟疾也不知不觉好了，觉得身体各处都很舒服，毫无病痛不适之感。人也养胖了，个头也长高了，精力特别充沛。附近十几个村子年龄和我相仿的小伙子，经常在一起挑担、推车、摔跤、耍龙灯，一致公认我的力气最大，没有一个比得过。到16岁那年，成了当地青年中的"大力士"。

我第一次饮尿，从冬至头九喝到五九末立春那天，整整45天。我感到确实起了作用，喝尿能治病强身的思想深深地、牢牢地扎了根。自己从不自觉到自觉，并将家传秘方口诀背得透熟。饮尿不仅要有勇气，也要有恒心。遗憾的是"文化大革命"中因我是朱氏之后，定的罪名是"看老书，说老话，老封建，老反动，老顽固"，将家中的《朱文公集》和《朱子语类》共140卷，《朱子全书》共66卷，《朱氏宗谱》128册及全部古籍、医书，还有《祖传秘方》、《未氏传方》手抄本，全部抄家没收，并在"破四旧"时一并烧毁。"回龙汤"秘方口诀如不是背得烂熟，也一定会失传了。

关于不同年龄段的饮用法，我父亲告诉说，青少年每年只须喝一冬（45天）就可以，尤其对助长发育是再好不过了。

我的家乡靠近武进县孟河城。1943年左右，老百姓饱受日本侵略军的清乡之苦，得了病无处求医，也无钱买药。记得有一位姓何的邻居，20岁得了痨病，不时咳血，病情很重。我父亲看其可怜，密授"回龙汤"秘方。此人为了治病保命，二话没说喝了一个疗程，后来痨病和干咳就全好了。

此人感激不尽，为了答谢，经常来我家帮忙做事。

据我祖父讲，凡是在发育期喝过"回龙汤"者，大多数人的眼睛、耳朵、牙齿都很好。我的祖父、外祖母在发育年龄喝过此汤，年年冬天都喝，他们都活了80多岁。祖父是因血吸虫大肚子病死的，当时无药可治，外祖母是过小木桥掉进沟里呛水得病死的，要不两位老人还可能再活些年哩。他们去世时都耳不聋、眼不花、牙不掉。我如今也64岁了，牙齿一个不坏，可以和青年人比赛用牙开啤酒瓶盖，一分钟可开24个。不光牙好，耳也聪，目亦明，精力体力都不减当年。据现代医学研究发现，牙齿本身含钙量高达96%以上。尿液中钙含量很高，在发育旺期喝过"回龙汤"一个疗程的人，牙齿和骨骼可以储存钙，牙齿和骨骼储足了钙，所以牙齿都特别好。

虽然年过花甲，我的体力和精力仍是"老小伙子"。和年轻人赛自行车，在扬子石化公司下属二级公司有职工3000余名中，大多数职工都比不过我。扬子石化公司每年大修期间干部参加劳动, 总有装卸美国进口的桶装催化剂任务, 每桶净重50千克, 别的人两人抬一个, 我是一人抱一个, 在同一时间内效率比别人高1倍。不知道真实年龄的人, 还真无法判断我。

引自: 朱锦富编的《回龙汤》

独特的妙药——尿

尿, 来源于血, 经生物场作用后而排泄, 是机体代谢的最终的产物之一。尿, 外敷治外伤, 内服治内伤, 有杀菌解毒、止血生肌、消滞化瘀、扶正祛邪、平衡代谢, 滋阴润阳、补血益气、养精育神等功效, 对人体几乎无副作用, 是既能治病又能健身的良药。

古今中外都有用尿治病的, 中医中药学经典著作记载了尿能医治的多种病症。50年前, 我还是幼儿时, 曾遵照医嘱屙尿给正在吐血的肺结核患者饮用。我幼儿时就学会了用尿治跌打损伤。1974年某日深夜, 我的双眼突发流行性出血性血清性结膜炎 (即红眼病), 疼醒后灼痛难忍, 不能入眠。此时, 我急中生智, 用新鲜尿液润湿眼睛, 顿觉疼痛减轻, 天亮醒来时已不见眼红。

1978年4月, 我因患肝炎住院治疗一月余, 回想起尿能治愈由病毒引起的红眼病, 就推测尿有可能治愈病毒性肝炎。当时, 我根据尿的生物化学组成和免疫学原理、化学平衡原理探讨了尿能防病治病的机理。并预言: 抗原携带者和传染病患者饮自己的尿或兼服童尿 (即健康婴幼儿或少年儿童的

589

尿），有可能避免疾病发作和治愈已患的疾病；代谢紊乱（包括内分泌失调）疾病患者，如糖尿病、痛风患者等，饮自己的尿兼服健康人的尿，有可能促使代谢转入正常；早衰病患者、中老年饮童尿或自己的尿，有可能延缓衰老、健康长寿；某些中毒性疾病患者饮健康人的尿，有可能加速毒物从体内排出；烧伤、烫伤、动物咬伤的病人和放射病患者饮健康人的尿或自己的尿，并及时用新鲜尿液淋洗创面，有可能加速康复；某些病因不明的患者饮自己的尿或兼服童尿，病有可能不治而愈；癌症患者饮自己的尿和童尿，有可能抑制癌细胞的增生或使之逆转；饮尿能调节体液的生物化学组成和黏度，改善微循环，保持血液循环和淋巴循环畅通，从而能治愈多种炎症和血液系统、心脑血管系统的疾病；人们将会从人和动物的尿中提取一系列能够防治多种疾病的生物制品和药剂，人们还有可能用传染病患者的尿来制成菌苗或疫苗。

为了免除乙型肝炎病毒给人类带来的灾难，为了开辟出一条前人尚未开通的防治多种疾病的捷径，我从1978年12月2日起，即刚查出乙型肝炎表现抗原HBsAg阳性后的第二天，开始用自己那肿得又硬又大的、已经遭到了严重损害的肝脏做探索性试验，每天饮1~2次自己的尿，结果恢复了健康。此后，凡仿效过此法的病毒性肝炎患者，预后都好。由于肝脏是解毒器官，且患肝病时解毒功能下降，饮尿治病毒性肝炎的成功，打开了尿治其他疾病的大门。一位腰疾久治不愈、整日躬腰成直角状的风湿性关节炎中年患者，依照我的建议，每天饮一次自己的尿，也渐渐伸直了腰杆，13年来未感到过腰疼。16年来,我用尿自疗感冒、痢疾、湿疹、胆囊炎、轻度烫伤、头晕头痛、失血耳鸣及由于空腹吃辣椒而引起的胃部剧痛,都一一见效。

本文作者: 湖北荆门石油化工总厂动力分厂高级工程师陈一文

离休干部薛柏青对尿疗答复

(1)尿疗有副作用吗?

日本三重大学泌尿科川村寿一教授说:"尿是比血液更干净,比水更优秀的饮料。"我尿疗一年,一天也未中断,喝了400多次,60多升尿液,治了病,无任何不良反应。现在还在饮用。

(2)为何要饮晨尿?

饭后的尿太咸,晨尿较淡。晨尿前段起冲洗尿道的作用,后段可能有沉淀物,故饮中段最佳。无论内服外用都要接后立即使用。有同志问: 晨尿可否放入冰箱备用? 取尿非常容易,饭前的尿也可饮用,完全不必备用,但血尿、浓尿或尿液不正常时可暂停。另外,别人的尿不能饮用,但健康儿童的尿,质量上乘,可饮用。

(3)关于用量:

尿疗应因人、因病而异,也不是越多越好。我的做法是:病重我多饮(如每天2次,每次150毫升左右),一般的病或慢性病可少饮(如每天1次,每次100毫升左右),无病间隔饮(每

591

天1次或2天1次，每次100~200毫升）。饮尿后应注意观察效果，以便增减数量和次数。但饮后有不良反应，应暂停或减量，甚至停用。

（4）尿疗与服药有矛盾吗？

我的感觉不仅没有矛盾，而且有促进药效的作用。当然，必要时遵医嘱。

（5）关于外用：

一是采用新鲜尿液；二是要用消毒棉球蘸擦，擦后无需再用清水冲掉。日本医学家新井说："每日用尿液漱口，可治癌症、乙型肝炎。"

我把尿液称为"咸味啤酒"，里面放一点冰块味道更佳。值得提醒的是，尿呈碱性，为保持体内酸碱平衡，我经常用一点醋。此外，您应该保持乐观，起居饮食有度，并参加力所能及的体育锻炼。愿您健康长寿。

解答人：山东章丘市体委离休干部　薛柏青

醋蛋液治病疗法

醋蛋液营养及食疗价值

鸡蛋有很高的营养价值。它含有丰富的蛋白质、矿物质和维生素。鸡蛋的蛋白质主要为卵蛋白和卵球蛋白，含有人体必需的氨基酸——安全蛋白质。其中蛋黄富含卵磷脂、蛋白质，生理价值居牛奶、牛肉等食物之上。

醋在医疗上也具有很重要的作用。明朝医药学家李时珍在《本草纲目》书中指出："醋能消肿、散水气、杀邪毒、理诸药。"日本东京大学名誉教授秋谷七郎博士科学地总结了饮服食醋的四大疗效：①食醋能防止和消除疲劳。人经过运动后，体液pH由中性变为酸性，食用醋后，焦性葡萄糖、活性醋酸、柠檬酸可进入三羧酸循环，体力能较快地得以恢复。②食醋有降血压、防止动脉硬化之功效。③食醋对致病病菌有杀伤作用。④食醋对人体皮肤有滋润美容作用。此外，食醋可促进人体对食物中钙、磷、铁等矿物质的溶解和吸收。

那么，醋和鸡蛋合成后，会不会改变它们原有的营养成分和食疗作用呢？不会。醋与鸡蛋合成后，会更好地发挥鸡蛋的营养食疗作用。用9度米醋浸泡的鸡蛋，不仅能使污染的各种微生物处于pH很小的环境中，其生命活动很快抑制或死亡，还可使鸡蛋中的蛋白质在醋的浸泡分解下形成分散状态与酶

593

的接触表面积大，从而更容易消化吸收。

醋蛋液之所以能够健体强身，对动脉硬化、脑血栓、高血压、心肌梗死、胃下垂、肝炎、糖尿病、神经痛、风湿病等多种疾病有很好的疗效，主要是因为鸡蛋中会有丰富的卵磷脂。据最新研究证实，卵磷脂内有一种要素——胆碱，当卵磷脂被人体消化以后，会释放出胆碱进入血液中，它们很快会到达脑部，从而防止人体脑功能的老化。如果有控制地供给足够的营养胆碱，可避免老年记忆衰退。另外，卵磷脂还可以将脂肪和胆固醇转化成乳状液，使血液循环系统畅通，从而减少了脂肪和胆固醇在血管壁内沉积，降低血管栓塞及心脑疾病的发生。醋蛋液所具有的活血化瘀作用，可扶正固本，提高人体免疫功能，不愧为强身健体的保健佳品。

据来信统计：醋蛋液对高血压、脑血栓后遗症、气管炎、风湿病、失眠、便秘、慢性胃炎等疗效明显。还对结肠炎、肩周炎、痔疮、鼻窦炎、心脑供血不全、牙疼、粪液自流、坐骨神经痛、肋间神经痛、肛裂、趾端麻木、神经衰弱、动脉硬化、皮炎、绣球风、头屑、三叉神经痛、十二指肠溃疡、上呼吸道感染性咳嗽、尿频、手脚皲裂、盗汗、口臭、腹泻、肾炎等病亦有效。甚至对冠心病、类风湿、骨质增生、肺结核、面瘫、震颤麻痹、糖尿病、白内障、肺心病、花眼、各种癌症、牛皮癣、老年斑等一些疾病也有一定的效果。

醋蛋液制作与饮用方法、注意事项

醋蛋液的制作十分简单，用8度以上的米醋100毫升（约100克）将新鲜鸡蛋一枚浸泡一天半至两天。蛋壳软化后，用筷子戳破蛋膜，将流出液搅拌均匀，再放置一天就可以用了。每天清晨起床后，用汤匙舀1~2匙醋蛋液（陶瓷汤匙）加2汤匙蜂蜜，4~8汤匙温开水，调匀，空腹一次服完。蛋膜在最后一天嚼碎吞服。

需要补充以下几点：

1. 应选用高浓度（最好9度）优质米醋，如镇江白醋、上海香醋、山西老陈醋等。普通米醋酸度只有3~4度，浸泡时蛋壳不易软化，蛋黄不易溶化。

2. 用新鲜鸡蛋，尤以农家放养鸡所生深红色壳蛋营养丰富，最好浸时洗净。

3. 如果怕酸，可以适当增加蜂蜜和温开水的量，以使酸甜可口。饭后或晚上临睡前服用，具有同样的效果。初服时如出现大便稀薄，不必惊慌，一般几天以后会正常。但如长期不适，不宜服用。小孩如有大便干燥、食欲不振等，也可服用，但量要适当减少，为成人的1/4~1/3。

4. 容器可用茶杯或乳腐瓶。备两个瓶子，每隔三四天制作一瓶，交替使用。

5. 夏季服用时，因天气温度太高，可以将制作好的醋蛋液放入冰箱冷藏备用。

6. 有些人会有顾虑，怕服用醋蛋会引起骨质疏松。这大可不必担心，恰恰相反，醋蛋液中含有醋酸钙，对人的骨骼大有裨益。尤其是蛋壳外层粉状物是人体最适宜的钙粉。

医学科技人员认为：醋蛋液能调节人体免疫功能，调整饮食中营养不平衡状态，从而增强自身抗病能力。

每月4~6个鸡蛋，0.5千克蜂蜜，一瓶醋，费用不多却可强身健体，何乐而不为？醋蛋液是一种老少皆宜的大众保健饮料。

应该指出的是：贵在坚持，切勿半途而废。由于人体差异，有的人吃了几个蛋之后，就有明显效果，而有的人吃了几十个蛋才见效。长期服用，才能起到延年益寿、强身保健作用。

注意：醋蛋疗法对绝大多数人都是适用的，仅对少数不宜食鸡蛋或醋的人不大适合。例如，胃酸过多者和饮醋后胃部不适者，应该慎用。患有低血压病的老人饮用醋蛋时也要注意，如不适应就不要强饮，以免导致胃部病变。肾炎病人在发病期间，胆囊切除手术的病人在手术后半年内，肝硬化患者，应该慎用含蛋的各种配方。

引自：1996年7月5日《生活与健康》

列举几位服用醋蛋液受益者实例

食醋、鸡蛋，只不过是人们日常饮食中两种极为普通的食品，然而当人们将鸡蛋浸入食醋，搅为"醋蛋液"之后，每天少量饮服，竟然益于老年保健，对某些老年病也有意想不到的疗效。现在"醋蛋液"已成为广大老年人的时尚话题和格外青睐的佳肴。

1988年5月，山东省招远县老干部局陈同柱的信中反映老干部郭奎患脑血栓，病情已严重到"腿不能行，手不能拿"的瘫痪程度。在服用了大量药物、久治无效的情况下，把各种药都停下来，试饮醋蛋液。不料，刚开始饮服，便有神爽腿轻之感，似乎这醋蛋液就是专为他合成的一种"新药"。老郭满怀信心地坚持服用。不久，各种缠身的病症急剧消失。当饮服到第16个醋蛋液时候，老郭已能骑着自行车驶行10多千米。那喜悦之情，自不必说。

辽宁省离休干部郭鹤龄，原来长时间肢体沉重，手脚麻木，心率过缓，经常头晕脑涨。服了4个醋蛋液，各种症状都有了缓解或消失，到医院去复查，医生告诉他与服醋蛋液有关。

广东省汕头市离休干部彭汉强说，他失眠三年，每晚不吃两片安定片不能入睡，还常年便秘、呼吸不畅。他只用一个醋蛋液，使他日吸4包的吸烟习惯减至日吸2包，他感到吸烟对他已无乐趣。

黑龙江855农场王桂芝，患胃下垂5年有余，消化不良，胃堵得难受。每天大便要2~3次，手脚浮肿，体格消瘦。一天老伴拿来醋蛋液劝她吃吃试试。服用后，果然病情好转，吃到5个醋蛋的时候，胸口不堵了，大便正常了，手脚消肿了。出现了几年来没有过的好胃口，一顿饭吃2个馒头，还能再吃5个包子。老伴开玩笑说："过去吃不下，现在成了大饭桶。"

哈尔滨百货批发公司的几名离休的职工，服饮醋蛋液后，有的原来患有类风湿，手臂疼痛得抬不起来，现在已能自己洗头、梳头了；还有卧床不起的，已扔下拐棍，自己下床走路了。

广西凌云县伶站供销社赵仙，患高血压11年，经常为25.3/20.0千帕（190/150毫米汞柱），不能坚持工作，提前退休了。服饮了3个醋蛋液，头痛感觉消失了。服饮到8个醋蛋液时，血压已降到21.3/16.0千帕（160/120毫米汞柱），身体也随之健壮起来，继而又产生了继续工作的愿望。

黑龙江省邮电局离休干部关玉坡，服用醋蛋液后，治好了多年的腿疼病。

醋豆治病疗法

长期食用醋豆对高血压病、心脏病、糖尿病和便秘有显著疗效。所以,醋豆也被人们誉为具有良好功效的保健佳品。近几年日本及东南亚各国的人食用醋豆十分盛行。

大豆是一种营养丰富的食物。据测定,每100克大豆含蛋白质36.3克,脂肪13.4克,碳水化合物25克,热量1720千焦,钙367毫克,铁11毫克,胡萝卜素0.4毫克,硫胺素0.79毫克,维生素$B_2$0.25毫克,烟酸2.1毫克。大豆不仅营养丰富,而且药用价值也很高。李时珍指出:大豆治肾病,利水下气,制诸风热,活血,解病毒。现代医学研究发现,常食大豆既能降低胆固醇,又可防止血管硬化。

醋是人们生活中的调味品,醋中含有20多种氨基酸,对人体保健具有独特的功效。

例如,醋中的有机酸能促进碳水化合物代谢及肌肉内乳酸和丙酮酸等疲劳物的分解,从而解除疲劳;醋能抑制和降低使人老化的过氧化脂质的形成,并有预防脂肪肝和降血压等作用。

醋豆不仅保留了大豆的营养成分,而且经过长时间的醋渍之后,大豆变得柔软可口。经专家调查证实,长期食用醋豆对心脏病、高血压、便秘、肝炎、糖尿病均有明显的疗效。老年人服用,还能增强体质,延缓衰老。

599

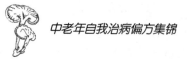

醋泡黄豆的制作和用法

醋豆有两种制法：一种制法是把生黄豆洗净晾干（不要在日光下晒）一并炒熟。把炒熟的黄豆倒进清洁干燥的空瓶里，然后加入优质9度米醋或陈醋。醋与豆之比例为2：1，就是用1千克醋浸泡0.5千克黄豆。盖上瓶盖后，瓶子放在阴凉处，7天以后即可食用。一般每天吃15~20粒。要是您怕酸，可以适量加点糖。

另一种制法是把黄豆洗净沥干，放入洗烫消过毒的玻璃瓶或者搪瓷罐内，然后倒入优质米醋或陈醋，醋与黄豆的比例也是2：1。浸泡半年到1年后可食用，生吃即可，无豆腥气，好吃且易嚼。一般每天吃15粒左右。

醋豆制作的两种方法哪一种效果更好，由于醋豆疗法的普及时间不长，尚无定论。老年朋友们可以在制作食用中加以总结。

用法：醋豆食疗无毒、无副作用，每天清晨空腹和晚上睡觉前各服一次，每次10粒，咬嚼吞服，一般病情连续服用1~2个月即可见效。

注意事项：有人食醋后呕吐，可用筷子把醋豆夹在开水中晃动几下，冲淡再服，但不能煮热，否则影响疗效。

醋豆疗效：在本书各病症章节中，可见治愈病例。

醋泡黑豆的制作和用法

1. 黑豆的泡制：将黑豆洗净、晾干，挑出杂质，每250克豆加入500毫升9度米醋（不够度数效果不好），用玻璃容器浸泡后将盖封严，放到阴凉处，待一个月后服用。

2. 服用方法：每天一次，早晨起床前空腹服。有胃病的饭后服。为了不刺激口腔和避免长期吃豆黑牙齿的问题，服前、服后可喝口温开水。按病的轻重，轻者一次服20~25粒，重者每次服25~30粒，吃豆不喝醋。

3. 其他："醋豆"属补品，不是药，无副作用。按1疗程3个月服用，长期服也可。如果病重可边服药边服豆，待病愈后逐渐撤药。

附录六

手脚穴位按摩工具与按摩法

手部按摩工具及按摩法

尖头圆牙签一袋（最好是竹制品），用于手部穴位按摩，可单根使用，也可用3~5根牙签集束成品字形或梅花形，用胶布条固定成梅花针使用。这是用于手部病理反射点按摩时使用的工具。

用单根牙签在手部病理反射点部位刺探，寻找病理反射点。自己为自己找病理反射点时比较容易，在用牙签锐头刺探时，一经发现有的部位如针扎一样痛，就是病理反射点了；为他人按摩时，在查找病理反射点时，需请病人配合，让病人随时指出哪一部位是刺痛点，才能找准穴点。找不准穴点的按摩等于白废，不会收到预期效果。

按摩前先用牙签按处方逐一找准病理反射点，然后开始逐穴点按摩。根据穴点部位的不同，可采取不同的按摩、刺激方法。下面将逐一讲述各种不同的按摩、刺激方法，其目的都是为了更好地刺激病理反射穴点，疏通经络，祛病健身。

单根牙签刺激法：

此法只用单根圆牙签刺激手部病理反射穴点。刺激前要选一根新的、尖头锐利的牙签，术者用拇指和食指持牙签，对找准的病理反射点不断扎刺，手法宜轻些，以患者能忍受为度，千万不要把皮肤扎破了。每次每个反射穴点刺激2~3分钟即可。此法适于手指部位的一些病理反射穴点。

梅花针刺激法：

此法用3~5根圆牙签集束成梅花针形，术者用拇指和食指持牙签，向已找准的病理反射穴点起落有致地刺激，每次每个穴点刺激2~3分钟。不要扎破皮肤。此法适于手掌、手背、手腕部位诸穴点。

灸刺激法：

此法用艾条或用香烟代替，点燃后向已找准的病理反射点灸烤。不要太贴近皮肤，以免出现烫伤。灸烤到皮肤灼热时，将艾条抬高些，使皮肤表层温度稍下降后，再放近距离。如此反复多次，每次每穴点灸2~3分钟。此法适于手掌部穴点。

绿豆压刺按摩法：

取绿豆数粒，胶布一小块待用。将绿豆洗净擦干后取一粒敷在病理反射穴点部位，用胶布粘牢固定在皮肤上，两天后揭下。在压敷绿豆的两天内嘱患者自己不断用手按压绿豆，按摩刺激病理反射穴点。此法适于手背、手腕部位诸穴点。

指压捏揉法：

术者用大拇指、中指捏揉患者手部病理反射点，捏揉时力度要强些，使患者感到病理反射部位有酸痛感。每次每穴点捏揉2~3分钟。此法适于手掌部位，尤适于一些应急处理，如心绞痛、晕车、头晕的处理等。

患者如进行自我按摩，也可采取揉擦按摩法。方法是：双手合掌互相揉擦，重点是大鱼际穴部位，揉擦的效果是使双手大鱼际部位发热，此法对防治感冒有效。也可用一手掌揉擦另一手背，或十指环扣，揉擦指根，此法对颈部疾病有效。

脚部按摩工具及按摩法

此为笔者根据实践体会介绍的两种按摩方法，即手指按摩和按摩棒按摩。

手指按摩：

病理反射区穴位如在脚上的皮肤柔软部位，术者宜用拇指肚进行按摩；反射区穴位如在脚的皮肤坚硬部位，术者要使用手指关节角处按摩，最好是用食指关节角。食指弯曲后用大拇指压住食指尖，其余三指捏住大拇指，就会使食指关节角更突出、有力。按摩大穴位时也可采用握拳式，用食、中、无名小指四指关节角同时行动，会增强按摩效果。如泌尿路排毒，按摩双脚后跟穴位时，也可采取拇指与其余四指捏握推按法，以增强按摩力度。颈部以上左侧病按摩右脚穴位，右侧病按摩左脚穴位。

按摩时患者的脚应放在术者膝盖上，使术者能看清脚底部，以利准确取穴。按摩脚趾和脚背部位，患者需曲双腿，将脚平放在术者膝盖上；按摩脚掌、脚跟、脚踝部穴位患者应伸直腿，将脚内面或外面朝上，使术者能抓牢，推按有力。

按摩棒按摩：

术者如果单纯用手指按摩，手指会很快疲劳、酸软，达不到按摩力度，也影响按摩疗效。因此最好配置一根按摩棒。

过去曾用金属制造按摩棒，近几年实践证实，金属对人体有一定污染，因此改用硬木自制按摩棒。按摩棒可按以下尺码制作：长14厘米，中间直径1.4厘米，大头直径1.2厘米，磨成圆球形，小头直径0.4厘米，也要磨成圆球形。制成后用棒推摩一下皮肤表面，以不损伤为标准，如有毛刺必须用细砂纸打磨光滑。

脚部按摩注意事项：

1. 按摩前准备：毛巾或浴巾一条，凡士林油一小瓶，按摩棒一支。按摩前术者应剪短指甲，以免刮伤患者皮肤；按摩时应在选定穴位涂抹少量凡士林油，以润滑皮肤，防止擦伤。

2. 按摩时患者应先用热水洗脚后全身放松，情绪安定，仰卧床上；术者取坐势，在膝盖上置毛巾，将患者的脚放置自己膝盖上。

3. 按摩每个穴位前都应测定一下病理反射区的反射疼点。术者可用塑料棍自制一检查棒，尖端如圆珠笔尖端即可。用此尖端轻扎探测一下病理反射区，如患者有扎刺样疼感，即是病理穴点，即可在此着力按摩。

4. 按摩时应采取轻—重—轻的手法。如按3分钟，开始1分钟轻按，中间1分钟加重，然后再轻按1分钟。按摩进程中力量加大时，患者病理反射区会有痛感，这种痛感是按摩效应，但不宜加力过强，以患者能忍受为佳。每次按摩结束都力求达到患者感到口渴，按摩结束后让患者饮温开水500毫升以排毒。

5. 每次按摩以60分钟为度，每日1~2次，每半月为一疗程。

每次按摩穴位多时，每穴按摩时间酌减；穴位少时，每穴按摩时间酌增，但每个穴位按摩时间以5分钟为佳。按摩最佳时间以就寝前和两餐中间为宜，饱餐后和空腹不宜按摩。

6. 在介绍各病理反射区穴位时，有很多读者会问"由上向下"如何理解。因为被按摩者姿势是取卧位，躺下后脚趾朝上，"由上向下"既指从脚趾向脚面方向，也指从脚背、脚掌向脚跟方向和从脚跟向小腿方向。总之，多数穴位是脚趾向心脏方向按摩，个别穴位也有横按和由下向上按、点压。所有穴位按摩完后，最好再从脚踝部向上推按双小腿几分钟，使患者小腿产生热感，可以强化疗效。

7. 按摩手法、力度的轻重以患者能忍受为度，过轻达不到治疗效果，过重患者又忍受不了。

8. 以下几种人不宜采用手脚穴位病理按摩法进行治疗：神志不清或精神错乱者，患法定传染病者，孕妇，严重心、肾衰竭者。

9. 患急性小病按摩时，以取手穴为主；患慢性陈年痼疾应以取脚穴为主。多数病可手脚同时取穴。

各种计量单位换算表

旧市制与公制计量单位换算表

十六进位市制单位	公制（克）	十六进位市制单位	公制（克）	十六进位市制单位	公制（克）	十六进位市制单位	公制（克）
1厘	0.033125	3分	0.9357	3钱	9.3750	8钱	25.000
2厘	0.06250	4分	1.2500	3.5钱	10.9375	9钱	28.1250
3厘	0.09375	5分	1.5625	4钱	12.5000	1两	31.2500
4厘	0.12500	1钱	3.1250	4.5钱	14.0625	2两	62.5000
5厘	0.15625	1.5钱	4.6875	5钱	15.6250	3两	93.7500
1分	0.3125	2钱	6.2500	6钱	18.7500	4两	125.0000
2分	0.6252	2.5钱	7.8125	7钱	21.8750	5两	156.2500

607

公制重量计量单位进位和换算表

公制单位	折合市制	折合英美制
毫克[mg]（1/100万公斤）		
厘克[cg]（1/10万公斤）		
分克[dg]（1/1万公斤）	2市厘	
克[g]（1/1000公斤）	2市分	15.432格令
10克[dag]（1/100公斤）	2市钱	
100克[hg]（1/10公斤）	2市两	3.5274盎司（常衡）
公斤[kg]主单位	2市斤	2.2045磅（常衡）
公担[q]（100公斤）	2市担	
吨[t]（1000公斤）		0.9842英吨 1.1023美吨
1克＝1000毫克		

市制重量计量单位进位和换算表

市制单位	折合公制	折合英美制
市丝		
市毫（10市丝）		
市厘（10市毫）		
市分（10市厘）		
市钱（10市分）	5克	
市两（10市钱）	50克	1.7637盎司（常衡）
市斤（10市两）	0.5000公斤	1.1023磅（常衡）
市担（100市斤）	0.5000公担	

家庭用盛器的约量

家庭用盛器量	折合量
1茶匙	4毫升
1汤匙	15毫升
1茶杯	120毫升
1饭碗	240毫升

附录七

小儿用药剂量的计算方法

按成人剂量的比例计算		按体重（千克）计算
年　龄	**用量**	
初生至1个月	1/24成人剂量	
6个月	1/18成人剂量	
1岁	1/12成人剂量	小儿用药剂量 = $\dfrac{成人剂量}{50}$ × 小儿体重
1~2岁	1/8成人剂量	
2~4岁	1/6成人剂量	注：成人的体重，通常以50千克
4~6岁	1/4成人剂量	计算，故将成人所用的剂量除以50，
6~8岁	1/3成人剂量	即得每千克体重的用药量
8~12岁	1/2成人剂量	
12~14岁	2/3成人剂量	

编后语

偏方治大病　千万要对症

　　偏方、秘方、验方是我国传统医学的一宝，是前人成功经验的结晶。对于许多疾病，特别是某些疑难病，只要严格地坚持对号入座就能药到病除。凡称药者，大都属以毒攻毒，既有以热散寒、以实补虚的物理反应，也有以碱制酸式的化学反应，有的作用剧烈，有的作用缓和，适应什么，禁忌什么，病状与药物、剂量、治疗时间等，来不得一丝一毫的马虎。到目前为止，其中的许多机理一时还弄不明白，所以使用时更得谨慎。

　　邻居周师傅老伴，患有关节炎病，经常发作，折磨得她很痛苦，总想找个偏方治一治。今年初夏一天，一老妇讲，蓖麻子（俗称"大麻子"）剥去壳捣烂和刺儿菜（中药叫"小蓟"）一起揉擦关节痛处，可治好关节炎。她求治心切，当时没有问清楚用量，就于当天开始用30颗蓖麻子和一些刺儿菜，用力揉擦前胸、后背及两腿等处。由于用量过大（应该是7颗蓖麻子、7株刺儿菜）而使皮肤浮肿，呈紫红色，并伴有发冷发热等症状, 造成了严重的皮肤中毒, 还花掉2000余元医药费。

近闻某离休干部不知从何处获悉 "鱼胆明目" 的偏方, 既忽视了用药数量, 又未曾查对病情, 竟一次给年仅12岁, 据说眼力不好的孙子连服4条3斤多重的鲤鱼苦胆, 结果造成全身性严重中毒, 呕吐折腾, 两天后双目失明, 终因医院抢救无效而去世。

据此, 向广大读者提个醒, 偏方虽然能治好病, 但有的偏方传来传去也有误差之处。故对用量一定要弄清楚, 并要按量用药, 才能达到预期效果, 切不可盲目加大用量而危害身心健康。

用药和治病是相互关联、严肃认真的事。目前, 假医假药时有发生, 坑害民众。许多家庭自行用药又还停留在较低的水平上, 受医学知识不高或经济承受能力的影响, 很容易以偏概全, 错用偏方, 专吃名贵药或便宜药, 如效果不好, 则延误治病时机。据观察认为, 越是名医越是精密考究, 深知其中奥妙和利害, 同属一病, 同用一方, 还进一步分出层次等级, 分别对待; 相反, 那些非行家里手者, 才显得比较随便, 甚至毫无顾忌, 常常闹出大大小小的事态, 当引以为戒。初学者用药治病一定要认真对待。

血的教训告诉我们, 充分发挥各类偏方、秘方、验方在防病、治病方面的作用, 必须注意以下12点:

(1) 个人有了病, 在病因还没有明确之前 (未确诊时) 不可盲目寻方配药自治, 也不可随意到药店买药乱吃。应先由医生确诊之后, 再寻可靠药方与购药, 对症治疗。

611

（2）当病人身体特别虚弱而到医院治疗已有种种困难时，可以自己寻方治疗，但最好由熟悉的医生审查一下药方，认为药方配伍、剂量都没有问题时再进行自治。当多种疾病共同存在一个人的身体时，不要盲目寻方自治，这样容易出现：虽用药方治好了此病，但又加重另一病，甚至出现严重后果（这叫顾此失彼），不好处理。身体患有多种疾病的人必须到医院去治疗较为安全。

（3）有病的人或无病的人，往往都有过敏症存在。有的人注射青霉素过敏，有的吃不同食物（包括无毒中草药）也过敏。有这样过敏症的病人，千万不能盲目寻方自配药自治其病。尤其是身体虚弱或具有多种疾病，同时又有过敏症存在的人，绝对禁止寻方自治。

（4）在使用药方时，对有毒的药物应慎重服用，绝对不能超过用量规定。为防止有毒药物中毒还非用此药不可的情况下，初次用时，可将一剂量的药分成两剂量来用。通过几次服用后并无中毒现象发生，可恢复一剂量应用法。但服药期间也要做到随时观察病人，以防不测。

（5）使用偏方、秘方、验方，要查明出处，如系道听途说，最好不要用。不明白的药名或当时无此药时，就不要用这个药方。

（6）认真审定疾病与偏方是否真正对号，不要似是而非。

（7）含糊其辞，不便于定量、定操作的药方拒绝使用。

（8）使用或传播的偏方、秘方、验方，严禁自我发挥或添枝加叶。

（9）对存疑又想用的偏方、秘方、验方，可在使用前用某些动物、畜禽做试验，以求稳妥安全。

（10）一般的多发病、常见病，选用成药便可。无效时再选用比较可靠的偏方、秘方、验方。

（11）重大疑难病患者在使用偏方、秘方、验方治病前，最好有经验丰富的中医师指导与配合，观察其治疗过程和效果，千万不要自作主张。

（12）本人或朋友使用偏方、秘方、验方治好疑难病症要及时如实逐项记载，以便可靠地交流、宣传和利用，多多积德行善、做好事。

本书用法提示

利用本书医方治病之前，必须先到医院进行确诊，如属急症，先用西药控制住病情，以免发展恶化。当病情稳定后，可加用或单用中医中药方法治疗，这也叫做中西医结合疗法。西药治标，中药治本。如确诊为慢性病，西药就远不如中药治疗效果好，这时应对症选择比较好的中医药方进行治疗。

对每位病患来说，应从每一病种的有效治疗方法中，再优选出适合自己病情且又容易实施的药剂和方法。为了治病能够收到最佳效果，编书人建议，本书的使用人（或患者）最好采取综合疗法：在选择口服药的同时，再选用膏（散）药外敷（包括脐疗法）患处，另外再加穴位按摩或者加用生命水疗法或醋蛋疗法。这样的综合疗法,它比单一的药物疗法要强,这不仅能缩短治疗时间,其治疗效果也相当好。

对于一些疑难病及癌症的治疗,编书人建议,在没有十分把握的情况下,不要按书中之方轻率操治,最好劝说病患家属先把病人送到医院去治疗,以防止病情恶化或延误治疗时机。在经医院或一些名医治疗均毫无效果的情况下,可以征求病人家属的同意,再按书中之方加以对症试治。

向荐方人表示敬意和感谢

这部医书中的秘方、验方、偏方,除一部分方剂引自报纸杂志和一些专用医学书籍之外,绝大部分均为荐方人亲自献给编书人的,并要求编成书,献给百姓,献给社会。因此,在此书将与社会广大读者见面之际,我向这些甘为人民健康而无私奉献秘方的广大朋友深深地鞠上一躬,表示我最诚挚的敬意和感谢!同时,那些报社和杂志社的编辑人员和那些专用医书的编著者,为此书也帮了大忙,在此,对他们也一并表示最衷心的谢意!